U0248905

EXLIBRS

心动序曲

大约公元前460年	129年	1543年	1553年	1628年	1636年	1665年	1666年	1667年	1668年

西方医学之父希波克拉底出生，他认为血由肝脏和脾脏不断制造，并运行到心脏中加热，或运行到肺中，通过气管而来的空气冷却。

盖伦出生，他建立了一个符合逻辑的庞大体系，圆满地解释了血液、食物和空气之间的关系，血液不断地由食物进入肝脏后生成并在体内作潮汐式的涨落运动，在这一套理论中，肝脏是血液之源。

维萨里出版《人体的结构》，纠正了一部分盖伦的错误。

塞尔维特发表了他对人体血液循环的发现，提出了肺循环的概念。

威廉·哈维出版《动物心血运动的解剖研究》。

可用于医学实践的第一支体温计问世。

理查德·洛厄成功演示动物之间的输血。

洛厄和助手为一名男子输羊血。

让·巴蒂斯·丹尼斯为一个男孩输羊血。

丹尼斯在为一名男子输两次羊血后，病人死亡，遭到起诉。

1887年	1893年	1895年	1896年	1901年	1903年	1905年	1906年	1907年	1923年	1925年

法洛总结法洛四联症的病例，并提出其解剖学要点和诊断标准。

威廉·希氏发现了希氏束。

伦琴发现X射线。

雷恩成功地为一位心脏外伤的病人进行了缝合。

卡尔·兰德斯泰纳发表有关血型分类的论文。

威廉·爱因托芬发明心电图仪。

袖带式血压计出现。

田原淳发现房室结，在医学史上首次提出一个关于房室结和浦肯野纤维的完整而一致的解释。

马丁·弗莱克和亚瑟·基思发现窦房结，这一成果在《解剖学杂志》上发表。

艾略特·卡特尔·卡特勒完成第一例二尖瓣切开术。

亨利·塞申斯·苏塔用手指将病人狭窄的二尖瓣扩开。

1678年　法国议会、英国皇家学会禁止输血。

1679年　罗马教皇颁布法令禁止输血。

1733年　斯蒂芬·黑尔斯首次测量动物血压。

1777年　桑迪福德描述一个心脏有严重畸形的病例。

1816年　雷奈克发明听诊器。

1818年　詹姆斯·布伦道为一个胃癌病人输血。

1839年　浦肯野在绵羊心室的心内膜下发现了灰色平坦的胶质纤维网（浦肯野纤维）。

1865年　路易·巴斯德提出细菌学说。

1867年　约瑟夫·李斯特提出外科无菌原则。

1881年　霍尔斯特德为产后出血已近濒死的姐姐输血，救治成功。

1886年　加斯克尔通过动物实验，发现了房室传导早阻滞。

1929年　沃纳·福斯曼在X射线指引下将一根导管插入自己的心脏。

1932年　阿尔伯特·海曼设计了手摇电力系统的起搏器。

1934年　约翰·吉本成为马萨诸塞州总医院的住院医师，获得了研制人工心肺机的准许。

1936年　莫瑞·伊丽莎白·西摩·艾博特出版了《先天性心脏病图谱》。

1938年　罗伯特·爱德华·格罗斯完成了动脉导管未闭的结扎手术。

20世纪40年代　人类建立第一批血库。

1942年　安德烈·弗雷德里克·考南德和迪金森·伍德拉夫·理查慈完善心脏造影术。

1944年　阿尔弗雷德·布莱洛克完成第一例B-T分流手术。

1950年　威尔弗雷德·戈登·比奇洛成功进行了低温下阻断血液循环的心脏外科动物实验。

1951年　克拉伦斯·丹尼斯尝试在体外循环下修补一个病人的房间隔缺损，手术失败，病人死亡。

1952年　约翰·刘易斯采用低温停循环的技术手段完成了第一例心脏直视下的手术，修补了房间隔缺损。

1967年　克里斯蒂安·伯纳德完成首例人体心脏移植。

1966年　勒内·赫罗尼莫·法瓦洛罗成功地完成了世界上第一例利用大隐静脉的冠状动脉搭桥手术。

1964年　詹姆斯·哈迪将一枚大猩猩的心脏移植入人体，手术失败。

20世纪60年代　斯塔尔—爱德华兹瓣膜成为人类历史上第一个可供替换的人工瓣膜。

1960年　妮娜·斯塔尔·布劳恩瓦尔德团队首次将人工瓣膜植入人体，病人60小时后死亡。

1958年　约翰·韦伯斯特·柯克林报道了在梅奥医学中心成功应用梅奥-吉本心肺机在体外循环下进行的245例心脏手术。

1957年　厄尔·巴肯改进的世界上第一台可移动、电池驱动的「迷你型」心脏起搏器成功应用于心脏手术后的病人。

1956年　查尔斯·贝利做了一千余例瓣膜联合部切开手术。死亡率7.9%，同一时期，德怀特·埃默里也取得了近似的成绩。

1954年　克拉伦斯·沃尔顿·李海利用亲子之间的交叉循环完成了首例室间隔缺损的直视下修补手术。

1953年　吉本完成世界首例体外循环下心内直视手术。

2001年　美国食品药品监督管理局批准了一种名为AbioCor的人工心脏，可用于永久植入人体。

1987年　西格沃特在临床首次成功应用介入技术在冠状动脉放置支架。

1983年　阿兰·约翰·卡彭蒂埃已完成精细二尖瓣修复手术1400例。

1982年　威廉·约翰·科尔夫团队设计的人工心脏「加维克7号」首次植入人体。

1980年　美国食品药品监督管理局批准用环孢素进行人体试验，应用环孢素后，心脏移植的一年术后生存率达到了90%。

1977年　安德列亚斯·格林特茨格实施了第一例冠状动脉球囊扩张术。

1976年　第一篇有关环孢素抗淋巴细胞的研究论文发表。

1969年　丹顿·阿瑟·库利将一枚人工心脏植入病人体内，进行了64小时的循环支持后再行心脏移植，病人于心脏移植术32小时后死去。

1968年　世界上共完成心脏移植手术102例，半数病人没有活过一个月。

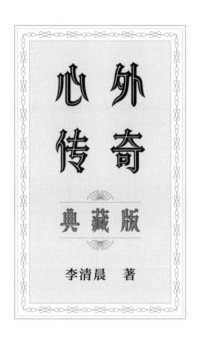

心外传奇

典藏版

李清晨 著

清华大学出版社
北京

版权所有，侵权必究。举报：010-62782989，beiqinquan@tup.tsinghua.edu.cn。

图书在版编目（CIP）数据

心外传奇：典藏版 / 李清晨著. — 北京：清华大学出版社，2022.3（2022.5重印）
ISBN 978-7-302-59764-3

Ⅰ.①心… Ⅱ.①李… Ⅲ.①心脏外科学—医学史—世界 Ⅳ.①R654-091

中国版本图书馆CIP数据核字（2022）第001298号

责任编辑：宋成斌　王　华
封面设计：傅瑞学
责任校对：王淑云
责任印制：杨　艳

出版发行：清华大学出版社
　　　　　网　　址：http://www.tup.com.cn, http://www.wqbook.com
　　　　　地　　址：北京清华大学学研大厦A座　　邮　　编：100084
　　　　　社 总 机：010-83470000　　　　　邮　　购：010-62786544
　　　　　投稿与读者服务：010-62776969, c-service@tup.tsinghua.edu.cn
　　　　　质量反馈：010-62772015, zhiliang@tup.tsinghua.edu.cn
印 装 者：小森印刷（北京）有限公司
经　　销：全国新华书店
开　　本：145mm×210mm　　印　　张：10.75　　字　　数：297千字
版　　次：2022年3月第1版　　　　　印　　次：2022年5月第3次印刷
定　　价：98.00元

产品编号：090573-01

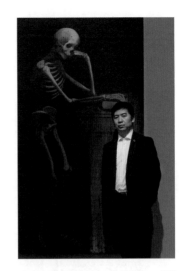

李清晨，黑龙江人，外科医生；无影灯下救死扶伤，互联网上激扬文字；希望能够成为最伟大医生们的最平凡继承者。

孙轶飞　摄于上海龙美术馆　2018 年

仍然献给女儿小李，这回你不能以识字不多为理由拒绝读完它了。

自序：要完成，不要完美

我没想到十年以后我仍然要面对最初的问题，要完成还是要完美？

《心外传奇》这个故事在被我打磨了十年，主要内容翻了一番之后，我仍然觉得它只是一部完成品，距离完美还有很远。

十年前，因为有几个章节留下了一些遗憾，所以我一直都想将那部分章节推倒了重写，结果就是几乎全部章节都重写了一遍，我相信十年前读过旧版而这次又拿到新版的读者就算不多，也肯定有一些，希望这些改动能让您觉得再次拿起《心外传奇》不算浪费了宝贵的时间。

我一直觉得自己是一位没有什么天赋的写作者，直到某天我读到一个句子，Creativity is not something you have. It's something you do.（创作能力无所谓是否拥有，而取决于你创作了什么。）那么，我对自己说，就先把这个故事写出来再说吧。

就像理想中医学的完美状态，应该是彻底征服疾病，让所有人都能活到一个理论上的极限寿命，而后无疾而终。然而，在现实世界里，医学的水平只能处于某一个完成阶段，比如当某一种特效的药物或手术出现之后，相关疾病可以通过药物或手术治愈或缓解了，那么我们就可以认为这类疾病暂时被征服了。

但治疗领域往往是按下葫芦浮起瓢，一个矛盾被解决的同时，也意味着又有一个更难解决的矛盾随之出现，比如说当烈性传染病被控制时，平均寿命延长，癌症就成为了主要矛盾；当心梗被解决时，心衰又成为主要矛盾……如果仅以人生终点来衡量，似乎医学所做的所有努力都是徒劳无功，也无非就是把死期往后拖了些时日，最终还是要败给死神，那么这一切努力究竟值得吗？

为了推动医学研究的进步，有些人献祭了自己的生命，有些人赌上了自己的职业生涯，正是这些先驱的付出才换来了今天我们所熟知的医学的样子，尽管现代医学仍然不算完美，它不能让所有人满意，不会每次都治疗成功，但如果我们从书中能够得知，几十年前甚至一百年前的医疗状况更加糟糕的话，是不是就会对现实医疗世界里的不完美报以必要的包容呢？

这些疑问，可能会在本书中得到解答，但有些读者也很有可能在得到了一些问题的答案之后，又会产生更多的疑惑，这些问题，可能就要靠自己通过别的途径解决了。于是，有些读者选择了考取医科大学，也有些原本就是医学生的读者，在读罢本书之后直接选择了心脏病相关的研究生专业。据我所知，这样的故事在刚刚过去的十年里就发生了好多回，证据是有好几次在一些学术会议上，都有年轻的同行过来热情地同我交流，说自己是看着《心外传奇》长大的。

回到医学科普写作的初衷，由于医学相对的专业性，在公众与医学领域之间一直都有一堵高墙，科普写作就相当于为公众推倒这堵墙，但医学科学也不是停滞不前的，新的知识层出不穷，因此无论科普写作如何繁荣，专业壁垒都将存在，随着水涨船高，专业的医学知识与公众之间，永远需要勤勉而诚恳的翻译和孜孜不倦的摆渡人。

在文艺界，本来就有相当一部分职业作家是弃医从文的，但这些人其实较少将医学本身作为写作对象，这大约就是留给我们这类身为医生的业余作家的用武之地。人的一生是有限的，但知识却是无限的，所以如果这本不完美的《心外传奇》能在您的知识拼图中占有一席之地，将是我的荣幸。

2021 年 10 月

初版序

人类社会的发展，离不开科学的发明创造；人类的健康长寿，离不开医学科学的发明创造。在 19 世纪和 20 世纪，以抗霍乱、炭疽、狂犬病为代表的各种生物疫苗的创造和以青霉素、链霉素为代表的各类抗生素的发明，彻底改变了人类被动地任由病毒、病菌宰割的命运，人类的生存有了保障。如今，这些发明创造的过程已成为家喻户晓的光辉历史。进入 21 世纪，心脏疾病取代了其他因素，成为威胁人类生存的首犯。心脏医学，尤其是心脏外科学的创立和发展，及时有效地降低了心脏疾病对人类的危害。正因为如此，心脏外科学成为医学科学的重中之重，享有极高的地位。心脏外科学的创立和发展历尽艰辛，有几代人呕心沥血，同时又极富传奇色彩。

然而，介绍心脏外科学的创立和发展史，尤其是以科普形式，作者要面临几个挑战。其一，心脏外科学专业性很强，要精确描述其发展史，必须对该学科有深入了解。其二，心脏外科学的发展和其他学科密切相关，要客观展现这段历史，也必须对其他学科的发展有深入了解。其三，要让大众读者了解这段历史，必须有能力以通俗的语言描述复杂的术式，还要能引人入胜。其四，普及科学发展的知识，不仅仅是传播，更重要的是要以丰富的内容呈现该学科的神奇奥秘，激发起读者，尤其是青年读者的好奇心，使他们开始热爱这门学科，希望献身于该学科的未来发展。

值得祝贺的是，李清晨医生战胜了这几项挑战，为广大读者呈现出《心外传奇》一书。

该书以"破冰之举，拯救'蓝婴'"开篇，客观、精确、富有传奇性地介绍了心脏外科的第一例手术——B-T 分流术。该手术在小儿心脏科医生海伦·塔西格的建议下，由外科主任阿尔弗雷德·布莱洛克医生在其主要助手黑人托马斯的帮助下，于 1944 年 11 月在美国约翰斯·霍普金斯医院（The Johns Hopkins Hospital）成功完成。该手术由塔西格和布莱洛克次年在《美国医学会杂志》上报告。此后，从世界各地前来观摩的医生络绎不绝，使得坐落在美国巴尔的摩市的约翰斯·霍普金斯医院名副其实地成为心脏外科（小儿心脏外科）的发源地。以这样一个历史性的手术开篇，不仅将读者引到心脏外科创立的源头，还富有现代感。众所周知，约翰斯·霍普金斯医院已连续 20 多年在美国最好的医院中排名居首，已是美国公认的"最好之中的最好"（best of the best）的医院。

在随后的两章里，李医生描述了实现开心手术的两项技术的创立和发展：由加拿大多伦多医院的比奇洛医生和美国明尼苏达大学医院的刘易斯医生开创（但刘易斯在人体率先取得成功）的低体温下无血术野心内直视手术，和美国杰斐逊医学院的吉本花几十年研发的人工心肺机。这两项技术如今早已是心血管外科手术不可缺少的组成部分。它们不仅使心内术野无血，延长了手术时间，让医生可以实施更复杂的手术，而且还保证了术后脑和其他重要器官的恢复。李医生有声有色、淋漓尽致的描述，再现了当时这些发明者奋发图强、不惧失败、勇于探索、乐于竞争的场面。

心脏外科学的发展和其他学科密切相关，显然，李医生正确地意识到了这一点。他在书的中间部分向读者概述了从古代到几百年前的文艺复兴期间，人类对人体本身（解剖生理）的认知，并着重介绍了哈维发现血液循环的过程和以奥地利生物学家卡尔·兰德斯泰纳为代表的学者们对人体血液本身认识的过程。是的，没有血液循环的发现，没有血型的发现，就没有现代医学科学，更没有心脏外科学。在这里，我要提示读者，心脏外科学的发展还有另一个不可缺少的成分——肝素。肝素是抗凝剂，它防止血液凝固，才使血液可以在体外循环，在心肺机中流畅无阻，保证了心脏手术中人体各个器官的血液供应。若无肝素，循环停止，人体就会死亡。任何一次体外循环都必须有肝素的应用。肝素是由一位叫杰·麦克林（Jay Mclean）的医生在约翰斯·霍普金斯大学医学院读二年级的时候发现的。

心脏的主要疾病有心律失常（如传导阻滞、心室纤颤等）、心肌缺血（冠心病）、心脏瓣膜病和心力衰竭。心脏外科在治疗这些疾病中一直起主导作用。心脏外科医生植入了人体第一个心脏起搏器和第一个心脏除颤器。同时，心血管造影技术的开创和发展，极大地促进了心脏外科的进展。如今，心脏冠脉搭桥术、瓣膜成形术、瓣膜置换术、主动脉修复/置换术等，已在全世界成为心脏外科的常规手术。但谁能想象出，在每一术式的背后，有多少人的付出和探索。这中间的一个个人物，一项项试验，一件件往事，在书中被描述得惟妙惟肖，引人入胜，既令人深思，又令人陶醉，值得一读！

心脏移植的成功是心脏外科发展史上的又一个里程碑。世界上第一例心脏移植手术是由南非的克里斯蒂安·伯纳德医生在 1967 年 12 月完成的。伯纳德采用了美国斯坦福大学洛厄和沙姆卫于 1960 年所描述的技术。该患者只存活了 18 天，死于免疫抑制所引起的肺感染。心脏移植的进程也几经曲折：术后感染，免疫排斥，还有伦理上的争议等。但最主要的进展是，由于使用环孢素和单克隆抗体 OKT3 为代表的免疫抑制治疗，心脏移植的例数迅速提高，在 1995 年达到最高峰，当年全世界心脏移植的例数为 4500 例。近年来，由于受到获取供体器官的限制，心脏移植手术的例数有所减少，但仍保持在每年 3000 例以上。心脏移植不仅为晚期心脏病患者提供了再生的机会，更重要的是，它成功地挑战了心脏外科的另一极限，证明人体的心脏是可以替代的，其提供血液循环的功能可以由外源替代。正因为如此，进入 21 世纪后，各种样式的心脏辅助装置如雨后春笋，层出不穷，并越来越多地应用到患者治疗上，已逐渐成为心脏外科的一个主要治疗手段。

　　《心外传奇》以人工心脏的研发来结尾，寓意深长。尽管第一例人工心脏植入手术在 20 世纪 80 年代就成功实施，但它的应用目前仍处于试验阶段。然而，这个过程里已经出现了一个又一个令人难忘的传奇故事。如果说，21 世纪以前，心脏外科的传奇发展是人类在其自身内索取最大可利用资源来征服心脏疾病的见证——一个已经光彩夺目完成了的历史见证，那么，今天我们探索人工心脏将是驰向下一个里程碑的开始，一个飞跃式的里程碑！人工心脏的创研者们正在创造心脏外科新的发展历史，这又将是一段富有传奇色彩的辉煌历史。《心外传奇》意在激励读者们，尤其是青年读者们，勇于加入这些创研者中来，共同创造这一历史。

　　我真诚地向广大读者推荐《心外传奇》这部中国国内仅有的有关心脏外科发展的科普图书。

高卫东博士

美国约翰斯·霍普金斯医院

2012 年 3 月 26 日

目　录

引　子

　　鲜血，还有接连不断的死亡……这是误入这一段历史的开端时，最令我震撼的东西。

　　所有人都本能地抗拒死亡，但血腥与死亡却似乎具有某种永恒的神秘吸引力，因此，有些制造过大量人类死亡的暴君皇帝，被当作英雄接受顶礼膜拜。而我要讲述的历史虽然也发生在近代，虽然那些人物也时时与鲜血和死亡相伴，可他们却是在为生的希冀而不得不直面死神。他们呕心沥血、殚精竭虑，他们屡战屡败、愈挫愈勇，终于在经历了漫漫长夜无数凄风冷雨之后，迎来了万丈霞光，在一片质疑抨击之声中，为数以万千计原本必死无疑的人赢得了生的机会，开创了当代医学领域最为引人瞩目的心脏外科专业。

　　医学源头也许要一直上溯到神话传说时代，在那些代代相传的神话中，在战场上受伤的英雄们都被外科医生的回春妙手彻底治愈，然后重回战场厮杀。但实际上在近代以前，士兵在战场上受伤依然多半会死于失血、休克或感染。外科医生为解决这些问题，曾走过一段特别曲折的路，本书要讲的故事，恰好发生在外科界刚刚解决完这些基本问题之后。

　　杀戮与救赎的分野好似魔鬼与天使，但两次世界大战大大推进了现代医学尤其是外科学的进步也是不争的事实，但如果人类可以选择的话，我想我们宁可医学进步的慢一些也不希望人类历史上发生那样大规模的杀戮。医学的进步当然会泽被后世，在今后漫长的岁月中，新的医疗技术又将拯救无数的生灵，那么，伴随着这些血腥罪恶的战争而实现的医疗进步，能在多大程度上抵消因此而造成的生灵涂炭，又有谁算得清楚呢？或者说，难道会有谁会主动愿意为这样的医学进步成为那个代价吗？我们决不能因为付出代价的不是自己就转而歌颂战争，现代医学在今天所达到的成就，只是人类在万般无奈中最不坏最迫不得已的选择，当战争已疯狂地撕裂了整个人类族群，只有医者仍在绝望中不放弃弥合世界的最后努力。

普鲁士军事家克劳塞维茨在《战争论》中写道："伟大的将军们，是在茫茫黑暗中，把自己的心拿出来点燃，为微光照亮队伍前行。"这个世界上确实存在燃烧自己照亮众人的英雄，但那些在历史上留下赫赫威名的军事家们，恐怕未必担得起这样的美誉，尤其是发起侵略战争的那些狂人，他们哪里是燃烧自己照亮别人？他们分明是为了照亮自己前进的路，不惜砍伐燃尽整个森林，他们是靠燃烧别人的血肉之躯照亮自己功名之路的冷血狠辣之徒罢了。

我认为，相比于残杀同类制造战争以建功立业的所谓"伟人"，那些为拯救万千生灵而与死神拼命抗争的人，那些为探索自然的奥秘不惜以身犯险的人，才真正是燃烧自己照亮世界前行方向的巨人，只有那些人才是我们人类的骄傲，才是真正值得铭记的英雄。他们，以及由他们谱写的那一段壮丽诡谲如传奇般的现代史诗，本不该如此悄无声息地被岁月淹没。

那么，就请跟随我一起，走进那一段不为人知的历史。

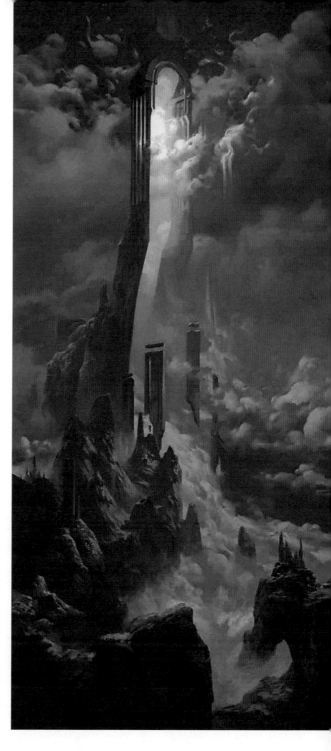

天堂之门

我第一次看到跳动的心脏，真是激动人心的经历，那仿佛是在寻找通往天堂之门。

——丹顿·阿瑟·库利

（《胸外科年鉴》，1986 年第 41 卷第 1 期第 20 页）

天堂之门，原作：萨哈基尔之门（The Gate of Sahaqiel）。这是最接近笔者想象中的天堂之门景象。作者为彼得·默尔巴赫（Peter Mohrbacher）。

图片来源：https://huaban.com/pins/787053512/

01

破冰之举，打破魔咒
——拯救"蓝婴"的故事

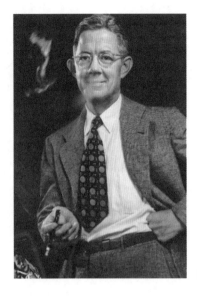

阿尔弗雷德·布莱洛克（1899—1964）

图片来源：EVANS W N. The Blalock-Taussig shunt: the social history of an eponym[J]. Cardiol Young, 2009, 19(2):119-128.

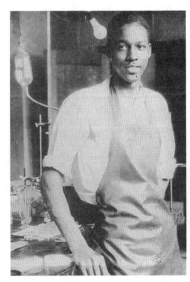

费雯·托马斯（1910—1985）

图片来源：http://5b0988e595225.cdn.sohucs.com/ images/20180507/098ad9ac941d4c3ea8622a66ec21e357.jpeg

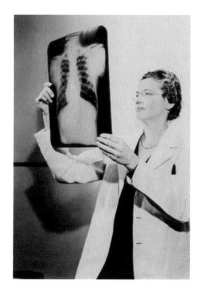

海伦·布鲁克·塔西格（1898—1986）

图片来源：EVANS W N. The Blalock-Taussig shunt: the social history of an eponym[J]. Cardiol Young, 2009, 19(2):119-128.

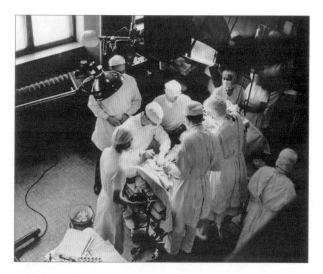

"蓝婴"手术现场，1944 年 11 月 29 日，约翰斯·霍普金斯医院手术室

图片来源：https://exhibits.library.jhu.edu/exhibits/show/the-blue-baby-operation

生活在 21 世纪的人们，在享受着现代文明社会所提供的种种便利之时，往往容易认为所有的一切都是那么的理所当然。殊不知，今天的一切成果均来之不易，科学的进步从来都是充满曲折与艰辛，医学科学的发展尤其如此。在一个相当长的历史时期内，哪怕对一种至为简单的疾病，传统医学都无法为之提供一套完整的卓有成效的治疗，因为医学的发展太依赖其他基础科学的进步了。

就这样，医学一直在混沌中摸索着踯躅而行，到了 19 世纪末，西方传统医学在生命科学体系完成基本构架之后，才逐步摆脱了黑暗与蒙昧，脱胎换骨破茧成蝶，开始了在现代医学轨迹上的漫漫征程。自此，各个医学分科与专业在科学之火的指引下，迅速攻城略地开花结果，号称"医学之花"的外科的发展尤为引人瞩目，这其中又以被后世尊为"外科之父"的奥地利医生西奥多·比尔罗特（Theodor Billroth，1829—1894）的成就最为辉煌。由于他开创性的贡献，腹腔几乎成了外科医生纵横驰骋的跑马场，以其名字命名的部分术式甚至现在仍是某些外科领域临床实践中的规范治疗方式。

就是这样一位伟大的医生，当年却对心脏手术下过这样一个"魔咒"："在心脏上做手术，是对外科艺术的亵渎。任何一个试图进行心脏手术的人，都将落得身败名裂的下场。"

历史最终发展的结果当然是证明比尔罗特错了，但在当时的历史环境之下，不但有关心脏的病理生理状态人们所知甚少，手术器械与技巧也处于初级阶段，也基本没有高级生命支持手段，甚至连输血技术也未成熟，进行心脏手术无疑是盲人骑瞎马夜半临深池，其危险性不言而喻。心脏毕竟与其他多数器官不同，它不能长时间停止运动，否则病人必将死掉。这一事实使 19 世纪的医生很难设想在心脏上做手术的可能性，而那时对其他器官进行的外科手术则已取得巨大进展。

但那是一个时刻充满变数的伟大时代，第一次工业革命的发生和继续，深刻地改变着整个世界，第二次工业革命也正在酝酿之中。所有这一切已彻底颠覆了此前人们对许多事物固有的认识。也许打破比尔罗特这一"魔咒"仅仅是时间问题，可将由谁在什么时候完成这一破冰之举呢？

据说，一颗有生命力的种子，在破土而出的时候，可以掀翻压在它身上的巨石。心脏外科正是这样一颗种子，只待雨露充足，便可蓬蓬勃勃地生根、萌芽，冲破周遭的压迫与束缚。

没过多久，比尔罗特的这一训诫就遭到挑战了。仅仅在其去世后不到三年，德国法兰克福的一位外科医生路德维希·雷恩（Ludwig Rehn，1849—1930）便成功地为一位心脏外伤的病人进行了缝合。1896 年 9 月 7 日凌晨 3 点半，警察送来一名重患：一名 22 岁的小伙子被刺中心脏，面色苍白，呼吸困难，脉搏不规则，衣服被血浸透，伤口位于胸骨左缘三指第四肋间处，出血似乎已经停止。也许雷恩正是顾忌到了心脏手术的危险性，也许是病人自身的情况暂不允许做手术，总之，直到 9 月 9 日，病人已近濒死状态，雷恩才下决心冒险一搏。此时，假如雷恩仍旧遵循大师的训诫，为避免自己身败名裂而不予施救，这个年轻人必死无疑。

雷恩打开了这个年轻人的胸腔，清理了胸腔和心包内的凝血块，发现心室壁上有一个 1.5 厘米的伤口，血液在汩汩而出，心脏仍在跳动，他决定用丝线缝合这个伤口。可如何在一个跳动的心脏表面进行操作呢？雷恩选择只在心脏舒张的时候进行进针与出针的操作：在心脏舒张时于伤口的一侧进针，然后待收缩期过后，在下一个舒张期于切口的另一侧出针，打结……就这样谨小慎微地缝合了 3 针后，出血得到了控制，病人脉搏、心率、呼吸都得到了改善。雷恩用盐水冲洗胸腔之后，关闭了手术切口，病人得救了。在这次手术后的第十四天，雷恩在德国外科学会上报告了这一病例，在文章的最末，他提到这个手术无疑证明了心脏是可以缝合修补的。

在那个没有心脏外科专业医生的年代，心脏受伤而居然不死，这个病人毕竟是太走运了。纵观人类历史，我们同类之间的杀戮无处不在，有理由相信，遭遇到心脏外伤病例的外科医生显然不止雷恩一位。这些医生当中，也一定会有人为救病人性命而置前辈的警告于不顾，可其他人处理的结果怎样呢？其实早在 1894 年，就有一位叫阿克塞尔·卡佩伦（Axel Hermansen Cappelen，1858—1919）的医生尝试缝合一名心脏外伤的病人，虽然卡佩伦用尽了一切可能的办法，但终于还是没能创造奇迹，这个心脏外伤的病人去世了。第一次在心脏上缝合外伤成功这一历史殊荣，方落在雷恩头上。

毋庸置疑，1896 年雷恩的这次成功有很大的偶然成分。证据之一是他后来也陆续做过类似的手术，总的说来是败多胜少，术后存活者连半数都不到（为 40%）。证据之二是随后陆续也有其他医生取得过类似手术的成功，但数量均不多。证据之三，可以从一位大师的话中大致推断出当时心脏外科的处境。著名英国外科医生斯蒂芬·帕赫特（Stephen Paget，1855—1926）爵士 1896 年在一部胸外科专著中写道："心脏外科可能已经达到外科的天然极限，处理心脏外伤的各种自然困难，是没有任何新的方法或发明能够克服的。"这一番话，大致总结了当时学术界对心脏手术的基本认识，我们甚至已无法用悲观来形容，因为显然，当时人们对心脏外科的前途几乎是不抱任何希望的。既然连蜚声世界的外科大师们都持如此坚决的反对态度，还会有人为这个根本不会有前途的事业继续奋斗吗？

*

心脏是一个如此重要且娇弱的器官，面对一个心脏受了外伤的病患，不要说在外科学刚刚兴起的当年，即使是在心脏外科专业已经相当成熟、各种施救条件均已较为完备的今天，如果医生表示虽经积极抢救但仍无力回天的话，恐怕家属们也不会觉得难以接受。可如果面对的是一个先天性心脏病的孩子呢？年轻的父母们怀着无比的欣喜迎接他的出生，然后却眼睁睁地看着他变得羸弱、青紫，直到最后在挣扎中走向衰竭死亡，这是怎样的人间悲剧！

从解剖学上来说，人类的心脏是个"四居室"，分为上半部左右心房和下半部左右心室，各自与重要的大血管相连接。左心室连接主动脉，右心室连接肺动脉,左心房连接肺静脉,右心房连接上下腔静脉。左右心房间以房间隔为隔断,左右心室间以室间隔为隔断,房室之间存在二尖瓣和三尖瓣以保障血液不会发生反流。先天性心脏病就是由于上述心脏大血管等重要结构在胚胎发育过程中出现发育障碍,产生位置、连接的异常,血液的分流从而出现问题,轻则影响生存质量,重则可在短期内致命。

1777年,荷兰医生爱德华多·桑迪福德(Eduardus Sandifort)描述了这样一个病例,解剖结果显示,病人心脏有严重的畸形。该病人在刚出生时状态还好,而后渐渐出现了口唇青紫、容易疲劳等一系列症状,最后于十二岁半时走到了生命的尽头。这个病例报道的特别之处在于,在世人均视尸体解剖为大忌的当时,这个孩子的家长非但主动要求医生对孩子的尸体予以解剖,还要求将整个结果和发病过程公之于世,希望能让更多的医生认识到这种疾病,从而对医学的发展有所推动。110年之后,法国医生艾蒂安-路易斯·法洛(Etienne-Louis Fallot,1850—1911)详细地总结了这类病例,并提出其解剖学要点和诊断标准。他认为这类疾病包括4种畸形:室间隔缺损、肺动脉狭窄、主动脉骑跨、右心室肥厚。为了纪念法洛的贡献,这类心脏畸形就被命名为"法洛四联症"(简称"法四")。法洛虽然认识到了这类疾病的主要特征和危害,却同那些根本不认识这类疾病的医生一样,对此无计可施。如果以1777年为认识法洛四联症的原点的话,这个问题能够得到初步解决,已经是167年之后的事了。

到了19世纪初,医学领域一些基础理论已经取得重大进展,生理学、病理学与临床医学摆脱了教条主义的桎梏,旧的权威悉数崩塌,症状、诊断与疾病本质之间所形成的关联越来越清晰和丰满,但治疗方面的进步依旧相当缓慢。这种情况一度导致了治疗虚无主义情绪在部分医生中的流行,那一时代医生的苦闷,应该是前无古人后无来者的,与后代相比,他们手上没有有效的治疗措施,治愈是不可能的奢望;与前辈相比,他们已经无法继续使用自己并不认可的理论和手段去治疗病人。他们已经怀疑诸如放血疗法之类的治疗可能没用,也发现大部分药物非但没有多大效果还可能有害，以至于奥利弗·温德尔·霍姆斯（Oliver Wendell Holmes，1809—1894）戏称，如果把世界上所有的药物都倒进大海，人类的健康状况也许会好一些，不过鱼可就遭殃了。因此，我们不能将这种治疗虚无主义情绪的流行，理解为医生对治疗的消极，公正地说，是这些医生不愿意放任无效或不合理的药物及疗法的滥用。所以很多医生往往对尸体解剖比治疗更有兴趣，起码他们在最后能揭示症状的可能成因，并在这一揭秘过程中聊以自慰。随着医学的发展和进步，有效的药物接连出现，疾病的治愈已非传说，这让习惯了绝望的医生和病人产生了巨大的希望，也许今天还不能治愈的疾病明天就会有突破，因为奇迹总在不断发生。

但这样的治愈奇迹迟迟没有降临在先天性心脏病领域。

直到在 19 世纪末，医学界仍普遍认为，一个因先天心脏畸形而发生青紫的孩子——被称作"蓝婴"（blue baby）——是超越了手术可以纠治的极限的，也许这是造物主早已判定了的死亡。那些侥幸获得相对长期生存时间的人（畸形程度较轻），其生活质量也是极低的，他们发育差、体力差、容易被感染等。据统计，先天性心脏病的发病率为 0.7%~0.8%，未经治疗者约 13% 会在 1 岁内死亡。2010 年中国卫生部统计显示，2009 年城市和农村先天性心脏病患儿 1 岁以下死亡率分别为 89.87/10 万和82.22/10 万，占婴幼儿死亡率的首位。从这些数据中，我们大致可以估计在当年会有多少这样令人心痛的悲剧不断上演了。

在心脏外科出现之前的漫长的岁月里，那些不幸生有先天性心脏病患儿的家庭，只能眼睁睁地看着病魔摧残可怜的孩儿，在一片愁云惨雾中，静待死神的不期而至。人们甚至不敢奢望，这样的痛楚居然有朝一日会有个尽头。

时间进入到 20 世纪，有些医生已经开始坐不住了，最初为这一绝望领域带来希望的是两位女性。医学领域其实长久以来一直拒绝女性的进入，但我们的故事却必须要从两位女医生说起，正是她们将那铁幕一样的黑暗劈开了一个豁口，让不幸的家庭得以窥见希望的光明。

第一位是加拿大病理学家莫德·伊丽莎白·西摩·艾博特（Maude Elizabeth Seymour Abbott，1869—1940）。

她出生后不久母亲就去世了，父亲也随即弃她而去，好在 62 岁的外婆收养了她，好一个令人心碎的人生开端，但这个孩子长大以后却为手术刀能够修补心脏打下了必要的基础。1885 年，她在高中毕业之后申请麦吉尔大学医学院，但因为她是女生的缘故而被校方拒绝，后来唐纳医学院开设了麦吉尔医学院的分院，她才报名成功，并成为班级里的唯一一位女同学。1894 年，她以优异的成绩毕业取得医学博士学位后，希望进入麦吉尔大学医学院做实习生，结果又被拒绝了，原因依旧她是女生，即使她的毕业成绩远较她的大多数男同学成绩更好，麦吉尔大学医学院还是没能为她破例。

医学界长期以来对女性的歧视令她的事业一开始就遭遇挫折，正如尼采所说，但凡不能杀死你的，最终都会使你更强大。没能申请到在大医院做实习医生机会的艾博特只好独立执业，于 1897 年开了一家专门治疗妇女、儿童疾病的诊所。在此期间，她发表了一篇病理方面的论文，这引起了麦吉尔大学医学院病理系的注意，1898 年她获得了在麦吉尔病理博物馆工作的机会，成为该馆的助理馆长，1901 年成为馆长。

被后人称为"现代医学之父"的威廉·奥斯勒（William Osler，1849—1919）也曾在麦吉尔大学医学院任职，他建议艾博特不妨以先天性心脏病为研究方向，注意搜集这方面的心脏标本。1905 年，奥斯勒邀请她写了他所主编的《现代医学》中"先天性心脏病"一章。他宣称这是他曾经读过的关于先天性心脏病这一领域里最优秀的作品。此时，她已成长为先天性心脏病研究领域的世界权威。1936 年，她毕生心血凝成的著作《先天性心脏病图谱》出版，该图谱描述了超过 1000 例临床和尸检的记录，充分展示了人类心脏畸形的复杂多变。但所有的这些先天性心脏病，在当时都是无法治愈的。她希望她的工作能促使这种类型的心脏病最终被治愈，遗憾的是，这一夙愿并没有在其生前达成。

　　不过，她在人生的最后几年见到了后来帮她完成夙愿的接班人海伦·布鲁克·塔西格（Helen Brooke Taussig，1898—1986），这就是我们要说的另一位为先天性心脏病治疗带来希望的女医生，也是本章的女主角。

　　塔西格的命运在很多方面跟艾博特都有点像，从某种意义上说，美国的塔西格简直就是加拿大艾博特的翻版，但塔西格毕竟稍稍幸运了那么一点儿，在治疗方面，她比艾博特走得更远，迈出了关键的一步。

　　塔西格出生于美国波士顿的一个知识分子家庭，其父是哈佛大学一位出色的经济学教授，其母是毕业于拉德克利夫学院（该女子学校与哈佛大学渊源颇深，两校于 1977 年正式合并）的植物学家。在塔西格 11 岁时，母亲死于结核病，对于一个孩子来说，还有什么能比少年丧母这样的打击更为残酷的呢？这也许是后来塔西格选择医学的原因之一。很难想象这样堪称"黄金组合"家庭的孩子，居然会在学习期间饱受读写障碍的折磨。在父亲精心的帮助下，塔西格克服了这一困难，并像母亲一样也考入了拉德克利夫学院。毕业后，她不顾父亲的坚决反对，坚持申请继续攻读医学学位，但哈佛大学医学院却拒绝了她，因为当时哈佛的传统是拒收女生，哪怕你有一个身为哈佛著名教授的父亲也不行。后来一位前辈建议塔西格申请约翰斯·霍普金斯大学（简称"霍普金斯大学"）医学院，因为这所学校在成立之初就有部分妇女的捐款，所以这所学校招收女生的可能性更大，这一回，塔西格果然如愿以偿地进入了这所医学圣殿，并最终在这所圣殿里成就了闪光的业绩。

　　在今天，已经绝少有人会怀疑美国在医学教育及医学研究领域中的领军地位了，可在 19 世纪末以前，情况却并非如此。美国当时的医学教育、科研以及实践都是远远落后于欧洲国家的。在欧洲，医学院要求所招收的学生具有坚实的科学基础，而在美国，进入医学院的门槛则非常低，几乎是只要缴纳学费就可以进去。1869 年一位哈佛大学的校长曾经在一份报告中不无忧虑地指出："这个国家的整个医学教育系统需要彻底重整，美国医学院的毕业生普遍无知和无能，但他们拿到学位后就能对社会为所欲为，这未免太可怕了。"这一切都因为霍普金斯大学，确切地说是 1893 年约翰斯·霍普金斯大学医学院的创办而渐渐发生了变化。几个具有远见卓识的创业者迅速招募了一批在国际上声望极高的科学家来当教员，比如被称为四大创始医师的病理学家威廉·亨利·韦尔奇（William Henry Welch，1850—1934），内科医生威廉·奥斯勒，外科医生威廉·斯图尔特·霍尔斯特德（William Stewart Halsted，1852—1922），妇科医生霍华德·凯利（Howard Kelly，1858—1943），这几位医界精英采取了一系列先进的改革措施推进学院的医学教育，创建了第一个规范化住院医师培训项目。见此情形，美国的其余医学院也纷纷效仿。这使得美国的医学科学水平在"一战"前夕迅速赶上了欧洲，并在不少专业大有超越之势。我们所讲述的这个"拯救'蓝婴'"的故事，便发生在这个当时飞速发展、充满勃勃生机的医学院。

在 20 世纪初期，女医生凤毛麟角，更不必说在高手如林的霍普金斯大学医学院了。但塔西格硬是以其优异的表现脱颖而出，赢得了导师们的认可。在前辈们的悉心指导下，她迅速成长，1930 年她已是小儿心脏病专科的主任。在那个年代，塔西格面对的主要问题是风湿热，许多风湿性心脏病失代偿期的患儿都缺少必要的医疗救护，在社工的帮助下，塔西格治疗了很多这样的孩子。这期间，也有一些先天性心脏病患儿被送到塔西格的病房，因为除此地之外，这些绝望的家长也没地方可去。但最初塔西格对先天性心脏病的治疗别无良策，难道她也要像艾博特那样仅仅收集死后患儿的心脏标本吗？在当时，应该没有谁比她经历过更多先天性心脏病患儿的死亡了。在多次目睹并倾听这些可怜家长诉说丧子之痛后，塔西格决心挑战这一手术禁区，为这些濒死的孩子们找到生之路，向死神反戈一击。

两位女性医学先驱的第一次相遇是在 1931 年纽约的一次医学会议上，艾博特做了关于先天性心脏病的报告。1938 年春天，塔西格北上加拿大拜见艾博特，艾博特带着塔西格看了大量的心脏标本，尤其是法洛四联症，还看了不少影像资料（当年只有 X 线片）……经过长期反复观察、系统研究之后，塔西格发现，那些罹患法洛四联症的孩子，在其正常病程中，只有动脉导管闭合后才会明显发生青紫，在塔西格所做的尸检中，那些最终死去的法洛四联症的孩子，其动脉导管都是关闭的。这就解释了为什么1777年时荷兰医生桑迪福德描述的那个病例，在刚出生的一段时间内貌似还好，之后才渐渐发生青紫，变成"蓝婴"。站在艾博特等前辈的肩膀上，塔西格可以看得更远一些了。

根据这一临床观察到的现象，塔西格设想到，如果能够建立一个新的管道来增加肺动脉的血流，将有可能缓解患儿发绀的症状。在没有经过实践检验之前，塔西格的设想只是基于临床观察的理论推演，但完美的理论不代表必然的理想结局，医学史上一些看似完美的理论在临床实践中折戟沉沙的例子举不胜举，因为医学科学不仅需要逻辑上的严谨，更需要实证的有力支撑，塔西格的理论是能变成一个救治患儿的惊天神迹，还是会遭到难看现实的残忍屠杀？这一切，均需要一次手术来证明，这注定是一次不寻常的手术，到哪里去找这么一个有胆识的外科医生来完成这一任务呢？

1939年，哈佛大学波士顿儿童医院的罗伯特·爱德华·格罗斯（Robert Edward Gross，1905—1988）报道了他于1938年8月26日完成的动脉导管未闭的结扎手术，这一手术开创了手术治疗先天性心脏病的先河，为其带来了巨大声誉，格罗斯取得这一骄人成绩时，还不过30岁出头，只是威廉·爱德华·拉德（William Eduard Ladd，1880—1967）教授手下的一名住院总医师。

在塔西格看来，格罗斯理应是她验证自己设想的最佳人选。为什么格罗斯所做的这次手术会引起塔西格如此的重视呢？

动脉导管原是胎儿时期位于主动脉和肺动脉之间的生理性管道，这一管道的开放是胎儿生存之必须，因为胎儿的肺处于不张的状态，没有呼吸，肺循环阻力大，肺动脉内压力大于主动脉，血的氧合靠的是胎盘，所以原本经肺动脉流向肺部的血顺压力差通过动脉导管进入主动脉而流向胎盘。出生以后，随着一声啼哭，婴儿的肺开始膨胀，进行气体交换，同时肺动脉阻力下降，肺动脉内压力迅速降低，在部分激素及体液因素的影响下，随着一系列血流动力学的改变，导管管壁内的平滑肌收缩，从而引起导管内膜之间的互相接触，导致血栓形成，从此肺动脉内的血液不再经过动脉导管，而直接注入肺脏，在随后的数周或数月内发生纤维化，动脉导管逐渐变为韧带。倘若在出生后 2 岁动脉导管仍未闭合，则以后自行闭合的机会渺茫，此即动脉导管未闭。如未经治疗，患儿死亡率很高。

格罗斯之所以会注意到动脉导管未闭这一问题，是因为他的临床训练起始于病理解剖，他在解剖部分婴儿的尸体时，发现部分患儿的死因是先天性心脏病，他认为虽然大部分先天性心脏病暂时无法治愈，但动脉导管未闭这种相对不复杂的问题应该是可以通过外科手段来解决的。

在 1917 年的外科年鉴上，约翰·卡明斯·蒙罗（John Cummings Munro，1858—1910）首次提出了手术治疗动脉导管未闭的可能性，但他只在婴儿尸体上尝试了分离和结扎动脉导管的可行性，并未在活体上付诸实践。

而格罗斯则确信，这应该是一个可以拯救很多人的手术，但当他在动物实验中已经熟练了这一操作，准备以此术式造福波士顿儿童医院的患儿时，却遭到了时任外科主任的拉德教授的强力喝止。拉德是现代小儿外科创始者，美国第一代儿外科医生约 75% 出自他的门下。在他看来，在距离心脏那么近的肺动脉和主动脉之间进行手术操作，这是前所未有的事，那么高的动脉压，只要在操作过程中有一点差池，患儿就得死在手术台上，而且小儿的胸腔一旦被打开，肺也会迅速萎瘪，这同样是致命的。

不顾恩师的反对直接蛮干显然不是什么好主意，也许格罗斯应该再多一点耐心，也许格罗斯可以说服拉德教授，也许格罗斯可以再等一等……但，对于彼时的洛林·丝薇妮（Lorraine Sweeney）来说，可能时间已经不多了，7 岁的她，羸弱不堪，别的小朋友在奔跑玩耍的时候，丝薇妮只能趴在窗户上艳羡地旁观，因为她知道，只要活动稍微一增加，她的生命可能就得画上休止符了。母亲带着丝薇妮找到格罗斯，仿佛溺水的人抓住了岸边的稻草，怎肯轻易松手？女儿一天弱似一天，死神随时会降临，与其坐以待毙，还不如冒险试试这救命的法子。

外科界的传统，向来是级别压死人，格罗斯的年资尚不高，仅仅是拉德教授手下的住院总医师，只要拉德一直不松口，格罗斯的手术就做不成。但如果失去这次手术机会，一则丝薇妮可能就此失去活命的机会，二则格罗斯也怕被别人抢了头筹……

格罗斯的担忧不无道理，在科学界第一和第二的命运是迥然不同的，这样的教训在我们后面的讲述中比比皆是。

1937 年春天，波士顿大学的约翰·威廉·斯特里德（John William Strieder，1901—1993）在一次聚会中结识了唐纳德·蒙罗（Donald Munro）医生，在交往中他们谈到了唐纳德父亲在尸体上尝试的动脉导管的结扎手术，唐纳德甚至将其父亲当年发表的文章也翻出来给斯特里德看，如此，斯特里德自然也会想到用这个手术来扬名立万。后来他遇到了一个动脉导管未闭合并感染性心内膜炎的病人，病情很重，斯特里德为这个病人做了动脉导管的结扎手术。动脉导管未闭的病人通常在其左侧锁骨下的区域可听到连续的机器样杂音，在这次术后的第 3 天，这个病人心脏杂音消失了——连同他正常的心音一起消失了，因为他的心脏停止了跳动。据说斯特里德事实上在技术层面已经取得了成功，只是他的运气实在不太好，病人可能是死于误吸——很显然病人的运气比斯特里德还要糟。

可等着格罗斯和丝薇妮的运气又如何呢？拉德拦着不让做，格罗斯甚至连碰运气的机会都没有啊。不过，老虎也有打盹的时候，真是天可怜见，就在丝薇妮的母亲快要在等待中濒临崩溃的时候，拉德教授居然出去度假了。

这真是天赐良机，干！格罗斯豁出去了。

1938 年 8 月 26 日，格罗斯成功地实施了动脉导管结扎术。

但手术不可能一个人就完成，违抗外科主任的命令，越级实施非常规的手术，如果一旦手术失败，恐怕整个手术团队都得吃不了兜着走。而其他伙伴居然就敢配合年轻的格罗斯干这么出格的事，可见年轻的格罗斯已在同事们当中拥有相当高的威信，失败又如何，大不了有难同当。1999

年，时年已 95 岁的麻醉护士在回忆起这段往事时，还一个劲地说简直吓死了，其他医院可是刚刚因为这个手术死过人的啊！看起来，这个护士在格罗斯做这个手术的时候是知道斯特里德初尝败绩的。但据记载，格罗斯本人似乎对此毫不知情，因为斯特里德是在美国胸外科协会（American Association for Thoracic Surgery）的一次学术会议上汇报的这次手术，而这次会议格罗斯根本就没有参加，事后他也没有读过斯特里德发表在《美国心脏杂志》（*American Heart Joural*）上的手术结果。根据拉德教授此前对此手术异常强烈的反对态度可推测，拉德教授倒是有可能知道斯特里德的手术结果，毕竟这两家医院同在波士顿。

手术很成功，格罗斯和丝薇妮的运气都不错，小家伙恢复得很快，格罗斯在查房时对丝薇妮和她的家人说："真是感谢上帝，这次手术如果失败了，我就得回佛蒙特州喂鸡去了。"术后 9 天，丝薇妮出院，从此就像换了个人似的，精力变得异常旺盛，以至于其家人甚至怀疑，这到底做了个什么手术啊？是不是又给她多装了一个心脏？这孩子怎么跑来跑去的没个消停的时候啊？

长舒了一口气的格罗斯心想，嘿嘿，这回我不用回农场养鸡了，教授就是回来，看到这样满意的结果也一定无话可说。

拉德教授度假结束回到医院以后，很快就知道了自己这位高徒干的好事，惜字如金的他仅对格罗斯说了一个字："滚！"

格罗斯到底还是在农场待了几个月。有人说，后来是拉德教授想通了，叫格罗斯回来，也有人说是医院的高层要求格罗斯回来，总之，拉德教授到死也没原谅这位不听话的学生。

在 80 多岁那年，丝薇妮在一次视频访谈中谈及当年的这次手术，对好多细节仍然记忆犹新。谁能想到这个已经是做了太奶奶的人当年曾被医学界判过死刑呢？一次抗命违规的手术导致格罗斯师徒出现了难以弥合的嫌隙，但成就了一个原本必死之人充满活力的一生。

法洛四联症这种心脏畸形可比动脉导管未闭复杂得多，格罗斯会与塔西格联手来解决吗？ 1941 年之前的某一天，塔西格赴波士顿找到了当时声望正隆的格罗斯，详尽地阐述了自己的观点，并恳请他出手相助。可格罗斯仍沉浸在因他的创举而带来的巨大赞誉之中，未能发现塔西格理论的价值所在，他直截了当地告诉塔西格："我的工作是关闭异常开放的导管，而不是把已关闭的导管打开。"

格罗斯的这一回应后来被很多医学史专家引用，但在 1979 年洛杉矶儿童医院举办的一次学术会议后的晚宴上，作为荣誉嘉宾的塔西格却对这次会面提供了另外一种说法。她说："既然格罗斯讲了这个关于他自己的故事，那么我也来说一说吧。当年我问他是否可以建立这样一个人造管道，格罗斯医生回答道：'那当然啊！我已经这样做好多了呢，小菜一碟。'我几乎是低眉顺眼地继续说，这对那些因法洛四联症合并肺动脉狭窄而发生青紫的孩子，将有很大帮助啊！可是格罗斯先生对此毫无兴趣，我只好回到巴尔的摩（霍普金斯医院所在地）等待时机。"

我不确定这两个版本哪个更接近真实，但可以肯定的是，格罗斯的轻率，使其失去了一个原本属于他的机会，一个足以使其在心脏外科历史上登坛入圣的机会。

并不气馁的塔西格最终同另外一名外科医生联手开创了一个时代，创立了一个以二人名字命名、一直沿用至今的经典姑息手术方式——B-T 分流。这一巨大贡献使二人在学术界名声大噪，一举成就了二人在业内的大宗师级地位。2006 年，一位当年曾在格罗斯手下学习的医生提到这件往事，他说格罗斯后来十分懊悔没能对塔西格的理论给予足够重视，轻易错过了这个本可改写心脏外科历史的机会。也许是造化弄人，这一段群星灿烂的历史格罗斯不可能一枝独秀，心脏外科的舞台轮到另一个幸运儿登场了。

这个幸运儿名叫阿尔弗雷德·布莱洛克（Alfred Blalock，1899—1964）。这个后来大名鼎鼎的心外科奠基人之一早年的经历与幸运毫无关系，他甚至差一点英年早逝。

布莱洛克出生于佐治亚州的卡洛登，从佐治亚军校毕业后，他服役经历了第一次世界大战。在战场上自然难免目睹很多流血与死亡，这也许与其后来在失血性休克研究方面颇有建树不无关联。"一战"后，他自佐治亚大学取得学士学位，而后赴马里兰州的巴尔的摩申请在霍普金斯大学医学院攻读医学，于 1922 年毕业。在霍普金斯大学医学院学习期间，布莱洛克与自己的室友廷斯利·兰道夫·哈里森（Tinsley Randolph Harrison，1900—1978）成为至交，哈里森后来成为著名的心内科医生，并以大名鼎鼎的《哈里森内科学》前 5 版的作者为世人所知，以他们后来的成就来看，此二人可算心脏医学领域的内外双璧，这已是后话。

在布莱洛克还是医学生时，他就参加了动物实验研究，受到严格的学术训练，并且打下坚实的实验基础，这对他后来事业的发展起了重大的作用。布莱洛克在毕业后向本院申请实习医师职位时，他最初的意愿是在霍普金斯医院做一名普外科医生，成为时任外科主任霍尔斯特德的弟子。霍尔斯特德是外科史为数不多的可称巨人的伟大医生之一，他对外科学影响深远，让人们看到了基于解剖学病理学原理的外科学研究，使手术更强调精细和安全而非技法潇洒和速度超群，他创立了住院医师培训制度，是美国现代外科的缔造者，由于其贡献卓著，被美国乃至整个外科学界几代医生视为偶像。但布莱洛克的申请被拒绝了，原因是成绩不够，他在众多求职的医学生当中成绩只是中等，这自然入不了霍尔斯特德的法眼，不得已，他去了泌尿外科。

几个月后，霍尔斯特德去世了，校方提议约翰·芬尼（John Finney，1863—1942）为其继任者。约翰·芬尼是霍普金斯医院第一代住院医师，视奥斯勒为一生的偶像，奥斯勒将其推荐给霍尔斯特德时，称"你再也找不到比他那双更灵巧的双手了"。芬尼长于腹部手术，判断力极好，霍尔斯特德妻子的阑尾切除手术就是他做的，他还是美国外科学院的创始人之一和第一任院长，也曾在"一战"期间任盟军远征军的首席外科顾问。当时，他已在霍尔斯特德麾下工作了 33 年，按说是下一任主任的不二人选，可对于接任霍普金斯医院外科主任一事，他后来却以年纪太大为由拒绝了，随后正式的继任者是德威特·刘易斯（DeWitt Lewis）。但就在芬尼短暂掌印霍普金斯医院外科期间，他发现了布莱洛克的外科天赋，外科毕竟是实践性极强的专业，学习成绩有时候说明不了一切，这位伯乐认为布莱洛克是个外科天才，应该让他去最想去的地方，因此为他争取到了去普外科进行住院医师培训的机会。

可布莱洛克去了普外科不久，就同其他几个实习医生发生了严重的争执，结果，布莱洛克被普外科踢出，之后又去了耳鼻喉科。直到 1925 年夏天，对普外科情有独钟的布莱洛克仍未死心，他离开霍普金斯医院，希望可以到波士顿著名的布里格姆医院（Peter Bent Brigham Hospital）继续普外科的学习，但他的好友哈里森则建议他去田纳西州纳什维尔的范德堡大学巴尼·布鲁克斯（Barney Brooks）主任那里继续普外科住院医师的学习。哈里森在霍普金斯大学医学院毕业后，曾在布里格姆医院实习一年后，又返回霍普金斯大学医学院继续完成住院医师的培训，而后又去范德堡大学担任第一任内科住院总医师。相比于好友哈里森的春风得意，布莱洛克似乎总是慢了半拍。1925 年年末，在波士顿之行泡汤的情况下，布莱洛克只好遵从哈里森的建议来到范德堡大学，由于布鲁克斯看中的是布莱洛克在霍普金斯医院学习期间有动物实验方面的基础，所以让他负责外科实验室的工作。

1927 年，郁郁不得志的布莱洛克得了肺结核，要知道，真正有效的抗结核药物链霉素是 1944 年才出现的，在这之前得了肺结核的，除非极特殊的例外，多数终难免一死。在 18~20 世纪，肺结核在欧洲、南北美洲、非洲及亚洲的许多地方均成为一种流行性疾病，每年都导致成千上万的人死亡，比如前面提及的塔西格的母亲。这一恶疾如此可怕和常见，以至于很多文学作品中均有它的影子，像《茶花女》中的玛格丽特和《红楼梦》中的林黛玉都极可能是死于该病。

布莱洛克最初在纽约北部的特鲁多疗养院度过了一年的时间，但身体状况没什么好转。在这一年他还在同一病房里遇到了后来在中国妇孺皆知的白求恩，此时的白求恩作为外科医生和社会活动家已经小有名气，而且白求恩也参加过"一战"。这样的两个外科医生，在同样几乎是得了绝症的情况下在同一个病房里疗养，在难捱的寂寞里，想必一定会有很多共同话题。绝大多数中国人知道白求恩的大名乃是因为他是伟大的国际共产主义战士，但很少有人知道，除此之外，白求恩也是一位胸外科先驱。他在康复出院之后，就开始接受正式的胸外科培训，并陆续发明了新的肋骨剥脱器、开胸器及肋骨剪等手术器械，同时他也是早期尝试战地输血的先驱，白求恩虽以社会活动而闻名，但在外科方面也绝非等闲之辈。

既然在疗养院没什么效果，不如索性去别处求治，于是布莱洛克离开了此地远赴欧洲碰运气。按说他当时的身体情况应该不太乐观，但不知为何他还一度在剑桥大学的实验室工作过几个月。为解决肺结核的问题，他还在德国柏林短期停留过，为的是向德国著名外科医生恩斯特·费迪南德·索尔布鲁赫（Ernst Ferdinand Sauerbruch，1875—1951）寻求治疗建议。索尔布鲁赫医生是胸外科历史上不容忽视的人物，因为开胸手术此前无法解决肺部塌陷的问题而长期没有进展，1904 年，索尔布鲁赫设计了一种负压室用以满足胸外科手术的需要。这在当时属重大突破，尽管这一装置很笨重（4541 千克），却使开胸手术成为可能。布莱洛克在柏林期间已经出现了咯血，但即使如此，索尔布鲁赫还是未能为他提供任何帮助……万念俱灰之下，布莱洛克也只能返回特鲁多疗养院静听命运的安排。不过幸运的是，布莱洛克居然没经什么有效的治疗就逐渐康复了。

通常我们说大难不死必有后福，往往是对经历过磨难的人一种善意美好的期许罢了，磨难就是磨难，它本身并不会孕育任何福祉。写作本书时，出于对所有这些医界前辈的敬意，我不厌其烦地标注了所有人的生卒年。到本书完成时我忽然发现，相比于同时代其他的前辈人物，布莱洛克逝去得毕竟稍早了些。我更愿意相信布莱洛克的大难不死，是因为他在等待事业中的那位幸运女神塔西格，命运还不允许他在未完成其历史使命之前就死掉，纵使是肺结核这个当时几乎必死的理由也不行！

1928 年，康复后的布莱洛克重返范德堡大学工作，10 年后取得了全职教授的职位。在这期间，他遇到了人生中一个极重要的合作伙伴——费雯·托马斯（Vivien Thomas，1910—1985）。在学术期刊正式刊出的文献中，有关 B-T 分流的创立，通常都只提布莱洛克与塔西格，以至于如今多数的心脏外科医生根本不知道这一传奇术式的背后，尚有这样一位不可或缺的幕后英雄。

托马斯出生于路易斯安那州，后来随父母搬至田纳西州的纳什维尔。托马斯高中毕业后原打算读医学专业，但由于经济原因而梦断，只好接受命运的安排，在 1929 年子承父业做了木匠。一个木匠怎么跟心脏外科扯上关系了呢？原来，在大萧条时期，失业率激增，即使托马斯技术很棒，也还是被老板炒了鱿鱼。否则，这个世界上将多一个心灵手巧但默默无闻的木匠，却少一个手艺绝佳、对心脏外科的发展起到重大推动作用的传奇实验员。

1930 年 2 月，经朋友介绍，托马斯成为布莱洛克的实验室助手。一个大学的科研人员，怎么雇用一个木匠做自己的助手？在我看来，最大的可能是，在范德堡大学这样的科研机构中，像布莱洛克这样一个籍籍无名的研究者，就算是想雇用一个拥有大学学历的实验室助手也无人应征。

最初，托马斯啥也不会，只能由布莱洛克的一个下级医生从头教起，化学、生理学……以及种种实验室技术。10 年后，托马斯成熟了，在外科实验室的作用越来越大，成了布莱洛克非常倚重的左膀右臂。野心勃勃的布莱洛克发誓，即使是在范德堡大学这个一向不为学术界所重视的机构里，也一定要干出一番事业来。

布莱洛克选择休克作为自己的研究方向。在这一领域里，他一反前人的许多观点，提出了许多极有价值的创见，这些成果很快在"二战"战场上的施救过程中得到了充分的验证。因为布莱洛克提倡的救治休克的新方案，不少伤兵得以免于一死。这些研究成果使其在学术界崭露头角，不少实力更雄厚的医疗研究机构想把布莱洛克挖走，底特律的亨利·福特医院就是其中一家，他们打算聘请布莱洛克做外科总负责人。但布莱洛克提出，"要我去做主任可以，但我必须带着托马斯一同前去"。这个附带条件福特医院不肯答应，因为托马斯是个黑人。而布莱洛克也不愿妥协。

1941 年 7 月，布莱洛克的老东家，霍普金斯医院也来范德堡大学挖墙脚了，原来在 3 年前，霍普金斯医院的外科主任德威特·刘易斯就已因中风（现称卒中）而离职，校方认为这一外科掌门的位置非同小可，如果没有合适的人选宁可空缺，经过 3 年的比较遴选他们最终选定了布莱洛克，更重要的是，霍普金斯医院也愿意同时为托马斯提供职位。这下，布莱洛克在阔别母校 16 年之后，终于得以以外科总掌门的身份重回故地大展拳脚。不知当年布莱洛克因遭排挤而被迫离开霍普金斯医院之时可曾想到过今日，他居然也像他的偶像霍尔斯特德一样成为这所医院的外科主任，但他也能像霍尔斯特德一样名垂青史吗？

托马斯为了布莱洛克的知遇之恩与事业发展，不顾父兄的反对离开纳什维尔来到了巴尔的摩。

1985 年出版的托马斯自传中提到，塔西格的造访是在 1943 年，作为黑人的托马斯与女医生塔西格都是霍普金斯医院的"稀罕物"，布莱洛克也是命运多舛，这一场三人的会面想来应是很有意思，好一个惺惺相惜。

塔西格动情地向布莱洛克描述着那些可怜孩子的惨状，这些"蓝婴"们唯一的希望就是通过外科手段让肺得到更多的血液，她多么担心布莱洛克也像格罗斯一样无视这一请求啊。然而，布莱洛克却毫不迟疑地接受了这一理论，两人一拍即合，他也认为肺血流的缺乏是许多先天性心脏病患儿死亡的首要原因。

但如何在外科层面实现塔西格的设想呢？到哪里去找这样一个人工管道以增加肺的血供？托马斯与布莱洛克同时想到了他们 6 年前在范德堡大学实验室时经历过的一次失败。

原来，他们在实验室里曾试图通过吻合锁骨下动脉和肺动脉，来建立肺动脉高压的动物模型。不过幸运的是，虽然建模失败，但吻合倒是完成了，只不过预期中的肺动脉高压却没有出现。没能通过这种分流如愿地建立肺动脉高压的模型，实在是一种太过幸运的失败。因为这恰好说明，在肺循环中，可以在不增加异常压力的情况下增加肺的血流量，而这不正是塔西格所需要的吗？这是不是就说明，可以通过吻合锁骨下动脉和肺动脉来实现塔西格的设想呢？这种可能性显然是存在的。

如果在人体直接实施这样的手术，无疑是破天荒的，还没有谁敢通过改变心脏及大血管的解剖结构来治疗先天性心脏病。格罗斯因之成名的动脉导管结扎手术，不过是将异常开放的动脉导管关闭为正常罢了，其手术难度及创意与重建新的大血管吻合相比不可同日而语。这样前所未有的尝试，一定要有相当大的把握才可以在人体实施。首先，要在实验动物身上证明，这一手术可以让法洛四联症导致的肺供血不足得到改善。理论上，法洛四联症这种畸形当然也可能出现在动物身上，不过，哪有那么巧的事，你能找到足够多的恰好罹患法洛四联症的狗供人类实验研究吗？

此时的布莱洛克与托马斯，经过多年的在实验外科领域中的并肩战斗，早已成为珠联璧合的绝佳搭档，托马斯总是能将布莱洛克的种种科学设想转化为实验事实，但这一回布莱洛克的要求是，先建立法洛四联症的动物模型。

听到这个要求，托马斯顿时觉得自己的脑袋比平时大了3倍，这可是从未遭遇过的巨大挑战，法洛四联症包括4种畸形：室间隔缺损、肺动脉狭窄、主动脉骑跨、右心室肥厚。这怎么可能在动物身上出现？动物也是生命，不是可以随意改变结构的积木，不可能有任何健康动物能被人为制造出这4种畸形来，并且还能继续活着接受一次锁骨下动脉和肺动脉的吻合手术。此时身经百战的托马斯似乎也怯战了，他对布莱洛克说："先生，我们能否做些相对简单一点的实验外科研究呢？"布莱洛克回答得简短又意味深长："所有的简单的工作都已经被别人做完了。"言下之意即他们已别无选择。

科学研究中，有些貌似复杂的无从下手的问题，可能会有一个直达本

质的简单直接的解决办法。布莱洛克认为，只要能复制出肺动脉狭窄这一
情况，就能满足下一步的实验要求，也就是说要制造一个肺供血不足的情
况。托马斯先是直接做了肺动脉与肺静脉主干的吻合，结果实验动物纷纷
死亡，随后又尝试了切除实验动物的一侧肺之后再行肺动静脉吻合……最
后，在一年多的时间里，经过数百条犬只的牺牲，终于成功建立了可满足
手术要求的法洛四联症动物模型——右侧肺叶的两叶切除（狗的右侧肺有
四叶，左侧为三叶）加肺动静脉次级分支的吻合，在此基础上再行预想中
锁骨下动脉和肺动脉的吻合手术果然能改善实验动物的"病情"。布莱洛
克及时将这一进展告知塔西格，他说："我们已经为你的设想找到实验依据
了，我想我知道这个手术应该怎么做了。"

那么谁将成为第一个接受这种手术的病人呢？毕竟，还没有人敢尝试
对这样脆弱的"蓝婴"进行有关心脏的手术。如果手术成功，那这个孩子
将成为第一个受益人；如果失败，那这样的牺牲所引起的非议医生们能承
受得了吗？

艾琳·撒克逊（Eileen Saxon），女孩，出生于 1943 年 8 月，早产。
小撒克逊刚出生时，只有 1105 克，出生后不久医生就在听诊时发现了心
脏杂音，可怜的小家伙直到 4 个月时体重才长到 2900 克。最初，塔西格
认为这个孩子只是患有室间隔缺损；直到患儿 8 个月出现活动后青紫及缺
氧发作时，塔西格才意识到，这个孩子也是一个法洛四联症的患儿。当时
超声技术还没有出现，心脏造影技术也没有在临床应用，诊断方面除了视、
触、叩、听（听诊器）等基本手段之外，就只有普通的胸部 X 线片（当时
仅在霍普金斯医院出现数年而已）和心电图了。塔西格通过刻苦的钻研，
已经能够通过 X 线片显现出来的心脏轮廓大致做出一些相对准确的判断
（判断正误在相当长的一段时间内只能靠最后的尸检来验证）。在那个时代，
塔西格凭着扎实的基本功已经将诊断水准发挥到了极致。

1944 年 6 月 25 日，撒克逊住院了。即使是在持续吸氧的状态下，她
还是显得那么羸弱，仿佛随时会撒下父母去往天堂。3 周后，这个孩子被

安排出院，因为当时所有的医生都觉得她没救了。在某些弃婴十分常见的国家，也许孩子此时已经被抛于荒野而变成一具冰冷的尸体……但撒克逊的父母尽管已经濒临崩溃，还是在家中尽力对其悉心照顾。这个顽强的小生命在家中又苦苦撑了好几个月。10月17日，因为频繁的青紫发作、缺氧发作，撒克逊再次住院。她的父母也许早已绝望，而这时，居然有人告知他们有一种手术也许可以救孩子的命，恐怕任何人都不会拒绝这样的机会。撒克逊夫妇当时应该绝对没有想过这个孩子会在医学史上留下重重的一笔，他们没有更多的奢望，哪怕能延续孩子一分钟生命，能减轻孩子一点点痛苦，他们都愿意冒险尝试。

布莱洛克的很多动物实验设想，都是由托马斯亲自操刀在实验动物身体上完成的，经过10多年的打磨，托马斯的手技已经十分了得。因此，事实上这一计划内的手术操作的熟练方面，托马斯已是远在布莱洛克之上了。为保证病人的安全，布莱洛克要求自己先作为手术助手协助托马斯，在狗身上做一次，然后再由自己主刀托马斯作为助手做一到两次。

但是，准备工作没能如期完成，布莱洛克只作为手术助手协助托马斯做了一次动物实验，病人撒克逊的病情就开始迅速恶化了。这就是临床医学工作的特点，病情是瞬息万变的，尤其是小儿，你永远不敢保证所有的治疗计划都能如期进行。再拖，撒克逊就真的一点机会也没了。

怎么办？按计划完成准备工作，可能患儿已经等不到那个时候了；冒险现在做手术，那一旦失败，历尽艰辛卷土重来的布莱洛克，在霍普金斯大学立足未稳，就可能从此身败名裂。这时候，如果仅仅为自己的前途命运着想的话，完全可以按部就班地完成准备工作。就算这个病人死了，病例总会再有的，到时候再稳稳当当地一鸣惊人，岂不是更稳妥？手术前布莱洛克经历了苦苦的挣扎，周围的同事和朋友也多劝他暂时放弃这个机会，但最终，为了不使这个病人死在眼前，他还是决定搏一下。

"在心脏上做手术，是对外科艺术的亵渎。任何一个试图进行心脏手术的人，都将落得身败名裂的下场。"

西奥多·比尔罗特已经去世整整 50 年了，他的这句魔咒难道仍要绊住拓荒者的手脚吗？

术前的器械准备已经由托马斯安排妥当，当时根本就没有适合吻合孩子血管的器械和针线，好多都是托马斯根据动物实验的需要设计和手工磨制的，比如吻合血管用的那根针，需要将原来较长的针掰断成半英寸（1 英寸 =2.54 厘米）再将其尖端重新打磨锐利……工欲善其事必先利其器，托马斯知道他没资格参与如此重要的手术，因此他必须让布莱洛克手术中使用的器械完全符合特殊操作的需要。做完这些准备工作，托马斯就只能在手术当天和其他人一样祈祷这次手术成功了。

1944 年 11 月 29 日，护士将那个已极度脆弱的孩子转运到手术室。布莱洛克按部就班地戴口罩、刷手、穿手术衣、戴手套……当一切准备停当，所有人员均已就位，都等着布莱洛克下刀时，他却在扫视了手术室一圈后，对护士说："叫费雯·托马斯来手术室。"

布莱洛克要求托马斯站在他旁边，必要时给他提醒，塔西格则紧挨着麻醉医生梅雷尔·哈默尔（Merel Harmel）站在患儿的头端，以观察孩子脸色的变化。第一助手是外科总住院医师威廉·波克·朗米尔（William Polk Longmire Jr，1913—2003），第二助手是实习医生丹顿·阿瑟·库利（Denton Arthur Cooley，1920—2016）。当手术刀从患儿的左侧胸壁第四肋间打开胸腔之后，布莱洛克才意识到术中的情况远比预想的还要棘手，患儿需要吻合的血管比实验动物的血管还要细，其直径还不到实验犬血管直径的一半。手术在艰难中有条不紊地进行着，游离左肺动脉，修剪左锁骨下动脉，布莱洛克不时地就具体操作与托马斯小声商议，吻合口大小，缝针间距，甚至进针出针的方向，在那一段时间里这两个人的意识与动作已水乳交融、难分彼此。

此时此刻，手术室外患儿撒克逊的父母又在做什么呢？恐怕除了向上帝祷告之外，就只有心焦如焚地等待了吧。我曾经不止一次地目睹这样的情景：手术室的自动门关上之后，几个家属相拥着轻声啜泣。无论如何，这扇手术室的门终究会再次打开，只是，打开之后，还能看到亲爱的孩子微笑的脸吗？

这当然是布莱洛克等人在事业上的关键一搏，同时，也更是撒克逊一家人向死神的抗争之旅。手术室之门，见证了多少人间悲欢，而这一回，在霍普金斯医院，它将见证一个重要的历史时刻。

当时还是实习医生的库利记录道：

"1944 年 11 月 29 日，这是一个在心脏外科历史上值得纪念的日子，布莱洛克医生将施行第一次这样的分流手术。当手术结束，婴儿的嘴唇颜色由深蓝色的发绀转变为令人愉快的粉红色时，可以想见我们当时所感受到的兴奋。这可能是心脏手术时代的正式开始。"

就在这种几乎是赶鸭子上架的情况下，手术居然获得了成功，真不知道这到底是布莱洛克的幸运，还是那个叫撒克逊的患儿的幸运，抑或是整个时代的幸运。该手术的确立，使许多严重的心脏畸形获得了足够的肺血流，改善了患儿生存质量。那些不幸的孩子终于不必再任由死神蹂躏了，救命的曙光似已在天际出现。

这种手术虽然没有彻底矫正法洛四联症的畸形解剖结构，但由于增加了肺的血供，患儿的青紫情况明显得到缓解，运动的耐受性也得以极大提高。在当时普遍认为"先天性心脏病等于没救"的情况下，其震撼效果可想而知。美国及世界各地的患儿及家长们纷纷乘坐汽车、火车和飞机来到霍普金斯医院求治，到 1951 年，已有 1034 名符合手术条件的儿童接受了B-T 分流，心血管外科以无可辩驳的益处迅速推广。当布莱洛克和塔西格提倡的原则被医学界确切接受时，心脏外科也开始在世界范围内被外科医生承认，正式成为现代医学中一个重要的分支。

被冰封了近半个世纪的心脏外科，终于破土而出。原来心脏并不是脆弱得不允许任何操作，似乎走出比尔罗特的魔咒已指日可待，但事实果真如此吗？

02

剖心暗战，南北相争
——低温开心的故事

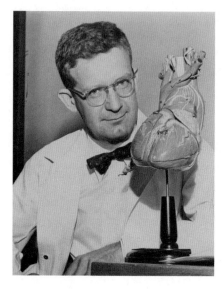

弗洛伊德·约翰·刘易斯
（1916—1993）

图片来源：视觉中国

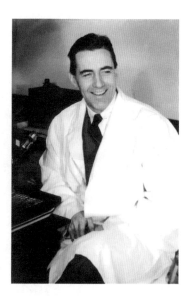

威尔弗雷德·戈登·比奇洛
（1913—2005）

图片来源：https://d3d0lqu00lnqvz.cloudfront.
net/CardiacPacemaker/Bigelow_nodate.jpg

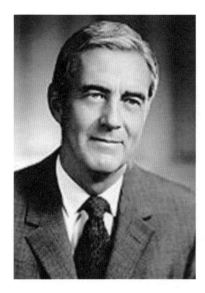

威尔弗雷德·戈登·比奇洛

图片来源：DAVID T E. Wilfred Gordon
Bigelow (1914-2005)[J]. Journal of Thoracic &
Cardiovascular Surgery,2005,130(3):623.

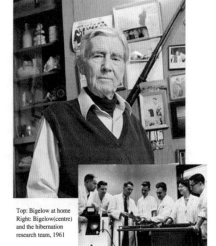

老年威尔弗雷德·戈登·比奇洛

图片来源：https://alchetron.com/Wilfred-Gordon-
Bigelow#wilfred-gordon-bigelow-b1524377-73d2-
4d1b-8170-cdbe2db9961-resize-750.jpeg

Top: Bigelow at home
Right: Bigelow(centre)
and the hibernation
research team, 1961

塔西格与布莱洛克和托马斯等人的故事后来被导演约瑟夫·萨珍（Joseph Sargent）拍成了电影《神迹》（*Something the Lord Made*），于 2004 年，也即该术式创立 60 周年之际上映。影片艺术地再现了 60 年前的那个激动人心的时刻，性命堪忧口唇青紫的患儿，在分流建立之后即转为粉红。需要指出的是，该片中黑人托马斯的贡献被大大地加强了，他成了贯穿影片始终的关键人物。这其实是跟最初这一手术被学术界接受时，众人只知道塔西格与布莱洛克而不知背后还与托马斯有关。这一处理从艺术创作上来说无可厚非，除了向观众介绍一段医学传奇之外，也将历史上曾存在的种族主义偏见揉入其中。但该片在试图纠正一个种族主义偏见的同时，却又矫枉过正地强化了另外一个歧视女性的偏见。作为这一医学史上重大事件真正的灵魂人物塔西格，在这部电影中仅仅是一片绿叶，不能不说是非常遗憾的事。

这一手术创意的提出者是塔西格，当时在技术实力方面能够将其创意实现的也不只是布莱洛克团队。直到多年以后，格罗斯还抱憾于没能重视塔西格的建议，其实他也做过类似的体肺分流的动物实验，谁让他被动脉导管结扎术的成功冲昏了头脑呢？ 1972 年 3 月，格罗斯实施了他外科生涯中的最后一次动脉导管结扎术——这是他第 1610 次实施这一手术。如果当时他能与塔西格联手，那么今天被称为 B-T 分流的手术，就应该被命名为 G-T 分流了吧。

但其实错过这个机会的还不止格罗斯，历史有时候真是充满了偶然性，塔西格在当时通过临床观察所提出的设想，同时代另外一位学者也想到了。保罗·克里斯汀·斯文森（Paul Christian Swenson，1901—1962）是一位放射科医生，他在哥伦比亚长老会医疗中心工作期间，也观察到了与塔西格类似的现象。一个法洛四联症的女患儿同时存在动脉导管未闭，斯文森第一次见到这个孩子时，她只有轻度的紫绀，过了一段时间，当杂音强度减低，通过该导管的血流减少时，她的紫绀程度加重了，人也变得更虚弱。后来尸检结果证实了法洛四联症的诊断，也观察到了明显狭窄的动脉导管，斯文森推断，她病情的恶化可能与动脉导管的变窄有关。他建议外科医生乔治·汉弗莱斯（George Humphreys，1903—2001）做一个连接体肺动脉的血管通道，可能就会阻止这类病情的恶化。但汉弗莱斯复习了当时的一些实验结果，发现这样做会导致一系列的血流动力学紊乱，所以他拒绝了斯文森的建议。斯文森也随即放弃了这一想法，没有在这个问题上做更深入的探究。

直到 B-T 分流的论文发表，汉弗莱斯才如梦方醒，他忽略了法洛四联症根本不是正常的生理状态，那个操作引发的血流动力学的"紊乱"，其实恰好对冲了法洛四联症本身的病理状态。

曾经有一次重要的机遇摆在他的面前，他却没有珍惜，直到 B-T 分流成为传奇，他才追悔莫及，尘世间最痛苦的事莫过于此。

如果塔西格在第一次求助被格罗斯拒绝以后，也像斯文森一样轻易地放弃了自己的想法，那么历史又将是什么样的呢？在这个节点上，人类侥幸了一回。

在所有的赛跑中，只有少数胜利者，大多数都是陪跑者，既然成败已定，陪跑者又何必在曲终人散之后还懊恼不已呢？更何况，在医学的赛跑中，无论谁率先取得突破，不都是人类与死神、与疾病斗争的胜利吗？在维护人类健康这一点上，所有医生的目标应该是一致的，既然霍普金斯点燃了圣火，那么我们前去求取火种便是！在 B-T 分流创立最初的岁月里，涌向霍普金斯医院外科的不止有世界各地的患儿及家属，还有激情燃烧的外科医生们。

库利认为，1944 年 11 月 29 日第一例 B-T 分流手术的成功，是心脏外科的正式开端。然而历史终究是要由人类来解读的，我们是否可以将1896 年德国医生雷恩成功地进行心脏外伤的缝合当作心脏外科的开端呢？

抛开这种不易厘清的争议不说，显而易见的是，那种被动的偶发的对心外伤的处理，跟后来常规进行的计划内的心脏外科手术自然是不能同日而语的。以普通人的常识来说，心脏受了外伤，而能活着被送到医院接受救治，这种事显然不会是医生经常遇到的情况。倘若这种病例一直是这样偶然零星出现的，恐怕外科医生很难在这方面积累足够的经验，更别说总结出有普遍适用性的医学规律了。

然而，近代两次世界大战制造的杀戮与伤痛，却为后来医学的发展提供了千载难逢的"机遇"：输血的技术在这期间逐渐成熟，对大量外伤性休克的救治促成了布莱洛克休克理论的完善。战争在撕裂世界，但医生们却仍在努力将撕裂一点点弥合。我们不难想见，这一时期心脏外伤也一定会集中出现，那么，对这些心脏外伤的救治是否也会对心脏外科的进步有极大的推动作用呢？

至少在德怀特·埃默里·哈肯（Dwight Emary Harken，1910—1993）看来，这种推动作用是不容忽视的。哈肯毕业于哈佛大学，在"二战"期间摸索出了一套行之有效的在跳动的心脏上取出弹片的方法，他也成了第一个连续为 134 名在战斗中负伤的士兵取出胸腔内弹片的外科医生（其中心包内 55 枚，心室 13 枚）。令人称奇的是，这其中并无一例术中死亡，尤其难得的是，这些手术完全是在没有先进的电子监护设备和血库的条件下进行的，快速输血则是通过向玻璃瓶里注入气体加压才实现的。相比于半个世纪之前德国外科医生雷恩对心脏外伤进行救治的术后存活率，100%：40%，这种令人叹为观止的差距体现的是半个世纪以来医学水平的整体进步。哈肯对决雷恩，这种比较不是无意义的关公战秦琼，输赢不只属于他们个人，更属于他们所处的时代。历史的发展绵延不断，医学史环环相扣，笔者不可能将这 50 年来种种细微的进步全部呈现，只截取了这样两个有代表性的切面，委屈了其余的医学前辈。

以哈肯为代表的那一时期外科医生的贡献，为现代心脏外科的诞生和发展做了重要的前期铺垫，甚至有人认为这些前期工作简直就是 B-T 分流术得以确立的催化剂。

不过，比尔罗特的魔咒好像仍然在起作用，一直到 B-T 分流术确立为止，外科医生的手仍只能停留在心脏之外，无法打开心脏进入其内部进行确切的修复。心脏的外壁仿佛是一道不可逾越的解剖壁垒，阻挡着外科医生的手术刀……于是，每天仍有大量的病人因为某些心脏疾病而在绝望中死去，真没有办法让手术刀进入心脏内部纠治病变吗？

美国现代外科的缔造者霍尔斯特德曾提出过著名的外科无血术野原则："只有充分的暴露、仔细的止血才可以给外科医生必要的冷静，使他们可以在手术台上清晰地思考，有序地操作。"

这，是外科雷打不动的金科玉律。然而对维持机体的生命力来说，对心脏完整性的任何损害都将带来灾难性的后果。跳动的心脏，涌动的血流，如何才能安全地打开心脏外壁，又没有血流的干扰呢？这看起来似乎不可能完成的任务，使当时绝大多数外科医生敬而远之。只有那些具有出类拔萃的智慧和勇气的人，才会思考如何突破这层解剖壁垒。

包括哈肯在内，许多心脏外科的先行者为纠治心脏问题，发展了富有创造性的闭式手术方法。但这毕竟是通过心脏之外的途径去试图处理心脏内部的结构，很有一些隔山打牛的盲目。缝合的效果医生根本看不到，只有靠手指尖在里面才能大致感知，不知道得有多少手指在那个时期被扎伤。

非常遗憾的是，这一系列方法并不可靠。初期的手术死亡率很高，虽然在后期死亡率开始下降，也确实有很多病人的生存质量因此而获得了改善，但由于显而易见的局限性，这种不乏粗糙且危险的尝试，注定只能是阶段性的产物。如今这部分术式大都已被临床淘汰，然而我们不应忘记的是，医学界为拯救病人，曾经有一些勇者进行过无所不用其极的探索。

我们应该明白，现代心外科的发端是以 20 世纪以来科学技术的蓬勃发展为重要背景的，没有基础医学的发展和诊查手段的进步，时代就不会产生心脏外科发展的需要。试想如果人们干脆不曾认清某些疾病的本质，又何谈正确的治疗呢？这个需要大师的时代，呼唤着那些不甘平庸的人们迎难而上。威尔弗雷德·戈登·比奇洛（Wilfred Gordon Bigelow，1913—2005）就是其中之一，他为外科医生最终进入心脏内部进行直视下的手术操作，迈出了关键性的第一步。

比奇洛出生于加拿大曼尼托巴省布兰登，其父为著名医生，创立了加拿大第一家私立医院，其母是一名助产士。1938 年在多伦多大学取得医学博士学位后，比奇洛在多伦多总医院做了 3 年住院医师，1941 年作为战地外科医生加入了加拿大皇家军团。"二战"结束后，从欧洲归来的比奇洛获得了血管外科医生的职位。1946 年，多伦多总医院外科主任建议比奇洛到美国最负盛名的霍普金斯医院进修心心血管外科。这是第一例 B-T 分流获得成功之后的第二年，布莱洛克的声望如日中天，能够到他手下去学习自然是一个极为可贵的机会，而正是这一机会改写了比奇洛的人生，使其在心脏外科发展史上留下了重重的一笔。

B-T 分流手术的成功引起了当时外科界的极大关注，世界各地许多优秀的外科医生纷纷前来霍普金斯医院参观学习，这些学习者无不为手术之后的显著效果所震撼，比奇洛当然也不例外。

不过，在震撼之余他也清醒地意识到，心脏外科的未来不能仅在心脏外围打转，还是要打开心脏进行直视视野下的手术。当他多次目睹过布莱洛克的那些操作都是在心脏强有力的跳动的情况下完成的之后，更加确信如果外科医生不能阻止血液流过心脏，切开心脏在无血术野下直视操作，那他们显然将永远无法纠正或治愈心脏疾病。所有人都清楚，B-T 分流并没有真正彻底纠正患儿的心脏畸形，只是增加了肺的血供，使其青紫情况得到缓解，运动的耐受性得以提高。但心脏外科不会也不应该止步于此，那些先天性心脏病患儿等待的是对心脏畸形真正彻底的纠正。

可知易行难。人们在当时的观点是，心脏的跳动要么停不了，要么永远停止。而无血术野则意味着流入心脏的血液将不得不暂时中断，这怎么可能呢！这一时期的挑战主要在于如何维持循环。传统的思路是通过泵和管道建立绕过心脏和肺的旁路，进行体外循环，这相当于是要在体外模拟心脏和肺的功能，其技术难度不言而喻。这一研究，甚至早在 1934 年，B-T 分流手术还没出现时就已经开始进行了，只不过孤军奋战的研究者约翰·希舍姆·吉本在初期的应用中遭遇了极大挫折，这使得回到加拿大的比奇洛转而另辟蹊径。

据说在巴尔的摩的一个难眠之夜过后，他想到了一个办法："我在一个夜晚醒来，想到了解决这一问题的一个简单办法，不需要泵和管道，只需全身降温，减少机体对氧的要求，即可中断循环打开心脏。"

为什么是比奇洛而不是别的什么人首先想到了这个办法呢？有人认为因为他是加拿大人，加拿大是个北方国家，有着寒冷的冬天，所以他才能首先想到低温的办法。其实，当比奇洛还是多伦多总医院的外科住院医师时，他的工作包括给那些因冻伤而造成手指或肢体坏死的病人截肢，这曾促使他花费多年的时间去研究人体的低温现象。在对这一机制的研究中，比奇洛发现，重要器官及细胞的代谢水平，在体温下降时将成比例下降。比奇洛关于低温下中断循环的设想正是基于这一实验基础。

早在比奇洛之前，已经有大量的学者研究了人体的低温问题。有一些医生通过物理手段降低人体的温度来处理一些疾病，比如疼痛、发热、晚期肿瘤甚至是精神疾病。纳粹德国科学家为了提高掉进冰冷的北海中的飞行员的存活率，曾以集中营里的人为实验对象，将活人剥光衣服扔进装满冰块的水盆中，冻晕过去之后再予复温……天理昭昭，这一恶行后来终于因一位幸存者在纽伦堡审判（即"二战"后的欧洲国际军事法庭）中出庭作证而被世人所知。这种以活人进行耐寒实验的行径当然是严重违背医学伦理的，但这个惨无人道的实验却可以说明人体对寒冷的耐受力不像想象中的那么低。

没有证据表明比奇洛进行研究是曾受到过德国那些恶魔所进行的人体试验的启发，当时的科学界一直对低温持有一个错误的观念，认为机体的代谢水平与体温的早期下降成反比：面对低温的侵袭，没有一个实验能消除机体的适应性产热机制——我们谁挨冻的时候不寒战打哆嗦呢？这一哆嗦，代谢水平自然要上升的。而且由于既往关于低温与严重创伤和休克的长期观念，外科医生们不认为低温会给人体带来什么好处。

1947 年，回到多伦多的比奇洛立即组建团队开始进行低温停循环的研究，由于这种新的思路颠覆了所有的传统观念，自然遭到了一部分外科界人士的激烈反对——而他们的反对仅仅是基于自己旧有知识的第一反应。还好内心强大的比奇洛拥有足够的勇气与自信——决定走自己的路，让他们嚷嚷去吧。

比奇洛当然不是在蛮干。在系统总结前人关于低温研究的科学成果的基础上，他利用动物模型证明，通过仔细的麻醉，不仅可以消除因寒冷而产生的发抖，还可以消除因之而引起的肌肉张力的增加和震颤，氧耗量的下降几乎与体温的降低呈线性关系。该研究第一次证明了体温和代谢的直接关系，这一发现对心外科甚至对整个医学的影响均十分深远，不要说其他一众人等，也许比奇洛本人当时也未必意识到该发现的意义有多么重大。

1949 年，经过 3 年的研究，比奇洛的团队计算，20℃的体温可使体循环中断 15 分钟，这也许足够在直视下关闭房间隔缺损了。比奇洛记录了他第一次在直视下施行的狗的心脏手术操作：

> 进入胸腔暴露心脏，准备第一次在低温下实施打开心脏的手术。看到心脏从容而如此缓慢地跳动，感受着发凉的组织和血液，这些都让人觉得奇异。我们以前将狗降温到 20℃并维持了 3 小时后成功复温。但是现在当我们停掉循环并打开心脏，大脑、心脏、肝脏、肺将会发生什么情况？对乏氧敏感的器官会因氧缺乏而死亡吗？或者低温会出现如我们预期那样的保护效果吗？

1950 年，在美国科罗拉多州斯普林斯市举行的外科会议上，比奇洛报告了他的实验结果：狗在 20℃的温度下阻断血循环 15 分钟，死亡率 51%。如果不是将狗的体温降到这么低，只在狗的正常体温之下阻断狗的血液循环，恐怕 3 分钟左右这些狗就得全死。这在历史上是第一次，一个心脏被打开并观察了一段时间，最后安全关闭。演示的部分还包括一段记录手术操作的电影胶片。

这真是令人惊喜的进步，对狗来说自然不是。当时，极端动物保护主义者的反活体解剖活动非常激进。有人认为，医学研究的中心从欧洲逐渐转向美国，原因之一就是在欧洲进行动物实验阻力太大，这帮自称爱狗人士的偏执狂一直利用各种手段骚扰正常工作的科学研究者，像比奇洛这样的科学家始终是他们口诛笔伐的目标，就连霍普斯医院即使在"蓝婴"手术取得那么大轰动的社会效应时，也曾被一些激进的反动物实验者围攻过。1949 年，巴尔的摩的反动物实验者向霍普金斯医院的动物实验室发出警告，要求他们不得以流浪动物进行实验，还要将那些向实验室提供动物的人加以拘捕。医院的高层被这帮人搞得焦头烂额，不得不召开一次公开的听证会，支持动物实验的科学家和反对动物实验的那帮人发生了激辩。可秀才遇到兵，有理说不清，那帮人就是不认可动物实验之于医学研究的必要性。这时，塔西格将一群经过 B-T 分流手术后面色红润的健康小朋友带到了现场，这些孩子显然都是活生生的动物实验的直接受益者，局面瞬间逆转。次日，本地媒体热烈地报道了此事，由此造成的结果是，后来的《反动物实验法》在一次正式的投票表决时，以支持该法案者的绝对劣势被否决了。

历史毕竟不是由疯子来写的，一位学者曾对这类反智现象评论道："那些反活体解剖人士大概和希特勒一样，喜欢生活在一个科学家被杀害、医学被拷上枷锁的世界，但我确信，大多数思想健全的人和他们不一样"。虽然这些事实上的反社会人士为动物实验制造了不大不小的麻烦，但和真正的科学研究所遭遇的困难本身相比，这些杂音不值得一提，毕竟，所有成功的荣耀背后总会有阴影随行。

经过进一步的技术改进，比奇洛在 1952 年报道了猴子在降温至 18℃后，直视下打开心脏的生存记录。由于这些令人鼓舞的结果，比奇洛认为可以准备应用低温和血流阻断技术，安全地在直视下修补人类的房间隔缺损了。

现在看起来，第一次在无血术野直视下实施对人类心脏内畸形纠治手术已经呼之欲出，万事俱备只欠东风——只要有一个合适的病人就可以了。

虽然此时外界质疑不断，很多人认为他的计划太过疯狂，但此时的比奇洛早已成竹在胸。正当他踌躇满志，打算如探囊取物一般将这项一定会震惊世界的殊荣纳入自己怀中时，孰料半路杀出个"程咬金"，欲弯道超车抢夺这一殊荣。

一场看似波澜不惊的暗战就此展开。

*

如果说 B-T 分流的手术点燃了比奇洛一反常规出奇创新的激情，那么接下来这位挑战者的热血，则显然是因比奇洛的学术报告而沸腾起来的。在斯普林斯市举行的那次外科会议上，比奇洛的报告引起了巨大争议，然而同样在会场的美国明尼苏达大学医院的外科医生弗洛伊德·约翰·刘易斯（Floyd John Lewis，1916—1993）却在赞叹之时暗暗生出"彼可取而代之"的豪情。

同时代的人对比奇洛的评价是，他对自己的新观念总是非常慷慨，毫无保留。20 世纪 50 年代不比现在，在学术会议上放映动态投影十分容易，在那种相对落后的会场条件下，比奇洛居然能把记录自己手术过程的电影胶片在现场演示，真可谓慷慨到家了。正是因为比奇洛在学术会议上将实验方法透露得足够细致，才使刘易斯有信心试一试。

但是，要想在这种极具技术含量与创新要求的挑战中取胜实非易事，更何况别人已经赢在起跑线上了。因此，时人并不看好他，甚至不乏嘲讽。虽然许多朋友认为他是最聪明最有判断力的天才，但刘易斯自己却甚为低调甚至有些害羞。当有人问起刘易斯是否介意这些批评的声音时，他回答得干脆而巧妙："如果你很少意识到那些人的所作所为，就会大大减少对这些事情的关注了"。

沉稳的刘易斯当然很清楚情势，若要后发先至，则必须改进比奇洛的技术。他将狗降温至 26~28℃，夹闭腔静脉 8 分钟，在直视无血的术野下施行了房间隔缺损（简称"房缺"）（通过外科手段建立）修补术，结果是

10 个动物，最后有 9 个得以存活。在动物实验的存活率方面，刘易斯果然已经做到后来者居上了。他是如何做到的呢？

原来刘易斯的改进主要是对抗和最大限度地预防室颤——一种十分棘手的心跳节律紊乱。他发现这主要是由冠状动脉循环被气栓阻塞和过度降温造成的。于是他采取措施限制术中冠状动脉内气栓的形成，并使温度高于比奇洛所采用的温度，因此手术死亡率得以大大降低。到了 1952 年，和比奇洛一样，刘易斯也觉得开展这种临床人体试验的时机已近成熟了。

现在，一加一美，一北一南的两个人都拔剑四顾跃跃欲试，只等决战时候的制胜一击。只不过科学上的这种争斗显然不同于你死我活的搏命之争，严格说来甚至并不存在真正的失败者，因为无论他们中谁获得成功，都将是人类的福祉。

正所谓天时不如地利，地利不如人和。以天时论，他们二人年纪相当，均处于 20 世纪中期科学技术迅速崛起的黄金阶段，时代呼唤一个可以将心外科更推进一步的大师，这是共同的历史大背景。以地利与人和论，虽然比奇洛起跑在先，但刘易斯也已将后发优势利用到了极致，几乎追平了比奇洛，甚至在某些方面还有所超越，毕竟他是站在前者的肩膀上起步的；再则，他们都必须背靠自己所在的医院，依靠强大的团队合作。最后，一个看似不太重要的非学术方面的因素，却成了决定这次竞争输赢的关键所在——人脉关系，他们都需要有人为其推荐一个合适的病例。

刘易斯和比奇洛都仔细地寻找着第一例适合心内直视下修补房缺的病例，这一选择的意义对于这些开拓者来说是显而易见的。理想的病例应该是年纪小的，其心内的畸形不太可能产生远期的不良后果。从他们认为时机成熟，提出临床试验设想，到最后获得合适的病例可以一拼高下的这段时间里，两个人的内心一定是极不平静的，那种混杂着兴奋与紧张的期待，也许只有当事人才知道是多么难熬。

比奇洛后来回忆说："在选择第一个合适病例的过程中，我们更希望他是儿童或青少年。但我们工作在一家成人医院（多伦多总医院），没有儿童的病例，而且当时加拿大的医疗环境对心外科是持保留态度的。"——这一番话流露出多少无奈啊。这是一个唾手可得的扬名立万的机会，但由于国内保守的学术环境，居然没有任何一个心脏科或儿科的医生愿意为比奇洛推荐一个适合的病例。事实上，距离多伦多总医院不远，穿过一条街道就有一家儿童医院……这是比奇洛和刘易斯两个人对荣誉的争夺，似乎也是两个国家科技实力的一次比拼，虽然比奇洛起跑在先，不过，此时机会的天平开始向刘易斯倾斜了。

由于一次偶然的机会，刘易斯获得了先机。明尼苏达大学医院的外科医生理查德·维克（Richard Varco，1912—2004）遇到了一个叫杰奎琳·约翰逊（Jacqueline Johnson）的女孩，她患有房间隔缺损，心脏听诊有杂音。这个孩子在其短暂的生命里反复生病（先天性心脏病的患儿多数容易出现呼吸道感染），发育差，现在其心脏已经病态地增大。他认为如果任由病情发展，杰奎琳也一定会同其他许多先天性心脏病患儿一样，很快就在绝望中走向死亡。既然在劫难逃，还不如尝试一下最新的治疗方法，当维克向约翰逊的家人建议也许刘易斯可以用手术救这个女孩一命的时候，我想没有任何家长会有一分钟的迟疑，这是一个无法拒绝的建议。

这一重大手术的时间是 1952 年 9 月 2 日，在明尼苏达大学医院的手术室里，手术台上的术者是刘易斯，两位助手分别是理查德·维克和克拉伦斯·沃尔顿·李拉海（Clarence Walton Lillehei，1918—1999）。李拉海是刘易斯的同窗好友，在学生时代，他们共同学习进步，课余时间里一起度过了很多个烂醉如泥的美好日子。正所谓打虎还需亲兄弟，如此重要的一个手术，怎能少了好友的相助呢？

杰奎琳躺在变温毯上，体温开始缓缓下降，2 小时 40 分钟之后，当其体温达到 26℃时，其心率已经由原来的 120 次每分降低到 60 次每分。刘易斯开始打开杰奎琳的胸腔，阻断了全部进出心脏的大血管，切开右心房，探查，谢天谢地，诊断无误，确实是个房间隔缺损——在当时的技术条件下，误诊远不像今天这么罕见，一旦出现意料之外的复杂畸形，医生很可能无法将患儿活着带出手术室。刘易斯开始麻利地飞针走线缝合这个缺损……时间滴滴答答地走过，当已经过去 4 分钟时，所有参与手术的人都不免有些紧张，因为如果是在正常体温的条件下，这个时间范围内患儿的脑细胞就已经开始死亡了。当刘易斯最后修补完房间隔缺损，开始关闭心房的切口，打开阻断的血管，重新恢复心脏跳动时，全部用时为 5 分 30 秒。刘易斯完成了对该患儿心脏实质缺损的确切修补缝合之后，再循常规关闭其胸壁，最后将患儿置入温水盆中逐渐复温，这大概是杰奎琳唯一一次不是为了洗澡而被泡进一个温水盆中。

手术顺利结束之后，杰奎琳被推出手术室返回病房。这个幸运的孩子，在没有现代外科术后重症监护帮助的情况下，依然得以顺利康复，并于 11 天之后痊愈出院，她的心脏杂音消失了。随访 33 年后，病人健康状况良好，她育有两个孩子，甚至还做过木匠。

尽管这场低温停循环的暗战以刘易斯率先取得成功而告一段落，但比奇洛并没有因落败而感慨"既生瑜何生亮"，反而为他的理论在临床应用中被证明有效而感到十分高兴。不过，当刘易斯宣称自己是"破冰之举"（broke the ice）时，比奇洛还是忍不住要甩他一句"厚脸皮"（cheekily）。

第一例心内直视下手术的成功，为人类最常遇到的先天性心脏畸形提供了一个可治愈的方法，开启了心脏疾病治疗的新时代。这一成功极大地鼓舞了心外科同道的热情，甚至很多原本冷眼旁观的外科医生也跟着热血沸腾，他们纷纷采纳了这项技术。在整个 20 世纪 50 年代，医生们运用直视下心内手术治疗了大量简单的先天性心脏缺陷。多伦多和丹佛的治疗中心成了开展和使用这一技术的翘楚，并在婴幼儿的心内直视手术中报道了惊人的低死亡率。多伦多总医院比奇洛的团队在 1953 年到 1960 年共实施心脏手术 50 例，死亡率 10%，而多伦多儿童医院的威廉·T. 马斯塔德（William T.Mustard，1914—1987）团队在此期间共实施心脏手术 95 例，死亡率仅为 2.1%，好一个后来者居上！也可能是比奇洛团队所治疗的病人以成人为主，部分病人在手术时病情已进入终末期，因此死亡率高于儿童病人。

在采用低温手段进行心脏手术的后继者中，又以亨利·施万（Henry Swan，1913—1996）的成就最为出众。他利用这一技术成功地开展了多项手术，并完善和发展了心肌保护和空气栓塞预防等一系列原则，这些原则至今仍是心脏外科中的核心宗旨。总之，应用低温直视下修复简单的心脏畸形，为发现并实施复杂的心脏外科手术提供了经验。尽管亨利·施万乐观且拥有远见，但他还是清楚低温心脏直视手术在心脏外科的应用局限。当他试图修复法洛四联症合并肺动脉狭窄（B-T 分流只能缓解症状，而亨利·施万试图根治疾病）时意识到，共存如此多畸形的情况下，是无法在中度低温流入道阻断 8 分钟的时限内完成修复的，甚至像室间隔缺损（其复杂程度在房缺之上，法洛四联症之下）之类的畸形，也无法在如此短的时间内完成修复，更复杂的修复需要一种新颖的方法。

由于处理更具挑战性和复杂性的病变接连遭遇失败，到了 20 世纪 50 年代中后期，许多外科医生开始对以现有的技术纠正更复杂的心内病灶变得谨慎。而作为低温时代最伟大的理论奠基者和实践者的比奇洛则相信，也许完善使用低温的手段，可以使停止血液循环的时间安全地突破几分钟的限制，延长到几小时。但当他将实验用狗的心跳停止的时间继续延长时，大部分狗都死掉了。例外的实验动物是土拨鼠，这种小动物在实验室的条件下体温可以安全地降低至 3~5℃，心跳整整停止 2 小时也可以保持不死，看来这种有冬眠习性的动物体内含有某种特殊的物质，可以使其耐受低体温及缺氧的能力大大加强，那么如果找到这种物质并将其提取出来用在人身上，是不是就可以满足进一步进行复杂心脏外科手术的时间要求了呢？为此，比奇洛暂时停止了自己的全部外科手术，一头扎进实验室专注于土拨鼠的冬眠研究，希望为心外科的发展找到突破口，这一回，他能再有所创建吗？

03

一生一梦，名垂医史
——体外循环的故事

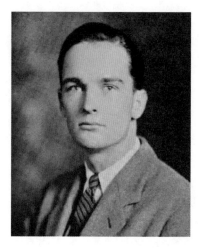

约翰·希舍姆·吉本（1903—1973）

图片来源：http://5b0988e595225.cdn.sohucs.com/images/
20190711/3a76763 4beea4102b0f7087c159d76c2.jpeg

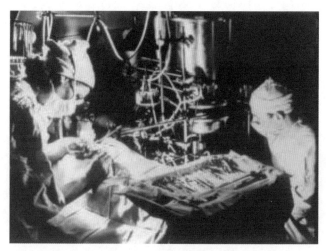

吉本和妻子玛丽·霍普金斯

图片来源：COOLEY D A. A milestone in cardiovascular surgery[J]. Journal of Thoracic
and Cardiovascular, 2003, 126(5):1243-1244.

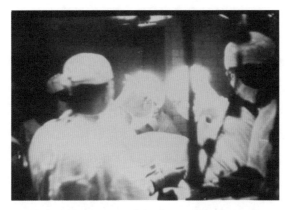

吉本为赛西丽娅做手术（1953 年 5 月 6 日）

图片来源：GIBBON J H . The development of the heart-lung apparatus[J].
American Journal of Surgery, 1978, 135(4):608-619.

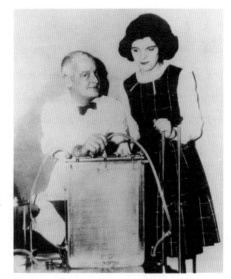

吉本与长大后的赛西丽娅（照
片摄于 1963 年，即那次里程
碑式的手术之后的第十年）

图片来源：http://jeffline.jefferson.edu/SML/
Archives/Highlights/Gibbon/gibbon4.html

外科学最后的堡垒——心脏，在经过几代外科医生的多次攻伐之下，眼见着破城之日即将来临，比奇洛等的贡献为心脏外科发展史上带来了一个小高潮，但当他们试图挑战更有难度的复杂心内畸形手术时，却难以突破低温手段固有的时间限制，不少先行者纷纷在手术台上折戟沉沙，刘易斯就接连两次在低温下试图进行室间隔缺损的修补手术，结果手术均告失败，两个患儿都死在了手术台上，连续的失败挫灭了刘易斯原有的激情，他放弃了进一步挑战高难度心脏外科手术的追求，从此心灰意冷。因此，同时代的很多人对心外科的发展前景再次悲观起来。

看起来心脏外壁仍在固守，刘易斯等试图破壁的先驱已落得个黯然落败的收场，城在人在，城破则人亡，心脏之城还在等待那个最终的破壁之人。我们不妨先把比奇洛对土拨鼠冬眠现象的研究放一放，回过头来看看最初为解决无血术野而进行的传统的体外循环研究又有着什么样的故事。

1903 年 5 月约翰·希舍姆·吉本 ①（John Heysham Gibbon Jr.，1903—1973）出生在美国宾夕法尼亚州费城，母亲乔丽·杨是美国一位著名将军（塞缪尔·鲍德温·马克斯·杨，Samuel Baldwin Marks Young，1840—1924）的女儿，父亲这一脉连续四代都是医生。早在 1902 年 9 月 2 日，父亲老吉本（约翰·希舍姆·吉本，John Heysham Gibbon，1871—1956）也曾尝试过在心脏上动手术，但那个病人伤得很重，半昏迷濒死的状态，手术前连脉搏也触不到了，开胸探查时发现其心脏右心室的伤口可容下一根手指，这血得流出……哦，不，喷出来多少？意料之中的是，这一伤口还没有缝合完毕，病人就一命呜呼了。这么重的伤，别说 100 多年前，就是现在若能救活也算不小的奇迹，所以在当时，这一失败应该也没有影响老吉本的事业前程，1903 年他顺利成为杰斐逊医学院的外科学副教授，1906 年就当上教授并成为该大学外科系的联合主席。按说，这样的成就已足以为整个家族增光添彩让一个外科医生引以为傲，不过，也许老吉本自己也没有

---

① 吉本比父亲的名字多一个 Jr，大约相当于我们中国的一对父子分别称老李和小李，只不过他们父子名和姓都是相同的。

料到，他一生最大的成就其实是生了一个后来改变外科历史的儿子。

少年时代的吉本除了聪明过人学东西比其他同龄孩子快之外，似乎也别无其他超常之处。1919 年，16 岁的吉本进入普林斯顿大学学习，在此期间，丰富多彩的大学生活让吉本的视野得到了极大的开拓，他逐渐从一个热血少年成长为一个沉稳的青年。然而乱花渐欲迷人眼，原本受家庭影响小时候即立志从医的吉本，此时却爱上了文学，他正式向父亲表达了自己的想法——成为一个作家或一名诗人。

像大部分保守务实的父亲一样，老吉本不赞同儿子的想法，他认为相比于当作家或诗人这种不靠谱的职业，还是当医生在社会上立足谋生更稳妥。

虽然不是很情愿，吉本还是遵从了父亲的意愿，在普林斯顿大学毕业以后，于 1923 年进入杰斐逊（Jefferson）医学院继续学医之路。为什么选这所医学院而不是别的，原因很简单，吉本的爷爷、父亲和叔叔都是从这学出来的，老吉本还是这所医学院的外科教授，在业内有着较高的学术地位和威望。

为了让儿子坚定这一选择，在医学院开学前的那个夏天，父亲带着他走访了医学院和医院。这一番游学，似乎让吉本对医学之路重新产生了一点儿兴趣，可是强扭的瓜，能甜吗？更何况，医学院基础阶段的学习无比枯燥，尤其是第一年的解剖课，简直烦透了，各种需要死记硬背的无聊医学术语几乎能把人搞疯，但吉本还是投入了极大的精力，表现出了极好的学习天赋，无论是什么内容，都记忆得又准又快。

然而旧梦不易忘却，在枯燥的医学学习阶段，吉本的作家梦仍不时萦绕于心，"放弃文学之路，我真的甘心吗？我真的热爱医学吗？"他每每这样拷问自己，越这样想他就越确信文学才是他的最爱，于是他再次鼓足勇气把真实的想法告诉父亲，说自己打算从杰斐逊医学院退学转而去写作。

直到几十年以后的 1972 年，也就是吉本去世之前的一年，他还记得那个与父亲开诚布公地畅谈梦想的情景。

父亲斩钉截铁地告知："不行。"

回头看来，整个医学界都应感谢老吉本当时的顽固与强硬，他没有循循善诱地跟儿子讲道理，而是利用父亲的权威，以不可置疑的口吻否决了吉本的想法："学医会给你带来明朗的前景，如果直到毕业以后，你仍然坚持不肯当医生，那么不妨再商量，但是你先拿到一个医学博士的学位，难道会影响你写作吗？更重要的是，做人要善始善终！"堂堂一代心肺机之父，差一点在最初就选错了方向，否则这个世界上就将少了一个功勋卓著的医学科学家，而多一个蹩脚的诗人了。更重要的是，心脏外科的历史必将被改写，即使由于时代的进步心肺机最终仍会出现，但一定会被大大地延后了。

吉本两次试图挑战父亲的意志，都铩羽而归，只能继续自己的医学学业。当基础阶段的学习结束，进入临床阶段的学习开始接触病人和真实的疾病时，吉本方才如鱼得水。毕竟，一个医生只有经过病人的洗礼之后才能走向成熟，哪有纯粹从书本里走出来的医生呢？

1930 年，27 岁的吉本结束了在宾夕法尼亚大学医院为期 2 年的实习医师阶段之后，开始在马萨诸塞州的波士顿市医院做外科研究工作，哈佛大学外科教授爱德华·D. 丘吉尔（Edward D. Churchill）的实验室最初就设立在此。开始时的吉本对于实验外科领域还不甚熟稔，但丘吉尔教授不是那种冷峻的长者而是一位温和的前辈，他建议吉本以动物实验性肺动静脉瘘肺动脉压与血流的关系为研究方向，吉本在其悉心指引下很快摸到了实验外科研究的门径，迅速掌握了动物建模的手术方法。但丘吉尔教授毕竟太忙了，有很多涉及技术细节方面的指导工作，其实是由其助手玛丽·霍普金斯（Mary Hopkinson）完成的。年轻英俊的吉本令玛丽一见倾心，两个年轻人在实验室频繁的接触中相爱了，丘吉尔教授不仅为吉本提供了工作学习的机会，竟也无意中促成了一桩爱情。

在实验动物身上进行血管外科的操作从技术难度上来说，比给人手术还要困难，只是人的生命更宝贵罢了，动物实验允许失败，而给人做手术，一旦病人死在手术台上，那就是外科医生的噩梦。

吉本很快就尝到了这种噩梦的滋味。

1930 年时，丘吉尔教授的实验室已换到了马萨诸塞州总医院。10 月 3 日（吉本的回忆是 1931 年 2 月，而丘吉尔教授的回忆是 1930 年 10 月，在不同的回顾性文献中两种说法都有），那是个决定吉本一生命运追求的夜晚，53 岁的女病人伊迪丝·S（Edith S）在胆囊切除术后的第 15 天，出现了致命性的肺动脉栓塞，外科教授丘吉尔命令把病人移入手术室，由吉本监护其病情（当时没有自动的电子监护仪，只能人工每隔 15 分钟测一次呼吸、脉搏和血压），同时做好术前准备，一旦病人进入濒死状态，则立刻急诊手术。

为什么一定得到了病人濒死才做手术呢，因为这个手术风险实在太大，切开肺动脉取出血栓，在当时的技术条件下几乎就是挑衅死神。这一术式是以德国著名外科医生弗里德里希·特伦德伦堡（Friedrich Trendelenburg，1844—1924）的名字命名的。1917 年特伦德伦堡医生在莱比锡第一次试图以这样的手术抢救病人的生命，不过遗憾的是，终其一生他也没成功过。直到他去世前不久（1924 年 3 月 18 日），他的学生马丁·B. 基什纳（Martin B.Kirschner，1879—1942）才第一次成功地完成了这一手术，否则他真是死也难以瞑目。20 世纪 30 年代时，欧洲一共实施过此类手术 140 例，只有 9 例存活，而在当时的美国则根本没有手术成功病人存活的报道，这种近乎搏命的手术，当然是不到万不得已不可能实施。

从当天下午 3 点开始，吉本一直在病人床边严密看护，整整守候了一夜。翌晨 8 时，病人突发神志昏迷，呼吸心跳停止。手术立刻开始，丘吉尔虽以令人惊叹的 6 分半钟的时间完成了手术——从病人的肺动脉内取出众多血块并缝合血管，但终于回天无力，病人没能再次睁开双眼。

每一个医生在其一生的执业生涯当中，都将不可避免地遭遇到病患的死亡，尤其是最初几例病人的离世，往往会令该医生终生难忘。这当然首先是一种恶性刺激，会对该医生的从业产生重要影响，比如有的人会因受不了这种刺激而脱下白服离开这个行业，有的人则在反复的刺激中渐渐因习惯耐受而麻木。在当时死于特伦德伦堡手术（即肺动脉切开取血栓的手术）的病人，通常不会被外科医生认为是意外，这只是丘吉尔外科生涯中极小的插曲。但对这位病人监护的那一晚，却深深地刺激了吉本，他后来回忆道："……病人为求生而垂死挣扎的情景深深震撼了我，但我无能为力。当我注意到她的血管逐步膨胀，血液颜色也越来越黑时，很自然地想到这时若能将这些血液用任何方法持续抽出，去除二氧化碳，加入氧气，再将此血液注入血管内，同时使医生在阻断回心血流的情况下，安全地切开肺静脉取出血栓，就可能挽救她的生命……我们应该绕过血栓在病人体外做一部分心和肺的工作。"

在这位病人死去之前，至少已经有 100 多位病人在经过这一手术之后未能摆脱死亡的结局，但为解决病人存活的问题，当时医生都认为，必须继续提高手术的速度，才能提高这个手术的成功率。可手术速度的提高毕竟是有极限的，只有吉本敏锐地意识到，如果不能降低河水的高度，其实可以改变桥的高度，既然继续提高手术速度已不可能，那么延长病人对缺血的耐受时间如何？如果我们用一个机器把病人的血抽吸出来，在体外经过氧化之后再输给病人，绕过病人的心肺，不就可以完成这一手术了吗？这就是体外循环最初的设想。

在马萨诸塞州总医院的这一年，吉本做了两个重大决定，一个是要发明可以暂时替代心肺功能的体外循环机，另一个就是向心爱的姑娘玛丽求婚，事业与爱情，同时确定了方向。

在这个世界上，当你想到一个思路时，很可能不少人已经想过了，远在吉本之前，已经有一些人提出过体外循环的设想，并进行过初步探索。

18 世纪末，安托万 - 劳伦特·德·拉瓦锡（Antoine-Laurent de Lavoisier，1743—1794）阐明了血液在肺内进行气体交换的原理，并提出维持生命的关键是氧化。受这一学说启发，19 世纪中叶，有一个疯狂的学者查尔斯 - 爱德华·布朗 - 塞夸德（Charles-Édouard Brown-Séquard，1817—1894）甚至曾跑到断头台前，用刚被执行过斩刑的人做试验。他用自己的血去灌注死者的四肢，结果发现原本僵直的肌肉经人血灌注后可部分恢复活性并对刺激有反应，而没有被灌注的区域则呈现腐化。随后，又先后有研究者尝试了用人工的方法将动脉血灌入离体哺乳动物器官内以保持其存活，使气泡进入静脉血试图氧合血液——结果因解决不了致命性的空气栓塞而作罢。

这些探索揭示了体外氧合器官的可能性，但均未能转化为有实用价值的治疗手段。进入 20 世纪，又一位极富传奇色彩的人物涉足于此，他就是人类历史上最伟大的一位飞行员——查尔斯·奥古斯塔斯·林德伯格（Charles Augustus Lindbergh，1902—1974）。关于他于 1927 年独自一人飞渡大西洋的壮举及对世界空邮事业的巨大贡献几乎广为人知，但很少有人提及 1931 年他曾在《科学》（Science）这本著名的杂志上，发表过一篇创纪录的论文——《一个封闭的恒压下使液体流动的装置》——仅有 122 字，堪称史上最短。该论文的缘起，是他妻子的姐姐伊丽莎白（Elisabeth）在 1929 年患上了严重的风湿性心脏瓣膜疾病，这在当时是无法进行手术治疗的。林德伯格曾多次询问心脏专科医师们，是否可用一种类似人造心脏的装置暂时替代她本人的心脏，然后切开心脏进行手术治疗？医师们对此不置可否，有谁会在乎一个飞行员对如此重大医学事件的建议呢？更何况这一想法在当时看来就是异想天开。

后来一个偶然的机会，林德伯格结识了当时已颇负盛名的亚历克西斯·卡雷尔（Alexis Carrel，1873—1944）教授。卡雷尔觉得林德伯格的想法很有价值，但由于当时人们对如何解决凝血、溶血以及感染等问题尚缺乏了解，所以建议暂时搁置人工心肺的研究，先进行目前为器官移植而进行的器官灌注实验。因为器官自供体取出后，有时候不能立即植入受体，这段时间里如何保证离体器官的活性呢？这一实验就是试图解决这一问题。

当时，卡雷尔教授自己正进行的多次实验均以失败告终，后来在其实验室工作的林德伯格却不负所托，研制出了当时最好的灌注装置，可以保存离体肾脏，使之能维持到移植为止。由于时代的限制，林德伯格也没能在此基础上研制出用机械方法暂时替代心肺功能的体外循环设备。对于体外循环的设想，除了上述有据可查的研究者之外，可能还有很多人也有过灵光乍现似的一闪念，但怕是多半被自己估计到的各种可能的困难吓倒了。林德伯格这种连死都不怕的冒险家似乎不是一个容易在苦难面前低头的人，但在体外循环心肺机的问题上也遗憾地止步于设想而已，也许是因为他在飞行方面的成就已足够他名垂青史，上帝也不愿再将体外循环机的实现这一大任降临于他吧。

这些前人的探索和结论虽有一定价值，但却很少有可以直接为吉本所用的东西，毕竟提出设想和付诸实施的难度不可同日而语。那么，吉本又是怎样将这一看似复杂到无处下手难以完成的伟大设想变成现实的呢？

1931 年吉本回到家乡费城，在宾夕法尼亚大学医院做了两年的外科医生，1932 年与玛丽结婚，这期间由于条件的限制并没有开始着手研制心肺机，但吉本的心里一刻也不曾放下这个梦想。当这种越来越强烈的愿望困扰得吉本难以忍受时，他只得再次向哈佛大学的丘吉尔教授求助，希望再到其实验室做研究，借以开始心肺机的研制工作。

丘吉尔教授获悉此事后，认为这一原本前程似锦的弟子已经被心肺机的念头折磨得走火入魔了，在批准这一请求的同时也深感惋惜。这个开局即不被人看好的研究，未来发展的难度也可想而知了。就整个心脏外科发展史而言，吉本的成就无疑是里程碑式的。然而就他个人来说，这段漫长的日子由于太多失败和冷遇，显然又是充满悲壮甚至有些灰暗的。也许是丘吉尔教授预料到了吉本未来可能遭遇的重重困难，也许是念及玛丽昔日在其手下工作的旧谊，他不但答应为吉本提供研究员的职位，同时也愿意为玛丽再次提供实验室技术员的工作，让这对有梦的年轻人继续在自己麾下一起工作。人们常说每一个成功的男人背后都有一个伟大的女人，我只是隐隐觉得，吉本之所以能够在经历了那么多挫折的情况下，仍然坚持研究了 20 多年并取得初步成功，玛丽小姐一定功不可没。自古英雄皆寂寞，但玛丽可不仅仅是英雄背后的贤内助，她也是事业方面与吉本并肩战斗的合作伙伴和红颜知己，人世间，多少庸人如行尸走肉般浑浑噩噩地蹉跎了一生的无聊岁月，而吉本胸怀壮志，且有佳偶相伴，就算未来的人生路上有再多的坎坷崎岖，又有什么可担心的呢？

1933 年吉本重返波士顿继续在哈佛大学医学院做研究员，他几乎是一在波士顿落脚就想立即开始心肺机的研究工作，但万事开头难，这一计划要想落实到实验，其纷繁复杂的种种细节超乎我们的想象。吉本打算先在实验动物身上实现体外循环，待技术成熟时，再将其应用于人类。当他热情洋溢地将这些想法与同行们探讨时，却很少得到鼓励，很多人持极端的否定态度。大家认为，这一想法可行性太低，根本没有尝试的价值，如果以同样精力去做其他研究，也许短时间内就能发表许多成果，而研究体外循环，最后的结果很可能是竹篮打水一场空。其实，就连后来批准了这一研究计划的丘吉尔教授也差不多持同样的看法，历史真的要感谢丘吉尔教授的一念之差。

1934 年吉本获得了研制人工心肺机的准许，开始时他就意识到，心肺机的设计，主要的难点在于氧合器，而作为维持循环血液流动的泵系统则相对好解决。

泵其实就是人工心，吉本开始自己设计了一个血泵，但实验效果不满意，一次他邀请当时还是住院医师的麦克·埃利斯·德贝齐（Michael Ellis DeBakey，1908—2008）来实验室参观，向其谈起了泵的问题。德贝齐在学生时代曾设计过一种泵，后来他在新奥尔良慈善医院曾利用这种泵来辅助直接输血，效果很好。（在血库还没有出现的年代，输血只能通过一个供血者直接输给受血者，这就需要一个泵连接在两者之间来辅助实现。）于是他就向吉本建议可以尝试使用这种泵，并送给了吉本一个样品，吉本随即采纳了这个建议。这就是德贝齐与吉本的第一次接触，德贝齐后来也成为心脏外科一代宗师，并在人工心脏等许多方面颇有建树，这已是后话。

而氧合器就是人工肺，吉本最初设计的装置是一个垂直旋转着的圆筒。

血液从圆筒的上端沿着切线方向注入，由于旋转产生的离心力，血液在圆筒的内表面形成薄膜与氧气接触，完成气体交换后，血液被收集到固定在圆筒底部的一个杯子里，再重新泵回实验动物体内。

20世纪30年代，整个世界都笼罩在恐怖的全球性经济大萧条当中，美国也难以独善其身，据估计当时全世界有1/3的人失业，在那个地主家里也没有余粮的时代，美国政府自然无法投入很多钱给科学家用于科学研究工作。若没有开始阶段哈佛大学医学院提供的研究员职位和马萨诸塞州总医院提供的实验室，吉本的抱负很可能就会胎死腹中。

经过一段时间的忙碌，在妻子玛丽的帮助下，1934年年底，吉本用实心的橡胶塞儿、玻璃管（透明的塑料管当时还没有，只有橡胶管和玻璃接头）、废金属、自制瓣膜、橡皮手指套等看起来像是一堆破烂儿似的零星实验杂物制成了一台"人工心肺机"——单就我们知道的这些材料来说，即便不目睹该机器的尊荣，我们称其为简陋或者原始都不会过分。

就是在这样艰苦的起始条件下，吉本夫妇不顾旁人的质疑与嘲讽，凭着坚定的信念和一腔热血，逐步展开、推进实验研究。他们最初采用的动物是猫，由于实验经费捉襟见肘，连起码的供实验研究的动物都买不起，为了能够免费得到实验材料，他们夫妇甚至会在夜晚降临时，用三文鱼罐头诱捕街上的流浪猫。还有一个不得已的原因是，虽然狗的心脏可能在解剖和功能上跟一个孩子的心脏更为接近，但当时那台机器的容量却无法在大体型的动物上进行心肺转流。他们每周大约做3次这样的实验，将猫固定好并麻醉之后，把猫的静脉血自颈静脉引出，经与氧气结合后再注入股动脉，然后钳夹肺动脉10~25分钟以模拟肺动脉栓塞。之后，还要对实验动物进行解剖，以分析实验过程中的得失。这样，每一次实验，常常要从清晨折腾到夜晚。

到1935年，他们已能用机器代替心肺，使猫的心脏在体外循环下停止搏动，39分钟后恢复循环功能。吉本在1967年的一次演讲中提及这一次成功的实验时激动地说："我永远也忘不了那一天，当我们把实验动物的肺动脉完全阻断，完全用体外循环的方法代替动物的心肺功能，居然可以维持动物的正常血压，我和玛丽激动地张开双臂拥抱彼此，在实验室就跳起舞来。"

其实在当时吉本也知道这次实验的成功有侥幸的成分，还有一系列待解的难题没有攻克，我们不妨仅以抗凝的问题为例，看看这些问题有多么棘手。因为血液离开人体就有自发凝固的倾向，因此抗凝的问题若得不到解决，吉本的研究就寸步难行。1916 年一个叫杰·麦克林（Jay Mclean）的医学预科学生，在生理学教授威廉·亨利·豪威尔（William Henry Howell）的实验室从狗的肝脏中提取出一种可以抗凝的物质，命名为肝素。1933 年加拿大研究者制成了纯化的肝素，1935 年肝素开始正式进入治疗领域，成为治疗血栓性疾病的常规疗法。吉本的研究，正是开始于这个时段，可谓不迟不早刚刚好。虽然吉本在心肺机研究开始时就已将肝素用于血液抗凝，但肝素的拮抗物却姗姗来迟了。鱼精蛋白早在 1870 年就已被发现，只是在 1940 年以前并未获得足够重视，直到 1969 年美国食品药品监督管理局（Food and Drug Administration，FDA）才批准其应用于医学领域。只有抗凝而无拮抗，这就使肝素的剂量非常微妙：使用过少则无抗凝作用，血液离体之后即无法流动而迅速凝固；应用过多则存在术后难以止血的后果，没有拮抗物使血液恢复常态，就只能靠动物机体自身将肝素代谢掉。在如今的心外科手术中，只要在体外循环结束之后，给予鱼精蛋白注入病人的血液中和掉肝素的抗凝作用就行了，这个现在已经不是问题的问题在吉本的时代却需要外科医生大费周章。

1935 年的这次侥幸成功，就像初入赌场赌徒的好运一样，给了吉本以极大的自信。这样的新手运气使他确信自己最初的想法是正确的，体外循环的构想是可以实现的，只不过吉本在当时没有料到，全部解决这些问题竟然用了近 20 年的光阴。

哈佛医学院提供的全职研究员工作期满之后，吉本再次回到费城。幸运的是，经过最初的研究探索，宾夕法尼亚大学医学院的哈里森外科研究部也愿意支持吉本继续心肺机的研究了。不过，不同于前期的全职在实验室研究，他还得同时在宾夕法尼亚医院和布林莫尔（Bryn Mawr）医院做执业外科医师。

吉本继续在实验室改进各方面的细节，到 1938 年，在 39 次动物实验中，已有 13 次可以使实验动物获得存活，这在当时已是极为可贵的纪录了。吉本仔细解剖实验动物，详细记录分析着每一只动物的死亡情况。他发现动物死亡的主要原因是低氧血症，低血压、休克和体温过低，还有两只猫死于心包炎，一只猫死于严重的黄疸，一只猫死于肝坏死……这种差强人意的情形显然距离过渡到临床人体试验还有很远，安全性根本保障不了。问题总是随着实验的逐步深入而渐次浮出水面，那就一个一个地啃好了。虽然在当时，也有别的科学家为完善心肺机做出了贡献，但相关的最主要的难题多是由吉本解决的。高处不胜寒，这个孤独的领军人物在这一布满未知困难的领域里披荆斩棘、踯躅而行。

1939 年，在洛杉矶美国胸外科学会举办的学术会议上，已经在实验外科领域小有所成的吉本也自信满满地带着自己的研究成果参加了。在他看来这应该是一个崭露头角、引起学术界瞩目的大好机会，说不定可以吸引到大笔的实验经费也未可知。但遗憾的是，他的研究成果并没有多少人在意，外科学界对该研究反应极为冷淡，只有一位来自旧金山的著名外科医生里奥·埃洛瑟（Leo Eloesser）关注了吉本的报告，但他对这一研究的评价却是："在我看来，这简直就是儒勒·凡尔纳式的幻想"。凡尔纳是现代科学幻想小说之父，他在 19 世纪的好多作品中幻想出来的事物都在后世得以实现，但一个严谨的实验被冠以这样的评价，显然是嘲讽多于赞同。可悲的是，这种讽刺居然让吉本感到些许慰藉，因为在学术界的一片冷落和沉默当中，讽刺毕竟也是一种回响啊！

1941 年年初，吉本已经建成了稍大一些性能更完备的心肺机，这一新家伙已经能满足稍大一点动物的体外循环，可以用狗来做动物实验，这表明吉本距离成功已经更近了一些。但 1941 年 12 月 7 日发生的一件事让吉本中断了正在进行的这项将造福全人类的研究，这一天，日本偷袭了美国的珍珠港。

我们知道，吉本的家庭不止有医学传统，同时也有军人血脉，他的父亲老吉本即参加过美国—西班牙战争和第一次世界大战，两次都是老吉本主动投军做军医，而吉本的母亲也是美国军中的一位名将之后。虽然有学者对吉本在这个时候中断正在关键时期的心肺机研究，离开亲爱的妻儿奔赴危险重重的太平洋战场表示不解，但考虑到吉本的家风与热血，他做出这样的选择似乎也在情理之中，国家有难，他又如何能安心地在实验室做研究，而让其他同胞浴血疆场？像父亲一样，吉本也去部队做了军医。如此，吉本的研究中断了数年。

在军队期间虽然无法继续自己的研究，但是他一刻也不曾停止对这一问题的思考。战火的洗礼和随后来之不易的胜利使他更加坚定了体外循环的设想一定会实现的信念。1945年，从战场归来的吉本成为宾夕法尼亚大学医学院哈里森外科研究部的副教授，次年，母校杰斐逊医学院又将吉本聘为外科学教授，并让其负责外科学研究工作。这样他又有了许多年轻的外科住院医师作为帮手，继续人工心肺机的改进。好运似乎接踵而至，在吉本的众多年轻帮手中，有一位医生的未婚妻的父亲，是国际商业机器（International Business Machines，IBM）公司创始人托马斯·约翰·华森（Thomas John Watson，1874—1956）的好朋友。此时的IBM公司还是美国刚刚起步的计算机工业领域中的新锐，这位热心的助手意识到吉本的研究可能需要来自IBM工程技术方面的支持，而IBM公司可能也需要拓展新领域，于是他说服自己未来的岳父为托马斯和吉本安排了一次会面。

作为IBM公司创始人和计算机之父的托马斯是一个可以写进美国历史的商业奇才，但很少有人会把他跟心脏外科的历史联系在一起，这场会面发生于1946年的圣诞节期间，未来的"心肺机之父"将联手未来的"计算机之父"。

吉本来到纽约托马斯的办公室，托马斯表现出了对心肺机研究的兴趣，当他问吉本需要何种帮助时，吉本却莫名其妙地答非所问，他说："我希望您不要指望着靠这个研究赚钱，当然，我也一样。"在商言商，与商人谈合作却要求人家只投入不要指望发财，哪有这样只要马儿跑却不让马吃草的道理？不料，托马斯居然爽快地答应了，因为他敏锐地意识到这是一项可能造福全人类的重要研究，值得 IBM 公司投入资金和技术支持。吉本这才说，他希望设计出在效率方面满足人体临床试验所需的心肺机，托马斯答复道："好，你定个时间和地点，我安排工程师去与你详谈。"

正是得道多助的日子，吉本的坚持与阶段性的成果终于为其争取到了 IBM 公司这一重要的合作伙伴，1947 年 1 月 5 位来自 IBM 的工程师加入了吉本的研究队伍当中。

得益于 IBM 公司这一巨头慷慨的经济、技术支持，吉本如虎添翼，打算大干一番，他可以开始测试其最新制成的大容量心肺机的实验效果了。虽然实验过程中的主要问题还是由吉本负责，但 IBM 公司强大的技术力量为其助力颇多，又兼结合了其他同道的合理建议，人工心肺机在这一阶段得到了极大改进。

当时需要攻克的技术难点包括：心肺机血流调节的精度问题，为抗凝血而加入的肝素与血液的比例问题，混合气体中氧气与二氧化碳的比例问题，减少溶血的问题，防止各种血栓进入血管的问题，如何选择适当麻醉剂的问题……甚至于器械拆卸、清洗、消毒、装配等琐碎的问题均须一一加以解决。这些问题罗列到一起，普通人看着都要头晕的，可吉本却凭着过人的智慧与精力与它们死磕。

在 IBM 公司助力下重新设计的心肺机制成了，这台钢琴大小铮亮发光的新家伙与第一台由各种实验杂物拼起来的心肺机相比，就可靠性与精密程度而言，简直就是喷气式飞机与滑翔机的区别。

为了让心肺机更安全，就不能不重视任何一次实验动物的死亡，吉本经过对这一阶段死亡动物的详细研究后发现，一个极其主要的死亡原因是脏器里的小血栓形成。这使吉本意识到，在血液回到动物体内之前，需要一个过滤器来去除转流过程中形成的栓子。开始，他们用动物的肺组织充当滤网，但这一招似乎没有奏效，实验动物还是死了。之后，他们选用了一种人工材料的滤网，才使这一问题获得解决。

就这样，吉本经过长达近 20 年的辛勤工作，解决了无数的细节问题，付出了常人难以想象的心血后，终于将动物实验的结果大大改进了。1949年到 1952 年，实验动物的死亡率已经由 80% 下降至 10%——这已是当时最好的实验结果了，体外循环的维持时间也较以往大大延长，足够外科医生从容地完成复杂精细操作了。吉本计划的第一个阶段——在实验动物身上实现体外循环，至此已基本达到目的。基于这些成功的实验结果，吉本开始考虑将实验推进到第二阶段——进行人体试验。

如果将这一阶段吉本的成果与同一时期的比奇洛和刘易斯相比，我们不难发现，在时间限制方面吉本的心肺机明显占优，但在动物的存活率方面双方只能打个平手。毕竟 10% 的实验动物死亡率还远说不上是可接受的安全，而且，这些还是健康动物，同样的措施应用到一个病人身上，将是什么结果呢？在这种尚无十足把握的情形下就要进行人体试验，我们真的不免要为吉本和病人都捏一把汗。

这时的吉本事实上已经不再孤独了，他阶段性的成功已经吸引了一些学者的注意，在美国和几个欧洲国家也有些人开始研制自己的心肺机了。当时明尼苏达大学的克拉伦斯·丹尼斯（Clarence Dennis，1909—2005）教授就是其中的一位。丹尼斯与吉本的家世有些像，他的父亲也是一位外科医生，丹尼斯自哈佛大学毕业后，在霍普金斯大学医学院取得博士学位，随后在明尼苏达大学医院开始外科医生的执业和研究生涯。当丹尼斯决定也参与到心肺机的研发工作中时，他第一个拜访的就是这一领域的主帅吉本。初次相遇时，吉本曾热情地拥抱他，并自嘲地说："原来在这个世界上还有人不认为我只是一个做白日梦的家伙。"

人的一生有许多重要的相遇，与吉本的相遇改变了丹尼斯人生的轨迹，使其后来因心外科先驱的身份而留名医学史，最早开始尝试用心肺机做人体心脏手术的，正是明尼苏达大学的丹尼斯教授而非吉本。1951年4月7日，丹尼斯试图在体外循环下修补一个病人的房间隔缺损。当他将病人与心肺机连接成功，并打开病人心脏的右心房时，却发现，这个心脏畸形根本不是一个简单的房间隔缺损，而是更复杂的房室管畸形。前者仅需要修补房间隔的缺损，而后者则需要修补二尖瓣、三尖瓣、房间隔与室间隔，这种不期而遇的突然变故让丹尼斯措手不及。诊断失误导致病例选择不当，在没有充分准备的情况下，他当然没有能力正确处置，只修补了最大的一处缺损，但这颗心脏却再也没能跳动起来。大风刮倒帅字旗，丹尼斯出师不利。随后进行的第二例手术，虽然诊断无误，却由于出现了空气栓塞，病人也死在了手术台上。丹尼斯经历了手术台上的两连败。

丹尼斯是在吉本的启发和指导下开始体外循环研究的，因为吉本的无私分享，丹尼斯才得以作为先锋一马当先冲出去，并差点儿率先登顶，身处同一阵营的先锋已经初尝败绩，等待主帅吉本的又将是什么样的命运呢？

1952年5月，在美国胸外科协会的一次学术会议上，吉本说道："我相信我们即将迎来安全地使用心肺机治疗病人的时代。"说这句话时，吉本其实刚在心肺机下完成了一次心脏手术不久。这句话仿佛体现了吉本刚刚经历一次成功之后的春风得意，但实际上，那是一场噩梦。

1952年2月，吉本的机会来了，一位体重11磅（约4.98千克）的15个月大女婴因巨大房间隔缺损而住院。吉本用人工心肺机做体外循环转流后切开右心房，但是他却未发现房间隔的缺损！惊出一身冷汗的手术团队不得不迅速思考问题到底出在哪里，正当吉本打算做其他部位的探查时，女婴死掉了。后来的尸检结果证明该患儿不存在房缺，而是巨大的动脉导管未闭——误诊是导致该患儿死亡的主因，真是"天亡我也，非战之过"。动脉导管未闭的结扎手术，早在1938年就由波士顿儿童医院的格罗斯成功实施了。这个病例如果不是诊断失误，本可以通过处理未闭合的动脉导管来挽救患儿生命的，这让吉本懊恼不已。

原来，由于这个婴儿体重过小，几次试图进行心脏导管检查均没成功

（当时这还是一项较新的检查技术，仅在为数不多的医疗机构开展，费城开展较晚，在这方面经验还不足），而其余的证据均提示该患儿是一个房间隔缺损的病人，因此手术切口也选在了右侧开胸（如果是正中劈开胸骨进胸，可以更清楚地探查心脏大血管，也许术中就可以处理动脉导管未闭了）。这次惨痛的教训说明，术前诊断准确性何其重要，手术切口的选择何其重要（现在大部分心脏手术均采用正中切口）！总而言之，体外循环无错，心肺机无错，但呕心沥血了20年，首战即告折戟沉沙毕竟不是什么好兆头。人体试验不同于爱迪生实验灯泡，失败了多少次之后你还可以宣称成功地发现了999种不合适的选择材料。医学试验生死攸关，成则人生重塑，可能成就一段有意义的生活；败则万事皆休，一个生命就此陨落。

好在这次失败的阴影并没有影响吉本太久，他很快就重整旗鼓，否则他也不会3个月后就在学术会议上预言心肺机时代的到来。吃一堑长一智，因为初次失败的教训，吉本意识到了心脏导管造影检查的重要性，因此他派一位住院医师去霍普金斯医院进修取经，吉本不想再次因为诊断失误而措手不及，下一次，一定要成功。

尽管吉本对自己的心肺机仍满怀信心，但第二例手术还是在将近一年后才计划进行，这回选定的病人叫赛西丽娅·巴沃勒克（Cecelia Bavolek）。

直到18岁的那个冬天以前，赛西丽娅从未觉得自己是个与众不同的女孩，尽管在她很小的时候，她的父母曾被个别医生告知，这个孩子可能罹患有某种类型的先天性心脏病。她的父母最初也被这个说法吓坏了，在没有针对先天性心脏病有效治疗手段的年代，疑似诊断为先天性心脏病简直是一个恐怖的预言，但由于当时的医生水平参差不齐，诊断结果也不尽一致，可以理解的是，20世纪30年代的医生对先天性心脏病的警惕性也没那么高。也许是上天眷顾，也许是死神忘记了她，赛西丽娅像大多数完全健康的孩子一样平静地走过生命中的前18年，没有气短，没有运动耐受差，没有心衰，没有反复呼吸道感染……1952年，她像别的年轻人一样，满怀希望地步入大学，以为从此将展开一段新的人生历程，哪曾料到，她居然会同医学史上一次重要的事件联系在一起，也恰恰是因为这件事，让她幸运地躲过了死神镰刀的收割。

1952 年 11 月，赛西丽娅开始变得异常衰弱，稍一运动就不得不躺下来休息，之后又出现心悸、胸痛，她数次入院，先后被诊断为肺炎、胸膜炎及风湿性心脏病，但这些诊断都是错的，因此治疗也不可能有效。父母心急如焚，可他们忘记了赛西丽娅在幼时曾被怀疑过先天性心脏病，也许是他们不希望是这个结果，而更愿意接受一种当时有办法治疗的疾病诊断吧。1953 年 3 月 29 日，她再次入院检查时，已经出现了咯血，这一回她接受了心脏造影检查——结果明确诊断为先天性心脏病房间隔缺损。

原来死神并未忘记这个孩子，它只是放慢了接近她的脚步。说不定下次什么时候，这个年轻的生命就会画上句号了。这一消息真是让人难以接受，已经养大到 18 岁的女儿，难道要这样眼睁睁地看着她离去吗？此时如果有人告知她绝望的父母，通过使用体外循环的手段让心脏暂时停止跳动，而后就可能修补好女儿的心脏，他们一定是没有理由拒绝的。吉本就这样出现在他们面前，在这对绝望的父母眼中，吉本的样子一定像极了天使，高大而圣洁。赛西丽娅的双亲在详细听取病情，并反复权衡利弊之后，终于下决心要冒险进行心脏手术了。

赛西丽娅和她的父母需要这一手术，吉本和整个医学界也需要这次手术，为了这一手术，吉本已经等了 23 年。

1953 年 5 月 6 日，这是个值得心脏外科发展史大书特书的日子，手术团队的医生护士们都起了个大早，因为他们要迎接一场重大考验。为了保障手术中用血，一共有 15 名知情的医学生为赛西丽娅捐献了血。手术开始以后，赛西丽娅的血液流入心肺机，她的心脏暂时停止了跳动，完全依靠人工心肺机转流 26 分钟，吉本在心脏停止跳动的这段时间内从容地将女孩的房间隔缺损修补成功。随后关闭心房切口，恢复病人的自主循环，心肺机停止运行并与病人脱离，最后是关闭胸部切口，手术结束。

回到病房后 1 小时，赛西丽娅逐渐醒转，虽然清晰的剧痛阵阵袭来，但她知道她的人生从此将不同了。她的术后恢复出奇的顺利，5 月 19 日即出院回家，并很快恢复了正常的运动耐力。这是世界首例成功的临床体外循环下心内直视手术，2 个月后，经心脏导管检查，显示病人的心房缺损已被完全修复。在 20 世纪 80 年代后期的随访中，病人生活质量良好，一直存活到 2000 年，当她离开这个世界时已 65 岁。

孟子曰："君子之泽，五世而斩"，作为家族中的第五代医生，吉本后来却因发明心肺机成为体外循环技术之父。如果当年老吉本顺从了儿子的意志，历史又当如何？据说"一个人像一个时代会超过像他的父亲"，据同时接触过吉本父子的人说，他们二人确实在对病人的热忱与对事业的追求方面有诸多相似之处，吉本像他的父亲，但也没有落后于时代，他既没有辜负父亲的期待，又开创了心脏外科的新纪元。

部分研究表明，当你做出了一个决定，其实早在你意识到这一决定并决定实施之前，大脑已经提前发生了相应的变化，因此有人认为"自由意志"可能根本不存在。也许吉本内心深处是热爱着医学的，只是他自己还没意识到，也许他两次向父亲提出想去从事文学之路，大脑给出的指令却是要接受父亲的建议而不是固执己见。无论如何，吉本父子不太可能在当时就准确意识到后来会发生的事情，但所谓知子莫若父，可能老吉本早就为儿子设计好了未来之路，也对儿子的前景有一个大致的预期，可是没料到，儿子居然青出于蓝，而胜于蓝，大大超出了他的预期。

20 年辛苦无人问，一举成名天下知。当丹尼斯得知消息去电话向吉本表示祝贺时，吉本的兴奋溢于言表，两位寂寞的孤胆英雄真应该为此大醉一番。

不过吉本期许的那种一鸣惊人、举世轰动的效果并未出现。我们应该还记得，房间隔手术的第一次直视下修补，是 1952 年 9 月刘易斯在明尼苏达大学利用低温下阻断血流成功实施的。到 1953 年，低温已经在一定范围内得以普及和应用，因此吉本的这一次原本具有非凡意义的成功，在当时并没有取得应有的关注，其光芒由于低温所取得的卓越成果而显得黯然失色。如果 1952 年 2 月吉本的第一次尝试没有因为误诊而失败，那么，这第一例房间隔的修补手术就是由吉本完成的了。果真如此的话，这种低温反客为主的情形还会出现吗？答案已不再重要，重要的是，扭转形势，迎头赶上。

方法只有一个，那就是继续做几个成功的手术，向世人展示心肺机在心脏外科领域里压倒性的技术优势。可按当时的情况，从病人的角度来说，这等于是在已有一个风险相对较低的选择的情况下，医生却建议病人选择另一个成功把握并不大的方法，其中的唇舌之功定不会少。

然而更为遗憾的是，吉本再也没有能够重复这一令人鼓舞的结果。1953 年 6 月，吉本又做了两例心脏手术，第一例病人还没等手术修补缺损正式开始就差点死在手术台上。手术刀还没切着心脏呢，心脏就先停跳了。经过抢救恢复心脏跳动之后，吉本又将患儿与心肺机连接，虽然成功地修复了房间隔缺损，可却怎么也脱离不了心肺机了。每次吉本试图停机，这个孩子的心脏就会停跳，就这样反复折腾了近 4 小时，吉本终于放弃了。这孩子死掉了。另一例，吉本遭遇了与丹尼斯类似的情况，该患儿不只存在一处房间隔缺损，还同时有其他心脏畸形，以吉本当时的经验，尚不能处理这种复杂的情况，这个孩子的生命也就此结束了。

同一时期，另外几个独立的研究者在体外循环下尝试简单心内修补的努力，也因为导致了意料之外令人费解的死亡而归于徒劳。这一连串接踵而至的打击终于击溃了这位强人的意志，绝望的吉本对体外循环机的临床应用彻底失去了信心，告别了他已倾注 20 多年心血的研究领域，从此再也没使用过心肺机，没进行过心脏手术。

1951 年到 1955 年的 4 年间，自明尼苏达大学医院的丹尼斯开始，一共有 6 个中心应用心肺机进行了共 18 次体外循环下的心脏手术，除 1953 年 5 月吉本成功过一次之外，其余均遭到了失败。17 死而 1 生，这些惨败使对直视手术修补复杂心脏疾病的悲观情绪愈加蔓延。体外循环机的安全性及可行性受到人们的怀疑，其他各个心脏中心对体外循环的研究也纷纷下马。此路似已不通，比奇洛对土拨鼠冬眠的研究也误入歧途，他没能使低温心脏手术的战果进一步扩大——手术时间的限制没有进一步被突破。

似乎所有的路都被堵死了。难道人类对复杂心内畸形手术的征战之路，已经到了山穷水尽的地步吗？

04

疯狂设想，绝地中兴
——交叉循环的故事

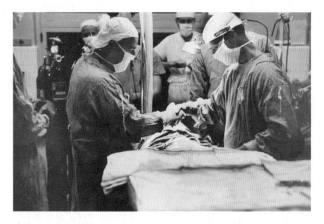

李拉海（戴头灯者，1918—1999）与助手在手术结束后戴着手套握手

图片来源：https://twitter.com/FredWuMD/status/1371994769388408832/photo/1

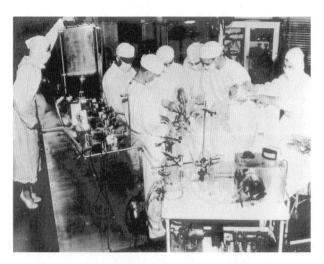

手术使用中的梅奥 - 吉本心肺机

图片来源：https://www.ahajournals.org/cms/asset/f9079ec9-f8f4-4815-b2dc-1710634cd38e/hc45t0173002.jpeg

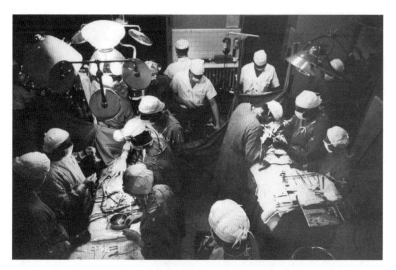

交叉循环手术现场

图片来源：https://twitter.com/thomasngmorris/status/867717409850961920

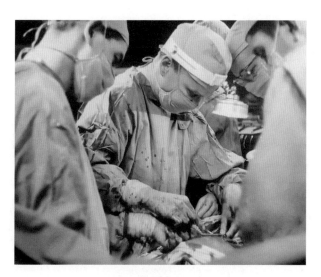

交叉循环手术现场（特写）

图片来源：https://pic2.zhimg.com/80/v2-f819245a00bd7992c5242ff12cccf4f5_720w.jpg

心外科发展到这一阶段的特点是，通过常规应用低温和流入道血流阻断，可以以最低的死亡率来纠治简单的心脏缺损。那么对绝大多数外科医生而言，又何必冒险进行进一步的体外循环试验呢？但不幸的是，那些手术不能解决的复杂的心内畸形，却恰恰是最需要手术处理的部分，因为这些病人的病情更重，自然预期寿命更短。

行百里者半九十，也许吉本再坚持一下，体外循环机就可以在他的手中得到完善了。但我们无意苛求吉本，毕竟他已经为这一事业奉献了20多年的生命，几乎将体外循环机带入了临床实践，我们的英雄累了。

当时，令人不解的是，虽然体外循环应用于临床试验接连遭到失败，但相同的技术应用于动物实验却能不断地产生不错的存活率，这却是为何？有学者解释说，那些最需要打开心脏做手术的病人，由于衰竭和复杂的病变不能承受这种操作，而健康的实验动物则没问题。他们相信问题并不在于灌注技术或心肺机，而是病人病态的心脏本身导致了失败。这些病人在承受这种强度的手术打击之后不能恢复良好的射血功能，而同样的打击在健康的狗身上则没问题。这种"病态心脏"的理论很好地解释了相同的技术在病人和健康动物身上明显不同的结果，因而被广为接受，甚至导致研究人员质疑心脏直视手术的终极价值。

理论往往是落后于实践的。事后诸葛亮似的总结，如果能上升为正确的理论，那么将反过来极大地推进实践；如果是错误的理论，则将影响甚至延缓实践的脚步。很不幸，这一"病态心脏"理论属于后者。

很显然，主帅吉本的折戟沉沙对体外循环机的研发事业是个不小的打击，但即使在如此惨淡的情况下，仍然有猛士坚持下来。吉本的好友，前面提到过的体外循环机的另一位研究者，克拉伦斯·丹尼斯教授就是其中的一位，他在1955年6月也成功地进行了体外循环下心内直视手术，这是世界第二例。但使整个事件发生根本性转机的却另有其人，他就是明尼苏达大学的克拉伦斯·沃尔顿·李拉海。

李拉海出生于明尼阿波利斯的一个挪威裔家庭，父亲是牙医。李拉海很小的时候就表现出了出色的动手能力，这或许是其将要从事外科事业的一个最初预兆。就读于明尼苏达大学之后，他先后于 1939 年获得学士学位，1942 年获生理学硕士学位，1951 年获外科学博士学位。

"二战"服役期间，李拉海因表现出色，获得美军青铜星章。自 1945 年起，李拉海在明尼苏达大学医院接受外科住院医师培训。1949 年，李拉海不幸罹患了恶性淋巴瘤。当时这种病的 5 年生存率只有 10%，但他却在根治性手术之后，奇迹般地痊愈了，并选择了一个当时多数外科医生望而却步的高难领域——心脏外科。

1952 年 9 月 2 日，李拉海作为助手参与了心脏外科史上极其重要的一次手术，即约翰·刘易斯利用低温中断循环的方式为杰奎琳·约翰逊成功实施的房间隔缺损修补手术。不过不会有人想到，在刘易斯手术取得成功的那一瞬间，李拉海除了衷心地为自己的朋友感到高兴之外，还想到了另一名美丽的少女——多萝西·尤斯蒂斯（Dorothy Eustice）。

"如果尤斯蒂斯撑得再久一些，也许我们就可以救她了。"他在心中如是说。

1952 年 7 月 20 日是李拉海最后一次见到尤斯蒂斯的日子，地点是明尼苏达大学医院地下一层的解剖室，这最后一面李拉海见到的其实是她的尸体⋯⋯

1951 年 11 月，23 岁的尤斯蒂斯已经是第六次住院了。李拉海的母亲从朋友那里听说了这个可怜的女孩儿，认为自己引以为骄傲的儿子可以救她，于是让李拉海去尤斯蒂斯的病房看看。第一次见到尤斯蒂斯时，李拉海便被她的美深深地震撼了，她娇媚得仿佛是一个瓷娃娃一般，深邃的眼眸几乎要让人迷失⋯⋯怎么看也不像是一个被疾病长期折磨、已经被医生判过好几次死刑的人。但李拉海还是知道她是濒死的，因为当听诊器放到她的胸前时，耳朵里传来的是近乎哀鸣的病理性心脏杂音。

当时还没有哪个外科医生能够修补房间隔缺损，李拉海多么希望她能免于一死，或者能够将时间拖得长一些，让这份美多在世间停留几分钟也好。因此，每次路过她的病房时，只要有时间他总要进去看一看，陪她聊一聊。尤斯蒂斯喜欢的东西都很简单，如针织、小动物、香草味的冰激凌……可是她知道自己已时日无多，没多少时间继续享受这些美好了。彼时，明尼苏达大学医院正在进行着几项有关心脏病方面的研究，李拉海经常同她讲起相关领域的进展，这些渺茫的希望在尤斯蒂斯最后的岁月里给了她莫大的慰藉。

遗憾的是，尤斯蒂斯终于没能撑到获救的那天。她的死给李拉海以极大的震动，如此年轻如此美丽的一个女孩，这么一个简单的缺损就要了她的命。病理医师打开了尤斯蒂斯的身体，开始切取、称量各个器官，最后，把心脏交到了李拉海手里。李拉海接过这颗心脏，内心深处波涛滚滚。但他仍保持着一个职业科学家加顶尖外科医生必要的冷静，迅捷但小心翼翼地切开了这颗心脏——几天之前它还在一个美丽少女的身体内不停地跳动，涌动着温热的血，现在却永远停下，被冰冷锋利的柳叶刀切开了。李拉海只用几针就把那个存在于左右心房之间的缺损缝合上了。他仰头长长地舒了一口气。看来，只要有一个可行的方法，任何一个受过训练的外科医生都可以轻而易举地缝合这个缺损。1952 年夏天，一个伟大的构想开始在李拉海的心里扎根，他决心一定要找到这个办法，以拯救更多像尤斯蒂斯这样的病患，结束这些不断上演的人间悲剧。

低温中断循环的方式虽然在 1952 年 9 月之后取得了相当程度的成功，但其缺陷是显而易见的。受制于时间，很多更复杂的心脏畸形根本无法完成手术矫治。人工心肺机是当时最流行的一个思路，可除了主帅约翰·吉本曾成功在心肺机体外循环下完成了一例房间隔缺损修补手术之外，其余人最初的尝试均告失败。也许李拉海在最初也没能想到，他居然在那样一个关键的时刻登上心脏外科的历史舞台，续写了那一曲壮美的医学传奇。

1953 年 8 月，在明尼阿波利斯举行的一次外科学术会议上，吉本向与会的同道们通报了自己接连两次手术失败的消息，他说，将暂时停止使用心肺机进行人体手术 1 年，直到他能够找到造成几次死亡的原因及其解决办法之后再继续。作为众望所归的心肺机研究的主帅，人们当时以为他很快会重整旗鼓卷土重来的，但 50 岁的吉本在 1 年以后再也没有做过任何心脏手术，他背过身去离开了他倾注了几乎毕生热情的领域，留给后人一个厚重的身影，心脏外科历史上属于吉本的时代结束了。

直到多年以后，吉本回忆道："那是我唯一的一次做了手术却没有亲自写手术记录（助手写的），我不愿再回忆那些细节，那将使我再度陷入紧张与兴奋的双重煎熬，即使数年后心肺机已得到了广泛的应用，我仍不愿翻阅那些充斥了心脏外科方面进展报道的外科杂志，我知道，是我打开了那潘多拉魔盒……"

按照希腊神话的说法，大地上最早的人类是被普罗米修斯创造出来的。他是被宙斯放逐的古老神祇的后裔，这一代的人类没有灾祸，也没有疾病，他们幸福安逸，无忧无虑。这一群新出现的生灵很快引起了众神之祖宙斯的注意，此时的宙斯刚刚推翻了古老的神祇族，成为了宇宙新的主宰，他要求人类敬重诸神，并以此作为保护人类的条件。但普罗米修斯不希望宙斯因为答应保护人类而提出苛刻的献祭条件，于是决意在献祭时用他的智慧来蒙骗诸神。结果其伎俩被宙斯识破，宙斯感觉受到了莫大的羞辱，决定报复人类——他拒绝向人类提供生活所必需的火。可是机敏的普罗米修斯趁太阳神阿波罗不备，用一根长长的茴香秆在太阳车里偷来了火种带回大地，星火即刻燎原，大地上很快烈焰冲天。宙斯眼见阴谋不能得逞，于是便想出了新的灾难来抵消火给人类生活带来的福祉。他令手下的诸神雅典娜等人共同造了一个美女，使其具有种种魅惑的力量，最后宙斯给这个美女注入了恶毒的祸水，并给她取名为潘多拉。潘多拉来到人间，找到了普罗米修斯的弟弟埃庇米修斯，请他接受宙斯给他的赠礼。普罗米修斯警告过弟弟，不要接受宙斯的任何礼物，要立即把它退回去，可为色所迷的埃庇米修斯已完全把哥哥的警告当成了耳旁风，毫无防备地接纳了她。结果这个手捧着一个紧闭大盒子的姑娘走到埃庇米修斯面后突然打开了盒盖，一股黑烟迅速飞了出来，从此，天地间充满了灾祸，疾病在人类中蔓延，死神在人间步履如飞……其实，潘多拉手捧的盒里还深藏有希望，但这个恶毒的美女谨遵宙斯的告诫，趁希望还没有从盒子里飞出时就赶紧关闭了盖子，因此希望就长久地被关在盒内了。

如果按照这个传说，心脏病原本也是无治愈可能的，难道吉本的意思是说，他再次开启了潘多拉魔盒，释放了其中治愈的希望？还是说他打开了魔盒释放出了更多的疯狂？

吉本选择放弃的时候，也是心脏外科研究最低谷的时候。当时，美国心脏协会和国家卫生部均停止了所有关于心肺机的研究资助，这对于正处于困境的心外科来说，无疑是釜底抽薪似的打击。

为什么吉本和丹尼斯等前辈会接二连三地遭遇失败呢？是心脏外科真的没有前途？还是体外循环这个思路根本就是错的？抑或是整个研究路径出现了方向性的严重误导？

刚刚杀入战阵的李拉海，举目四望，唯见一片悲观的气氛和早已溃不成军的同行，要孤军深入，还是随波逐流趁机开溜？老兵隐退时，新兵决定固守，就算战斗至最后一人，也要坚挺得像一支队伍。其实吉本与李拉海都刚刚经历过战火的洗礼，他们都是战士。李拉海仔细梳理着整个复杂过程的全部细节，从动物实验到有限的临床应用，从美洲本土到欧洲大陆，不放过任何一个可能有助于突破困境的线索。

问题到底出在哪里？

1953 年的某一天，一篇题为《实验性心血管外科》的文章进入了李拉海的视线，这篇文章刊载于《英国外科杂志》，发表时间是 1952 年 5 月，这个时间，恰恰在吉本的第一次临床应用失败之后，第二次手术成功之前。很显然，一直埋头苦干的吉本，没有注意到这篇来自大西洋对岸的文章，基于同样的理由，丹尼斯也肯定没注意到这项研究。这项来自英国皇家外科实验室的研究，揭示了一个一直以来不为外科界所重视的奇静脉循环的价值。

奇静脉是一条怎样的静脉呢？

奇静脉是上腔静脉的属支，起自脊柱右侧的右腰升静脉，沿胸椎体右侧上行，最后，绕右肺根上方注入上腔静脉回流至右心房。奇静脉在上行过程中接受右侧肋间静脉、食管静脉和半奇静脉的血液，收集胸腔后部脏器及静脉丛的静脉血，同时与腹后壁、肋间的静脉也存在吻合。

在既往的研究中，人们都已经发现，如果在通常条件下将实验用犬的上、下腔静脉同时阻断，犬只将会在很短的时间内死去，但几乎所有人都忽略了一个细节，如果在阻断上、下腔静脉回流的同时，保持奇静脉的开放，实验结果会不会有所不同呢？

李拉海和同事们通过文献研究发现，有些研究者在实验过程中，夹闭了奇静脉，为的是心脏内更确切的无血的术野，比奇洛和吉本等人的动物实验就是这样操作的，还有一些研究者则根本就没提自己究竟怎么处理奇静脉的，难道对奇静脉不同的处理方案完全不值得深入讨论吗？在随后的动物实验中李拉海团队发现，如果将实验犬只的上、下腔静脉血流完全阻断，但保留奇静脉血流回流至右心房，实验犬的心、脑等重要器官在经过至少 35 分钟的时间之后，也未出现显著的损害。可奇静脉循环仅占全身血流量的 1/10 而已 [8~14 毫升 /（千克·分）] 啊！难道说，维持实验动物的存活，同时保证心脏内部一个相对清晰的视野，仅用远远小于正常血流量的灌注就可以？也就是说，吉本可能是高估了维持机体存活所需的血液的流量，给心肺机调高了难度。如果英国皇家外科实验室的这个研究是可靠的，那么我们是不是可以认为，不用给机体提供 100% 的灌注流量，一样可以满足动物实验或心脏手术的要求？

这一研究对于正陷入冥思苦想的李拉海来说真不啻于暗夜灯火，莫非体外循环的解决之道就在这神秘的 10%？

绝知此事要躬行。

李拉海让助手莫利·科恩（Morley Cohen）重复一下这个实验，看看能否重现仅以 1/10 的血供就能维持重要器官功能活性的结果。科恩选用了 19 只实验犬，结扎上、下腔静脉，但保留奇静脉的正常回流，经过对实验犬只不同体重与右心回流血液的反复测算，科恩得出结论，英国同行的研究结果虽然有违既往的医学常识，但确实可以重现，也就是说，在麻醉状态下，只需要正常血流量的 1/10 就能满足实验动物的心脑功能不受损害。

这次重复实验的结果，让李拉海非常乐观，他认为即使给这个实验数据留一倍余量，也就是只用提供 1/5 的正常血流量，也足以大大降低心肺机设计的难度。吉本如果想到这一点，是不是就可以重整旗鼓再次启动心肺机的临床研究了？

年轻的李拉海决定用这个实验结果召唤心肺机研究领域的主帅吉本归队！

李拉海认为，他可能找到了解决问题的方案，因为降低心肺转流的灌注流量，就等于大大降低了运行心肺机的难度。可是当李拉海在明尼阿波利斯的一次会议上将动物实验揭示的奇静脉现象告知吉本时，不料却被吉本泼了一瓢冷水。吉本认为李拉海说的情形根本就不成立，正常血液流量的 1/10 怎么可能保障实验动物的安全？更不要说将这样荒唐的设想冒险应用于临床了，吉本认为如果灌注达不到一个较高的流量 [100~165 毫升/（千克·分）] 根本就行不通……

吉本的反应令李拉海情绪复杂，20 多年前吉本不顾主流学界的质疑，苦心孤诣熬尽心血终将心肺机的梦想变为现实。而今少年子弟江湖老，昔日初生牛犊不怕虎的热血青年，如今已蜕变为学界权威，屠龙者自己也成了龙，面对年轻后辈极有价值的提议，居然就这样轻易地给否定了。

曾记否，当年还有人称吉本的心肺机的研究是儒勒·凡尔纳式的幻想呢！

不过，李拉海的热情并没有被吉本的冷水浇灭，正像当年的吉本一样，他坚信自己的想法是正确的，属于吉本的时代即将过去，心脏外科的舞台上，又将迎来一位耀眼的天才。

李拉海决心按照自己的思路开展体外循环研究，降低灌注流量，降低心肺机的操作难度，就一定能将心外科的发展再大大朝前推进一步。

虽然沉稳内敛的吉本不认可高调张扬的李拉海的某些观点，但学术观点的交锋却没有影响吉本对这位充满朝气的年轻人的欣赏，因为他深深知道，希望仍在这年轻一代人的身上，毕竟，吉本自己梦开始的时候，也不过 28 岁。

可当李拉海决心进行心肺机的实验时，却发现当时的条件已经根本不允许他进行如此昂贵奢侈的探索了——明尼苏达大学医院唯一的心肺机已经被丹尼斯带去新任职的纽约一家医院。

难道这样一个闪光的点子就要因实验条件的限制而就此沉寂了吗？

你要做饭，可居然连锅都没有，这能行吗？当然有人可能会想到，如果饿急了，想把食物弄熟也不是非有锅不可，可以采用原始的方法，直接用火烤成不成？那么，人体体外的循环除了人工心肺机外，还有别的什么原始途径吗？我们人类社会再回到原始形态当然是不可能了，但是人之初的形态又是如何的？人不是出生以后才有自己独立的循环和呼吸吗？在此之前人的生命体系是如何维系的呢？

这一灵光乍现的思路，来自李拉海的助手科恩。李拉海在协助刘易斯完成了那次意义非凡的手术之后，就已经是明尼苏达大学的助理教授了，科恩则是他的一位全职助手。1953 年秋的某一天，李拉海发现这位昔日的得力助手最近有点心不在焉，便问其故。原来，科恩的妻子怀孕了，他总是在实验室里分心想着他的妻子和尚在腹中的孩儿。李拉海不禁和他谈起了孕育胎儿这件事，话题不觉间扯到了胎盘——既然胎儿可以从胎盘获得氧合血，我们为什么不能用动物实验来模拟这种情形呢？这真的又是一个幸运的遗憾，当年布莱洛克遗憾地没能如愿以偿建立肺动脉高压的动物模型，导致了塔西格与其联手，创立了经典的术式 B-T 分流。而今，实验条件的限制，居然使李拉海迸发出以活体作为"心肺机"的神奇构想，而这一构想恰恰为已经看似山穷水尽的体外循环研究带来了柳暗花明的一线转机。

如果说吉本等开拓者们体现了无与伦比的智慧与勇气的话，那么李拉海的所作所为则几乎超越了人类想象的极限。1954 年，在心脏外科直视手术研究领域一片军心涣散的时候，他居然试图以患儿的父亲作为"心肺机"，用活人交叉循环的方法挑战历史上首例室间隔缺损的修补术，这真是只有疯子才能想出来的办法。

我们还是先从李拉海团队的动物实验说起。

他们用两条狗进行心脏手术，一条是手术狗，为受体；另一条模拟胎盘的原理当作氧合器，称为供体。这是一种新的体外循环方法——"交叉循环法"。动物实验进行得非常顺利，1953 年 10 月 22 日第一例交叉循环动物实验即大获成功。同时一个意外的发现是，实验动物的术后恢复如此之快，状态如此之好，是此前应用人工心肺机时从未有过的。又经过几个月的系统改进及有关机制的深入研究，成竹在胸的李拉海认定，在人工心肺机几乎缺席体外循环人体试验的关口，这项全新的技术值得进行一项人体试验。

交叉循环法的原理为，在同样的时间里使病人和正常的供体之间交换等量的血流，通过精确的流量泵来控制流量，而病人心脏的静脉流入则完全阻断，以保证可直视下切开心脏。一旦病人与供体建立连接，该病人的身体就可以源源不断地从供体那里得到充分氧合后的血液供应。没有复杂的机器，也不需要调解动态的平衡，因为供体的循环及时自动地承担着这些重要职能。这就解释了为什么实验动物的术后恢复，较以前用机器进行体外循环时快。这一方法，至少从理论上似乎既规避了应用低温和心肺机体外循环实验过程中相关的常见并发症，且相对而言，没有时间限制。

这一想法刚一抛出就引起轩然大波，这对已有的临床医学外科实践体系是一个极大背叛。出于伦理学的考量，让一个"无辜"的健康人在手术室里冒着潜在的危险（不管多么小）作为供体循环，哪怕只是暂时的，也是不能被接受的。有些批评者甚至说，"你们想要创造历史吗？想要做外科历史上第一个可能死亡率为 200% 的手术？"

这是一个今天看来也不乏疯狂的设想，在当时，得是什么样的家长敢把自己的孩子交到这样的医生手里？而且还可能把自己的性命也一并搭上？这种家长是鬼迷心窍了吗？一种几乎是本能的直觉告诉我，能冒险做出如此决定的家庭，其背后一定有不同寻常的故事……

1950 年夏天的一个晚上，当多娜同她的妹妹雪莉一起在小床上睡着的时候，弗朗西斯·格利登（Frances Glidden）和她的丈夫莱曼·格利登（Lyman Glidden）绝对想不到第二天早上的情形。雪莉早上醒来的时候还以为姐姐仍在贪睡，直到她们的母亲进来，才发现多娜已经死了，那一年多娜才 12 岁。两年前，当医生诊断多娜为先天性心脏病时，格利登夫妇根本不信，在他们眼里，多娜没有太大异常，运动能力良好，饮食、睡眠都没有问题，只是好像比别的孩子感冒的次数多一些。当然自此以后，这对夫妻的心头就蒙上了阴影，不知道那一场悲剧将在何时到来，只不过他们心头尚存侥幸。1950 年春天开始，多娜的状况明显变糟了，体力变得很差，经常呼吸困难，甚至有一次在院子里直接昏死了过去。多娜住进了明尼苏达大学医院，医生为其做了心脏导管造影，证实她所罹患的是先天性心脏病，室间隔缺损。这种病在当时是没救的，医生们除了建议低盐饮食之外别无良策。这时候格利登夫妇才放弃幻想，清楚地知道，无情的死神已经向这个孩子慢慢逼近了。只是他们绝没想到或者说是不愿意看到，死神的步伐居然如此之快。

1952 年夏天，当弗朗西斯发现自己再次怀孕时，她和丈夫仍不时地想起他们那可怜的女儿多娜。1953 年，这个叫格雷戈里·格利登（Gregory Glidden，1953-02-24—1954-04-06）的孩子刚出生时似乎并无异样，只是生后不久，弗朗西斯和莱曼就惊恐地发现，格雷戈里也非常容易"感冒"。他们已经知道了，先天性心脏病的孩子容易出现呼吸道感染，但他们不愿意相信自己居然那么倒霉，会再次摊上这种事。

每次住院时，抗生素治疗似乎都很见效，医生也不认为格雷戈里有心脏方面的问题。但反复几次住院之后，弗朗西斯慌神了，她把耳朵贴近格雷戈里的胸口，耳畔传来了她曾经十分熟悉的噩梦般的声音——跟当年多娜的心脏杂音一样！这回，医生也听到这个杂音了，低调的收缩期杂音——

典型的先天性心脏病的杂音。应该是存在一种缺损，是房间隔缺损，还是害死了多娜的室间隔缺损？

将格利登夫妇吸引到明尼苏达大学医院的主要原因，是当时他们已经听说这所医院可以做房间隔缺损的修补手术了。换一句话说，是刘易斯在1952年的那次影响深远的成功手术，使这对绝望的夫妇看到了生的希望。但心脏导管检查发现，格雷戈里患的还是室间隔缺损，这种病恰恰用刘易斯的低温阻断循环的办法处理不了。当时，在1954年春天之前，还没有任何一个医生能够在活人身上成功地修补这种缺损。刚刚升起的希望，几乎又在瞬间破灭。因此当有人告诉他们，听说有个叫李拉海的年轻医生发明了一种新的方法，在实验室已经取得了重大成功，可能修补室间隔缺损时，他们虽然感到这是最后的救命稻草，但又不敢抱有太大希望。不过无论如何，他们都要冒险试一试，他们不想再次经历丧子之痛了，哪怕有巨大的风险，哪怕是用自己的生命去换取……

虽然李拉海对交叉循环抱有极大的信心，相信自己的手术刀一定能够治好格雷戈里的病，但当他打算安排这样一次"冒天下之大不韪"的手术时，才发现自己所要面对的阻力是如此之大，质疑、批评的声音如暴雨般袭来。因业务之争原本就与外科有嫌隙的内科主任也趁机发难，希望医院的高层能够向外科施压，阻止这一严重违背医学伦理的危险探索。

然而，箭在弦上不得不发，为了患儿格雷戈里的一线生机，李拉海还是向导师欧文·H.奥根斯汀（Owen H. Wangensteen，1899—1981）正式递交了试验申请。奥根斯汀对这位爱徒一向关爱有加，这一次更是力排众议批准了该试验计划，他在批准书中答复道："亲爱的李拉海，放手去干，别的事情你甭管。"

短短的一句话，寄托了奥根斯汀无尽的期待。若没有他的鼎力支持，这项关乎心脏外科走向的试验绝不会进行得如此顺利。另外，当年李拉海罹患恶性淋巴瘤时，为其做根治性手术的主刀医生，正是奥根斯汀。1981年1月奥根斯汀去世后，医学界对其赞誉有加。评论者认为，明尼苏达大学能够在 20 世纪 50 年代对心外科的发展做出许多开创性的贡献，涌现出一批享誉世界的心脏外科大师，与奥根斯汀锐意创新进取、大胆扶持年轻人的开明作风是分不开的。如前文已经提到过的克拉伦斯·丹尼斯和约翰·刘易斯俱属奥根斯汀麾下，甚至就连后来在波士顿儿童医院成名的格罗斯最早也与奥根斯汀有过一面之缘。当时奥根斯汀刚刚当上外科主任，年轻的格罗斯希望到奥根斯汀手下进行住院医师的培训，奥根斯汀知道眼前这位年轻人是一位难得的才俊，但因手头没有足够的经费只能与其失之交臂。几年以后当格罗斯在他处声名鹊起，奥根斯汀懊悔不已，他决心再不要因经费问题而错过人才，于是他通过各种途径为本科室争取经费支持，结果使明尼苏达大学医院的外科经费从 20 世纪 30 年代的区区 2 万美元增加到 20 年后的 100 多万美元！奥根斯汀本人虽未专注于心脏外科领域，但他对心脏外科的发展却起着至关重要的作用。每当我想到此人，脑海中总是浮现出一个绝顶睿智的大宗师形象，仙风道骨长髯飘飘，仿佛金庸笔下《倚天屠龙记》中的张三丰。事实上奥根斯汀本人的成就也确实符合一代宗师的名头，因他对肿瘤外科、肠梗阻等方面的贡献而获益的病人迄今何止万千，这里且不细说。单说这 1954 年 3 月 26 日——心脏外科历史上最令人激动的一天。

当天发生在明尼苏达大学医院手术室第二手术间的这一幕，如果能够被搬上银幕，即使在最蹩脚导演的执导下，也足以使影院里的多数人痛哭失声。作为供体的父亲尤其让我感动万分。试想在当时，这个试验在一片激烈的反对声中才勉强得以实施，手术过程中将会发生什么更没有人可以预料得到。当这一对父子在麻醉前深情地对望一眼之后，他们是否有可能活着再见？

李拉海和他的 3 个年轻同事，以患儿的父亲作为供体，用管道和流量泵将父子的循环系统连接在了一起。确认这种交叉循环可以同时保证一大一小两个生命的安全维系之后，李拉海阻断了患儿自身的循环，切开了他的心脏。经探查后发现，该患儿的心脏问题确实是室间隔缺损，术前的诊断无误。"兄弟们，"李拉海语调平静地说道，"我们可以继续了。"12针，他冷静沉着又不失迅捷地用12针即缝合了这个缺损。室间隔缺损，这一发病率最高（占先天性心脏病的25%左右）、戕害小儿生命最多的先天性心脏病，终于在人类发达的现代医学面前第一次臣服。

在一篇发表于1986年的回顾性文章中的评论区，有一位医生（文森特·L.戈特，Dr. Vincent L. Gott）提到当年那一次惊心动魄的手术时，还心有余悸地写道："那一天的情形我永生难忘，手术室里弥漫的是前所未有的混杂着兴奋与紧张的气息，其厚重程度让周遭的空气几近凝固，仿佛需要身处其中的人用手术刀才能劈开。然而，在我们所有人当中，处在暴风眼中心的李拉海反而是最平静的一个，好一派处变不惊的风范。"

当患儿格雷戈里同父亲的交叉循环被中断后恢复自己正常的血液循环时，他的心脏已经脱胎换骨，不再是一颗破损的心了。手术过程异常顺利，并没有出现之前批评者所担心的一台手术父子双亡的悲惨局面。在手术台上，李拉海还戴着沾满鲜血的手套同几位助手逐一握了手，他们的眼神交换的是同一句话：我们，赢了。在观摩厅，一直为自己的爱徒捏了一把汗的奥根斯汀热泪盈眶。

可是，李拉海等人是否高兴得太早了呢？别忘了当初吉本第一次在人工心肺机体外循环下的手术成功之后，就再没能重复这一结果，同样的悲剧会再次上演吗？更何况，即使手术获得了成功，患儿格雷戈里就一定能顺利度过术后恢复期吗？这毕竟是一次破天荒的手术，格利登夫妇能否将格雷戈里活着抱回家，避免又一次的丧子之痛？

格雷戈里恢复得似乎不错，术后第一天，他已经可以喝水、喝奶了，第二天吃了荷包蛋。一直到4月1日，也就是手术后的第六天，格雷戈里每一天都比之前的状态好一些，胜利在望了。无论是参与了这次治疗的医护人员还是患儿的父母，差不多每一天都在紧张与不可思议的兴奋当中度过，格雷戈里也成了医院里的明星病人。

但后来情况渐渐发生了变化。格雷戈里出现了呼吸急促、乏氧等情况，李拉海认为可能是呼吸系统出现了感染，遂开具了抗生素，并应用了一切支持手段。但不幸的是，格雷戈里的病情还是一天天变糟糕了。4月6日上午，格雷戈里望了这个世界最后一眼，就再也没睁开眼睛。他的心跳，停止了。

李拉海是多么不甘心就此认输。他立刻积极展开抢救，甚至直接用注射器刺入格雷戈里的胸腔进行心脏内的注射，但终究没能令患儿起死回生。1954年4月6日上午9点15分，李拉海无奈地宣布：抢救无效，病人临床死亡。

"对不起，"正如许多医疗影视剧中的桥段那样，李拉海非常诚恳地对弗朗西斯和莱曼说，"我们已经尽了全力。"孩子的母亲悲痛难忍，泣不成声，"是的，我知道你们尽力了"。她强忍着内心的剧痛，幽幽地问了这样一句："您不是说手术很成功吗？为什么格雷戈里还是离开了我们？""只有一个办法能让我确切地知道格雷戈里的死因到底是什么，"李拉海小心翼翼地提出问题，"可是，你们能允许我对格雷戈里进行尸体解剖吗？"夫妇二人一脸惊愕，仿佛已流血的心头又被人重重地戳了一刀。李拉海不等他们回答继续动情地说道："只有这样，相信我，只有这样，才能让格雷戈里的死有价值。通过对他的解剖，我们将能发现极其重要的问题，换句话说……他的死必将换来其他患儿的新生。"

这对夫妇终于同意了李拉海的请求，连续两次丧子之痛，使他们深深地懂得同样家庭将面临的悲剧，他们愿意为这些家庭祈福，他们希望李拉海最终能够获得预期的成功。

还是那间解剖室，李拉海不由再次想起两年前的那个夏天，当时他面对着尤斯蒂斯的心脏，发誓要找到一个可以安全进行心脏修补手术的方法。而今，他的方法第一次尝试就遭到失败。他决心找到原因，真是这个方法不可行，还是有别的什么状况？李拉海再次打开了格雷戈里的身体，剖开心脏，那个经过外科医生妙手修补的缺损已经完全愈合！也就是说，格雷戈里的直接死因并非手术，而是肺感染，也即他开创的这一方法值得继续进行尝试、探索。

于是……

1954 年至 1955 年，几乎是孤军奋战的李拉海团队通过使用亲子之间的交叉循环，为存在复杂心脏畸形的 45 名儿童施行了直视下的心脏手术。在这些应用交叉循环的手术中，有一例情况极为特殊，因为该患儿拥有一种罕见的血型，甚至他的父母与其血型也不完全匹配。经过多方寻找，一个叫霍华德·霍尔茨（Howard Holtz, 1925—2015）的 29 岁小伙子自告奋勇，为救这个素不相识的小孩儿甘愿冒险为其做供体。对于这种令人难以置信的义举，霍尔茨却只有轻描淡写的解释："如果我的孩子也遭遇这样的情况，我希望会有人为了救他而冒险做这个供体，我只不过是做了我希望别人也能做的事而已。"

根据 1986 年李拉海团队发表的对当年那批手术患儿的随访文章，全部 45 例手术中作为供体的，父亲 25 位，母亲 10 位，亲属 5 位，非亲非故的志愿者居然有 5 位之多！如果说由父母或至亲作为供体进行交叉循环的手术让人们感受的是血浓于水亲情伟大的话，那么这 5 位志愿者的无私奉献和勇气更有理由让我们为人类世界舍己为人慈悲为怀的高贵感动非常。

必须要指出的是，所有这些复杂的病变（其中有 27 例是室间隔缺损，10 例是法洛四联症，5 例是房室管畸形，1 例是肺动脉漏斗部狭窄），都是靠此前既有的技术无法解决的，全部接受手术的 45 名心脏严重受损的病人中，有 28 名复杂的心脏畸形得到了治愈。45 名循环供体均得以存活，那种传说中噩梦般的 200% 的死亡率并未出现。到 1986 年，术后 30 年随访的结果为 22 名病人（49%）仍然活着，并过着有质量的生活。

很多在解剖室看过法洛四联症解剖的医生认为，复杂到这种程度的心脏畸形，即使用最精妙的手术技法也不可能将其彻底修复。当年的"蓝婴"手术令霍普金斯医院的外科医生布莱洛克和内科医生塔西格一战成名，那次手术只是在一定程度上能够缓解法洛四联症的病情，并非根治。因此，当李拉海宣称可以对这种疾病进行根治性手术时，很多人都表示怀疑，但那些亲临现场观摩手术的人，在瞠目结舌之外，就只有心悦诚服了。

这些显著的临床试验结果，显然比其非凡的手术技巧更令人吃惊。这使当初吉本暂时失利之后学术界盛行一时的"病态心脏"理论被彻底打破了，心外科开始走出低谷，进入了一个快速发展的阶段。

*

都说孩子是一个家庭的希望，好比初升的太阳，那么这些为拯救万千孩子性命而勇敢探索孜孜以求的科学家，无疑就是那修复希望托起朝阳的巨人。李拉海所取得的巨大成功，将明尼苏达大学医院一下变成了世界心脏外科学的第一重镇，各地的参观学习者络绎不绝。后来这些学习者中又有不少人续写了辉煌，其中最有名气的一位是来自南非开普敦的外科医生克里斯蒂安·伯纳德（Christiaan Barnard，1922—2002），他在 1967 年的石破天惊之举，再次续写了心脏外科的辉煌。这是后话，且待后面细说。

不过李拉海并没有被一时的胜利冲昏头脑，他清醒地认识到目前这种方法中，供体的自我平衡机制将自动纠正无数不知名的、由全身灌注引起的生理学紊乱，这对供体的健康显然存在潜在威胁（进行交叉循环的 45 名供体虽然无一例死亡，却有一位母亲因操作失误发生了不可逆的脑损害，给本有一个先天性心脏病孩子的可怜家庭雪上加霜）。也正是由于这个原因，活体交叉循环技术并没有得到广泛开展。因此李拉海预言道："交叉循环的临床经验——尤其是对供体的不良影响，使我们清楚它显然不可能一直作为体外循环技术，为了病人和（尤其是）供体的安全问题，必将会发展出一种超越这项技术的体外循环措施。"在一篇李拉海发表于 1955 年的文章正文后面，布莱洛克点评说："我真没想到我在有生之年还会见识到这种手术，李拉海团队的想象力、勇气及其业绩值得赞扬，有些复杂的心脏畸形真是让人做梦也想象不到该如何修补……但我不认为这一方法（指交叉循环）是心脏外科的最终解决之道，我想还是我们协会主席吉本开创的人工心肺机的思路是对的。"

于是，包括李拉海在内，许多研究者又重新开始重视人工体外循环的研究，在吉本研究的基础上，对心肺机做了进一步改进和完善。

不得不承认，到目前为止，在已被应用到心外手术的技术中，交叉循环是最符合病人生理的技术。放弃一个在生理上近乎完美的技术，转而采用了一个至少当时看来在生理上比交叉循环尚有不足的技术，李拉海医生的这一作为在外科医学史上是令人叹服的。但这又是伦理学压力之下必然的选择，你不能总在每次做手术的时候，都让另一个健康的人冒着一定风险，而且一旦发生重大失败，真的可能是两条命都交待了。

李拉海的预言很快得到了证实。到 1958 年，仅仅在吉本第一次体外循环下手术成功的 5 年之后，毕业于哈佛医学院的约翰·韦伯斯特·柯克林（John Webster Kirklin，1917—2004）即报道了在梅奥医学中心成功地将梅奥 - 吉本设备应用在 245 例体外循环手术中。受到李拉海和柯克林成功的鼓舞，世界上许多大学的研究团队重新恢复了心脏直视手术的研究计划。

柯克林自医学院毕业后就接受了一段时间的神经外科方面的训练。"二战"结束后，从军队归来的柯克林到波士顿儿童医院格罗斯手下做住院医师，这段经历让柯克林转而对心脏外科产生了兴趣，于是他果断决定不再做神经外科医生了，要在新兴的心脏外科领域有一番作为。果不其然，柯克林最终在梅奥医学中心改进了吉本的心肺机，发展了安全、可行、可靠的体外循环措施，取代了交叉循环成为心内直视手术的首选方法，将吉本未竟的事业推向成功。

在心外科领域其他人都已退缩或冷眼观望的那 12~18 个月，整个世界可能仅有明尼苏达州的李拉海和柯克林在探索心脏直视下的手术，真可谓绝境中的孤胆双雄，风头一时无两。他们虽然在研究方向上略有不同，但在心脏直视手术领域他们都想拔得头筹，柯克林坚信吉本的心肺机值得继续尝试，李拉海则剑走偏锋独创疯狂的控制性交叉循环，率先在临床应用方面取得突破，抢到了先手。

1954 年春天，当李拉海的心脏直视手术被媒体报道时，柯克林坦言："虽然我十分嫉妒，但也非常尊敬他。"随后，柯克林和同事在明尼阿波利斯观摩了李拉海成功地应用控制性交叉循环实施心脏直视手术之后，这种敬意尤为强烈。李拉海和柯克林这两位医生虽然竞争激烈，但彼此之间也能在正式或非正式的场合坦诚交流共享得失。有时候当柯克林对某种疾病的手术治疗失去信心时，李拉海会给这位对手以鼓励："这真是一个难治的疾病，但我们会掌握治疗它的方法的。"

想当初吉本对同梅奥医学中心的柯克林分享他的技术蓝图是非常犹豫的，因为他担心由于梅奥医学中心强大的实力，柯克林会先于他完成第一例体外循环下的心脏手术。不过谢天谢地，吉本最终还是和盘托出了他的技术蓝图，而最后恰恰是梅奥医学中心将这项技术的应用推向了极致。为纪念吉本的卓越贡献，他们将改进后的设备命名为"梅奥 - 吉本"。如果当时吉本由于一己之私而选择了保守，这项大业就此跌入谷底而无法中兴也未可知。

低温在此时则已成为心脏手术的常规并行手段，用以减少单独应用体外循环对人体固有的损害——在血流减少的时间段内保护重要的脏器，如脑、心脏和脊髓。

自此，由于有了体外循环技术这一有力的武器，心外科医生可以从容地在无血术野下对心脏进行精细的矫正与修补，挑战更复杂的手术。阴魂不散的比尔罗特魔咒此时才被彻底摆脱了，心外科一扫阴霾，飞速发展，手术适应证范围不断扩大。后来甚至出现过 3 个独立的研究者，分别在几乎相同的时期内发展了同一术式。由于无法确定究竟谁是第一个，学界只好把这一手术命名为达穆斯 - 凯 - 斯坦塞尔（Damus-Kaye-Stansel，D-K-S）手术。而这一术式纠正的畸形又绝不简单——单心室，也即只有两个心房一个心室。由于这一手术太过复杂，本书就不再细说了。至今，心脏外科仍是极富挑战且集中了最多前沿技术的外科分支之一，这朵最年轻的外科之花，在经历了无数凄风冷雨之后，终于可以在万丈的霞光之中，精彩绽放。

人工心肺体外循环这一技术，自问世以来即是一个不断完善进步的系统。梅奥 - 吉本心肺机的氧合器部分，是由呈网格状或实心的碟片构成的，称为碟式氧合器。在血槽内转动时，屏片或碟片的表面形成一个很薄的血膜，气体交换正是在这个血膜的表面上进行。这种早期的氧合器需要特别大的预充量（手术开始前将管道内注满血液），对血液的破坏非常严重；而李拉海同其助手研制的鼓泡式氧合器，虽然在很多方面优于碟式氧合器，并一度占领了主要的市场，但由于当时没有有效的过滤器，很多病人因氧合器产生的泡沫而在术后出现了"灌注肺"或"灌注神经系统并发症"。一直到 20 世纪 80 年代后期，随着临床上更安全可靠的膜式氧合器的出现，鼓泡式氧合器才逐渐被淘汰。

现在，体外循环技术虽已相当成熟，据估计，全世界每年在人工心肺机的辅助下开展的心脏直视手术大约 100 万台，但该技术远非尽善尽美，更非绝对安全（有些手术的病死率为 1%），并发症如脑卒中、凝血功能障碍、对血液成分的破坏等问题并未彻底解决。这促使外科医生开始考虑使用体外循环之外的替代方案，不难预料，这又将是另一番艰苦卓绝的征程了。

05

千古谜题，凭谁能解
——血液循环的发现

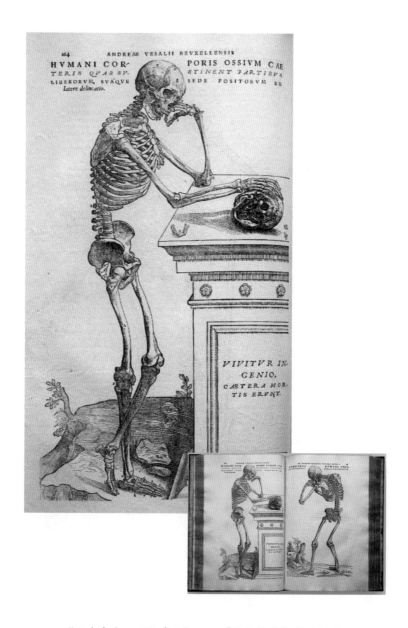

"天才永生，万物皆亡"——《人体结构》中的插图

图片来源：VESALIUS A. De Humani Corporis Fabrica[M]. Basel:THE WARNOCK LIBRARY, 1543.

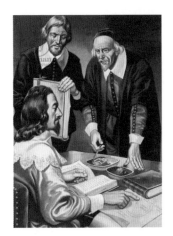

威廉·哈维（1578—1657）与
国王查理一世

图片来源：https://images-cdn.bridgemani
mages.com/api/1.0/image/600wm.
LAL.2647030.7055475/304283.jpg

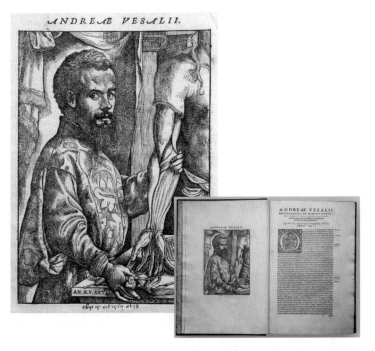

《人体结构》中的安德烈亚斯·维萨里（1514—1564）

图片来源：VESALIUS A. De Humani Corporis Fabrica[M]. Basel:THE WARNOCK
LIBRARY, 1543.

如果从 1930 年马萨诸塞州的不眠之夜，吉本决定研制体外循环机算起，到 20 世纪 60 年代体外循环机走向成熟，前后历时 30 多年，差不多也就是一代人的心血。但这 30 年间的故事并非凭空而来，而是在千百年来人类不断探索积累的基础上发生的。正如我们无法事无巨细地重现浩繁的人类历史一样，穷尽心脏医学史上的每一个技术细节也是不可能完成的任务，在继续讲述有关心脏外科的精彩故事之前，我们不妨先回溯一件医学史上的重大事件——血液循环的发现。毫不夸张地说，若没有血液循环的发现，不但不可能有后世心脏病学的发展，甚至整个现代医学都将驻足不前。

人类早在文明曙光初现时，就已经注意到了心脏这个神奇的器官。它在我们胸膛里的跳动，甚至在我们尚未看到这个多姿多彩的世界以前就开始了。古人认为心脏代表着想象力的中心，医学哲学家用心脏来说明仁慈、理解、生命、死亡和很多情感反应。不同地区的远古文明都有自己对心脏的解读，比如古代印度就将心脏视为神经系统的中心，古代中国也认为心主神明，现代汉语中的心知肚明及英语里的 My heart will go on（我心永恒），都是心脏这一器官的古代文化象征意义上的传统遗存。这里的"心"（heart）显然指的不是那个作为血泵的心脏，随着医学界对血液循环的揭示和对大脑功能结构的认知，人们渐渐意识到，既往人们以为归属于心脏的功能，其实是由脑来发挥的。但传统的惯性却不会因为科学的进步而立刻停止影响，就像"心知肚明""我心永恒"这种词汇已经固化为人类文化的一部分一样，心脏这一器官的文化象征意义短期内也不会在我们的观念里完全根除，因为我们都是远古观念的囚徒。

对于现代人来说，血液是循环的这一观念就如同地球是绕着太阳转一样属于最基本的常识，但人类对这一貌似寻常的生理规律的认知过程，却十分曲折。也许是古代中国人最早提及了血液循环的概念，在古老的医学典籍《黄帝内经》中有这样的记载："经脉流行不止，环周不休……气之不得无行也，如水之流，如日月之行不休……如环之无端，莫知其纪，终而复始。"但中国古人并未详细阐明心脏泵血的确切机制，而是凭着哲学般的玄思认为这是由阴阳二气推动的。

古希腊医生希波克拉底（Hippocrates，公元前460—前370）认为血由肝脏和脾脏不断制造，并运行到心脏中加热，或运行到肺中，通过自气管而来的空气冷却；古希腊哲学家亚里士多德（Aristotle，公元前384—前322）认为，心脏是人体最重要的器官，是人和动物的行动指南，它是智慧的源泉，情感的核心。亚里士多德认为心脏在结构上有3个腔，并命名了主动脉（aorta）。通过对鸡胚的观察，他发现心脏是第一个形成的器官。其后，古希腊的医生通过解剖尸体，发现动脉中的血液都已流到静脉，动脉是空的。因此他们得出结论，认为动脉内充满了由肺进入的空气。

几百年后，罗马医生克劳迪亚斯·盖伦（Claudius Galen，129—199）解剖活动物，将一段动脉的上下两端结扎，然后剖开这段动脉，发现其中充满了血液而不是空气，从而纠正了古希腊传下来的错误看法，这已经是一个了不起的超越。此时，盖伦发现了动脉血与静脉血的不同，将其分别描述为鲜红（bright red）的血与暗红（dark red）的血。关于血液流动的理论，盖伦建立了一个符合逻辑的庞大体系，圆满地解释了血液、食物和空气之间的关系，我们不妨从食物开始来介绍一下盖伦的理论。他认为，食物被人吃进去之后，经过胃、肠通过静脉进入肝脏，在肝脏里，食物变成暗红血液，这种血液一部分流进身体各处，一部分进入右心室，进入右心室的血液其中一部分进入肺，在那里释放废料烟灰，另一部分则穿过左右心室间隔膜上无数的小孔进入左心室，在这里接受由肺部来的空气从而变成鲜红血液，然后再流向全身各处。这两种血均一次性分布到外周，并由组织器官消耗掉。血液就这样不断地由食物进入肝脏后生成并在体内作潮汐式的涨落运动，在这套理论中，肝脏是血液之源。

盖伦对医学的发展有重要的贡献，是继古希腊医生、医学奠基人希波克拉底之后最重要的古代医学理论家。也许有些读者会想当然地认为古代医学家的作品应该是相当鄙陋的，而事实上并非如此。现有的盖伦作品经过整理后，数量竟多达 22 卷，共计 2500 万字（折合成汉字，约是本书的数百倍），这还不包括据说已失传的 1/3。盖伦认为自然界的万物均有灵性，人类亦然，人的身体受灵魂操控。这种观点与基督教的某些理论正好吻合，因此虽然他并非基督徒，但由于他对人体的这种解释颇合教会的胃口，他的著作也由此得以流传。教会认为，任何与盖伦观点相左的看法都是邪恶的，应该受到诅咒和惩罚。

盖伦的学说就这样与宗教、迷信彼此纠缠着流传于世，在 2~16 世纪长达 1400 多年的漫长岁月里，一直被奉为医生和解剖学家的"圣经"，对医学影响极大，并作为权威的说法制约着医学的发展。

在今天，恐怕只要是上过中学的读者都能发现盖伦对血液流动描述的荒谬之处。科学有两条腿，其一是逻辑，其二是实证。盖伦的理论无疑是瘸腿的，因为这套貌似在逻辑上无懈可击的理论，没有任何客观事实的佐证。但这对古代医生并未造成任何困扰，因为这是圣人盖伦说的，那么我们就当它是真的，只要这套理论能给当时的医疗实践以指导那就足够了。既然伟大的盖伦把一切医学现象都解释清楚了，我们又何必试图发现新的理论呢？但现代医学科学直到今日也不可能像古典理论那样完美地解释所有的生命现象，很多空白一直留到现在，我们已有的和不断在拓展的成果，就像一个直径在不断扩大的圆，其外延在不断地拓展新的未知领域，这一科学探索的进程，永远都没有尽头。

此后的几百年间，又有学者陆续描述了诸如肺动脉、主动脉等解剖结构，但是他们都未能对盖伦的主要错误有所纠正，甚至有人还煞有介事地描绘了盖伦提出的由右心通往左心的小孔。这种因迷信权威而导致的对客观事物进行错误主观描述的现象，在后来的医学发展中也常常上演。时至今日，也许我们已经不大容易理解，为什么这些亲自做过解剖的学者，却仍然照本宣科地重复既往的错误？就算讲师没有发现，难道学生们也都眼盲了吗？按照古斯塔夫·勒庞在《乌合之众》中的说法，群体歪曲自己目睹的事物的例子举不胜举，因为集体观察是错误率最高的，它往往只是某个人的幻觉，通过传染，暗示给别人。就像心脏中隔上由右心进入左心的无数个小孔，最初就极可能只是盖伦的幻觉，为了建立一个可以解释一切生理现象的体系，盖伦需要这样的幻觉。这样的幻觉代代相传，直至千余年之后，才有些孤独的智者开始对这种传染产生了免疫，他们在好奇心的引领之下试图摆脱古老权威的桎梏。

文艺复兴运动时期形成的解放思想、重视实验研究的良好气氛，使一些有为的学者和医生开始质疑和挑战教会所推崇的盖伦的权威理论。当时的学者们已经发现心脏其实是 4 个腔，而非亚里士多德认为的 3 个。

达·芬奇是文艺复兴运动的先驱，他在 14 岁时成为佛罗伦萨一名艺术教师的学徒，这位老师要求他的学生都要学解剖。10 年后，达·芬奇成长为一名非凡的艺术家，得到了许多资助甚至特权，应该说是艺术将他引向了解剖学。他以一种近乎病态的痴狂进行解剖研究长达 50 年之久，还被授权可以在佛罗伦萨的一家医院进行尸体研究。据说这位艺术家在尸体堆里度过了许多个特别的夜晚……这些不同寻常的经历让达·芬奇对人体结构有了深入的了解，并能够画出真实精准的内脏解剖图。达·芬奇曾经对心脏的结构和功能进行过细致的观察，在他的手稿中记载着如何将蜂蜡注入牛的心脏，以便了解心室的形状及其功能。他还研究了心脏瓣膜的结构和功能，甚至到了 2005 年，他有关心脏瓣膜的绘图作品，还启发英国帕普沃思医院一名心脏外科医师发展出了一种修复心脏瓣膜脱垂的新术式。这种对准确的追求，显然不同于古希腊哲学从思辨和空想出发的认识论，他通过实践探索世界的奥秘，而不盲目接受传统观念或崇拜古典著作。这种观念后来经伽利略发展，由培根总结成为近代自然科学的基本方法。

达·芬奇无疑是个超越时代的巨人，后人评价他说，当众人仍在沉睡时，他早在黑暗中醒来。然而遗憾的是，这样一位先知在过早地醒来之后，似乎只是在自顾自地涂鸦玩耍，并未大吵大嚷试图唤醒同时代的凡人，于是他只能形影相吊地清醒着，而一众凡人则继续懵懵懂懂地酣睡。达·芬奇那些有关人体解剖和心脏的认识在当时没能产生广泛深刻的影响，他的许多工作是几百年之后人们发现了他的手稿才公之于世的。

后来成功地让同时代的医生睁开惺忪睡眼的是近代解剖学奠基人——比利时医生、解剖学家安德烈亚斯·维萨里（Andreas Vesalius，1514—1564），他出生于达·芬奇去世前 5 年。他进入帕多瓦大学时，文艺复兴正处于高潮，但医学院还未完全摆脱中世纪的精神枷锁，解剖教学也只是对盖伦学说抱残守缺，实验对象多数时候只是狗或猴子等动物材料，人体解剖的机会极少。这种教学方法实在无法令维萨里满意，于是他就自己去刑场和墓地寻找尸体。这种行径当然既违背道德又违反法律，所以他只能在半夜出没，解剖也需要偷偷摸摸。为了降低腐烂速度，他常在寒冷的冬天进行操作。就是在这样艰苦的条件下，他认真从事尸体解剖，翔实记载人体结构，积累了许多前所未有的第一手资料，纠正了当时一直沿用的盖伦解剖学中许多关于人体结构的错误说法。

在对心脏的解剖过程中，他没有找到盖伦提到的心室中隔上存在的从右心室通向左心室的小孔。因此他疑惑：血液究竟通过什么途径从右心室进入左心室的呢？维萨里对盖伦学说的信任也一度超过了他自己的眼睛，他在著作中写道：

> 在不久以前，我还不敢对盖伦的意见表示丝毫的异议。但是中隔却是同心脏的其余部分一样厚密而结实，因此我看不出即使是最小的颗粒怎样能够从右心室转送到左心室去。

最后他选择相信自己的所见，抛弃了盖伦的观点。不唯书不唯上只唯实。他认为研究活体现象的正确道路，不是去问盖伦曾经说了些什么，而是用自己的眼睛去观察事物的本来面目。维萨里奠定了近代解剖学的基础，也促进了近代生理学的诞生。他在 1543 年出版了《人体的结构》一书，详尽阐明了自己的学术观点，当时他还不到 29 岁。自这一年起，人体自身小宇宙的结构才开始被准确地描述，也是在同一年，已近垂暮之年的哥白尼出版了《天体运行论》，宣告古老的地心说成为历史，人类对广袤宇宙的科学探索，正式开启。

选择相信自己的眼睛而不是迷信权威的学者，在这一时期不止维萨里一位。他的同学，西班牙医生米歇尔·塞尔维特（Michael Servetus，1511—1553）在1553年出版的一部著作中发表了他对人体血液循环的发现。他明确地否定了盖伦关于血液从右心室穿过中隔进入左心室的学说，提出了血液从右心经过肺到左心的洞见，这其实就是肺循环的概念。他在书中阐述的肺循环是人类探索血液运行方式的一次重大飞跃。后人称赞塞尔维特是欧洲第一个具有血液循环思想认识的人，也是第一个对盖伦的"潮汐说"进行有力驳斥的人。

关于塞尔维特的死因，在中国国内流传着一个源自恩格斯的较为煽情的说法："正当他将要发现血液循环过程的时候，加尔文便烧死了他，而且还活活地把他烤了两个钟头；而宗教裁判所只是把布鲁诺简单地烧死便心满意足了……1553年10月27日，塞尔维特被绑在火型柱上。他的头颈上套着花环，那是被硫黄浸过的，花环的铁链上扣着他的著作，脚下堆着其他的著作和湿稻草及青树枝。行刑的牧师最后一次问塞尔维特是否愿意放弃自己的学说，塞尔维特保持庄严的沉默。昏暗的闷火和浓重的烟雾，不仅吞噬了一位杰出的科学家，而且使医学史上具有划时代意义的血液循环发现推迟了半个多世纪。"

一个科学烈士的形象就这样被塑造出来了。但西方提到他的死因时，则主要归咎于当时的宗教争端。事实上，与其说塞尔维特死于科学与宗教的斗争，倒不如说其死于宗教内部的倾轧。他出版于1553年的那部提到肺循环的著作《基督教的复兴》，其主旨是批判"三位一体"旧教义，倡导一神教派新教。这当然是旧神学顽固势力所不能容忍的，再加上他本人也过于激进，这才惹来了杀身之祸。维萨里的结局也有一个类似的误会。被判耶路撒冷朝圣之后他死于归途，当时他的著作已出版20年。将宗教裁判所对维萨里的迫害简单地归结为其解剖学研究，是缺乏证据的，西方医史学者通常认为这是后世的以讹传讹。而中国人之所以普遍地接受了科学烈士一说，在很大程度上是因为这是恩格斯曾经的观点，在那个特定的历史时期，恩格斯在中国思想界的地位大约就像盖伦的理论在中世纪欧洲医师心中的地位。

1903 年，日内瓦的加尔文主义者集会表达了对烧死塞尔维特一事的悔意，因为他们在回顾这桩旧案时，发现死刑判决是错误的，因为恰当的判决应该是放逐。其实最初关于处死塞尔维特的争议仅在于，是用"仁慈的火刑"（先弄死再烧）还是"不仁慈的火刑"（活活烧死）。有神论者的仁慈和幽默感真是让人猝不及防，他们后来还给塞尔维特这位殉难者树立了纪念碑，早干嘛去了呢？

与塞尔维特同时期的意大利博物学家、医生安德烈·塞扎尔比诺（Andrea Caesalpinus，1524—1603）分别于 1571 年和 1593 年出版的两部著作中提出了区别于盖伦学派的重要看法。他是一位极具语言天赋的科学家，他曾用诗歌化的语言描述说，"心脏是血液之源，通过四根大血管灌溉全身，就像天堂里流出的四条河流……"，他认为血液在心脏收缩时被排放到动脉（包括肺动脉）中，而在心脏舒张时血液则从腔静脉和肺静脉流回心脏。他还认识到，流向组织的血液只能通过动脉，而流回心脏的血液只能通过静脉。可以说，塞扎尔比诺不但形成了肺循环的观点，而且也具有体循环的概念。这几乎已经和现代血液循环的科学观念十分接近了。

维萨里在 1543 年就离开了帕多瓦大学，为其著作《人体的结构》的出版这件大事而奔走，另一位解剖学家里奥多·克伦布（Reado Colomb，1516—1559）接替了他的教职，克伦布可能早在 1545 年就阐释了肺循环系统，但他囊括该学说的著作《解剖学》直到 1559 年才由其子女出版。

前面提到的几位学者都在不同程度上动摇了盖伦学派的观点，与此同时，盖伦学派的学者们也有新的解剖学发现，当然，这些发现是用来验证盖伦的"正确性"的。希罗尼穆斯·法伯瑞奇（Hieronymus Fabricius，1537—1619）就是盖伦学派的著名代表，他的贡献在于发现了静脉中瓣膜。

但他只在 1574 年的著作中详细描述了瓣膜结构、位置和分布，没能正确地解释瓣膜的作用。因为按照盖伦学派的理论，无论是动脉还是静脉，血液的方向都是如同潮汐一般可以进退的，其区别仅在于动脉与左心相连，而静脉与右心相连。我们现在知道，静脉瓣膜的作用是确保血液可以朝向心脏流动，避免反流。而法伯瑞奇由于坚持盖伦学派的观点，错误地认为瓣膜可以对血液的流动起一定程度的阻滞作用，以免其像洪水一样突然涌向手或脚。

法伯瑞奇的解剖功底不可谓不深厚，但其精准的刀法却只能探究人体的结构，无法解释刀锋所及部分结构的功能。新瓶到底装了旧酒，新的解剖学发现仍然做了 1500 年前旧理论的注脚。

亚里士多德和盖伦对心脏的观点一直影响了人类千余年，从 1543 年到 1599 年这 50 多年，我们不难发现人类对心脏和血液循环本质的认识速度大大加快了，在那个即将摆脱中世纪黑暗的跃升年代，诸多天才以历史上前所未有的速度及数量突然出现，他们好像生来就注定要发出智慧的光和热以驱散那蒙昧的漫漫长夜。以医学领域为例，那便是上述前赴后继的种种探索一点一点地蚕食动摇着陈腐的血液"潮汐运动说"，一个崭新的科学的血液循环学说即将诞生。

*

在英国埃塞克斯市汉普斯特德教堂（离伦敦约 80 公里）的一处纪念碑上，有这样一句话："发现血液循环，造福人类万世不朽。"这是威廉·哈维（William Harvey，1578—1657）的墓志铭，人们以此来纪念其在医学上的卓越贡献。

哈维出身于英国肯特郡福克斯通的一个小绅士家庭。他 16 岁进入剑桥大学学习，19 岁获学士学位，1599 年到意大利帕多瓦大学学医，1602年获医学博士学位。当时的帕多瓦大学极负盛名，有很多著名的学者均在那里工作，比如前面提到的维萨里和发现静脉瓣膜的法伯瑞奇。哈维曾向后者学习解剖学，法伯瑞奇的这一学术贡献，正是促使哈维思考血液循环规律的出发点之一。法伯瑞奇在教学中广泛使用尸体解剖的演示，给哈维留下了深刻的印象，大概从那时起哈维便抱定这样的信念："解剖学家不应该凭着书本学习和教课，应学习解剖并以解剖进行教学。"

哈维在这里受到了文艺复兴时期进步思想的深刻影响，并有机会接触到了关于血液运动研究的新资料，这成为哈维提出血液循环学说的重要基础和前提。

哈维 24 岁时学成回国，担任圣巴托罗谬医院的内科医生。在行医的过程中，他越来越有名望，于 1618 年被选为内科医师协会会员，同年成为英王詹姆斯一世的御医，后来又当了英王查理一世的御医。查理一世和哈维关系很好，甚至和他一起观察过小鸡的心脏跳动。

1615 年哈维被选为伦敦医师公会的解剖学教师，从 1616 年 4 月起，哈维开始讲授解剖学，并公开宣讲他所创立的血液循环学说。1628 年哈维出版了《动物心血运动的解剖研究》一书，这本只有 72 页的册子清楚地描绘了"静脉—右心房—右心室—肺动脉—肺—肺静脉—左心房—左心室—主动脉—全身动脉—静脉"的血液循环路线，宣告了关于人体血液循环运动科学理论的正式诞生。这一年，距他的老师法伯瑞奇去世刚刚 9 年。

与以前的探索者相比，哈维并没有发现新的、重大的解剖学事实，可为什么他能够揭示血液循环真正的奥秘，成为破解这 1000 年谜题的最核心人物呢？

也许我们可以从他的研究过程中寻找答案。

既然哈维思考的出发点之一是其老师法伯瑞奇对静脉瓣膜的发现，我们不妨也从此入手。法伯瑞奇对静脉瓣膜的解释不能令哈维感到信服，他敏感地觉察到静脉瓣一定同某种特定的功能相联系。这种直觉可能是他在接触了大量新近的关于血液运动的学说之后产生的，也可能是深受同时代也在帕多瓦大学任教的伽利略科学思想的影响，他猜测静脉瓣的作用可能在于确保血液只能作由静脉流入心脏的单向运动。

为证实这一猜测，他做了这样一个简单直观的实验：用带子扎紧手臂，发现远心端（手掌方向）的静脉膨胀——这不正是现在静脉采血时普遍的做法吗？随后他用手指向远心端挤压，观察到远心端的静脉更加膨胀，而带子以上的静脉血管则呈空瘪状态。这个实验无疑证明了哈维的猜测，同时也表明他的老师法伯瑞奇所说"瓣膜可以对血液的流动起一定程度的阻滞作用，以免其像洪水一样突然涌向手或脚"，这个认识是错的。静脉瓣膜显然无法使血液从静脉流向身体各部分，血液只能从动脉流向身体，静脉瓣膜最终将使血液从静脉返回心脏。

然而推翻一个曾被广泛接受的旧学说，并非像推倒多米诺骨牌那般容易，否定了个别细节，其整个理论就自然而然地随之土崩瓦解了。毕竟推翻盖伦的理论并非哈维的终极目的，他想要做的是建立符合客观事实的新学说，这就需要扎扎实实地对自己的每一步假设小心求证。

对静脉瓣膜作用的科学解释，仿佛是将统治了医学界千年之久的旧学说撕开了一个口子。哈维乘胜追击，顺势又研究了动脉瓣、二尖瓣与三尖瓣。他发现了这些瓣膜的一个共同作用——它们是控制血液单向流动的机械阀门，可以保证血液由静脉流入心房，由心房进入心室，再由心室射入动脉。

为验证这一猜测，他在活蛇身上做了这样一个实验：用镊子捏住蛇的静脉，蛇心马上变小变白了；一松开镊子，心脏则立即充血；再用镊子夹住动脉，心脏就胀大变紫，似乎顷刻就要爆炸。哈维为什么选择蛇作为观察对象？是因为医学的象征乃是蛇杖吗？非也。面对倏忽来去快如闪电的心脏搏动，试图发现其奥秘的哈维也曾颇感棘手，但经过大量活体解剖之后，哈维发现蛇的心跳速度较慢，恰恰是最理想的观察对象。

前面的种种观察和实验，其实已经在逻辑上证明了血液循环的机械运动机制，而真正彻底将"血液潮汐学说"置于死地的，是哈维开展的一个更为精彩的定量计算实验，尽管这所谓的定量实验以今日对精确性的要求来看不免有些粗糙，但这毕竟是人类医学史上开天辟地第一次引入数学这一工具。

哈维根据心脏的平均容积，设定左心室的血容量约 2 英两（约 56.7 克）。因动脉瓣膜的存在，左心室收缩后排出的血不能倒流，而心脏每分钟大约要跳 72 次。这样，一小时内心脏要排出的血就是 8640（2×72×60）英两，差不多 540 磅（约 245 千克），这几乎是一个肥胖成年人体重的 3 倍！如果盖伦的理论成立，那么肝脏在一小时内就必须造出 3 倍于体重的血，而一天要造出 70 多倍于体重的血，这岂非太荒唐了？

真相只有一个——血液是循环的。

从哈维的著作中，我们能看出他提出血液循环学说有可能是受到古希腊"天人合一"学说的影响，因为他曾举亚里士多德描述自然界水循环的例子来说明血液是循环的：太阳照射地面上的河流，水汽因受热而蒸发至空中凝结成云，继而以雨的形式洒落大地，正是由于这样的循环运动，生物才有新老更替。哈维认为，心脏的运动为血液循环提供了重要的条件，故而心脏是生命之源，正如太阳是世界的心脏一样，心脏也是身体这个小宇宙的太阳，正是因为心脏的运动，血液才得以运行，为人体各机能的运作注入新鲜的营养。

只是在当时的条件下，哈维并不能清楚地了解血液是怎样由动脉流到静脉的。当时的显微镜还不完善，不能观察到动脉与静脉之间的毛细血管。尽管如此，哈维还是根据他的观察和实验做出了正确的推断，血液是由心脏经过动脉到静脉再回到心脏这样循环不息地流动的。他借助大胆的想象和理性思维，对动脉和静脉之间的联系进行了推测和预言。他指出二者的联系可能是动脉把血液输送到肌肉中去，再通过肌肉中的小孔渗透到静脉中来。这个基于事实的科学推论，在他逝世 4 年之后得到了确切的验证。那时显微镜已得到改进，意大利的解剖学家马洛·马尔丕基（Marcello Malpighi，1628—1694）在 1661 年发现了动脉与静脉之间的毛细血管，这一年马尔丕基 33 岁，刚好《动物心血运动的解剖研究》出版 33 年，也就是说，马尔丕基恰是这一惊天巨著的同龄人，一个尚有待完善的学说与一个注定要将其完善的研究者在同一年诞生，尽管只是偶然，但我们却不妨诗意地理解这种巧合，也许有些人就是背负着某种使命出生的。

这一学说在今天早已广为人知，无可置疑，但我们真的很难想象，像这样以大量事实材料作为基础、如此严谨精确的推演论证，都必须经过顽强而长久的斗争后才得到普遍认同。

事实上，至少在 50 年之后，哈维的学说才被一部分先进的学者认同；而哈维这一学术贡献的价值，则是在其去世 200 年后才得到完整的评价。

阻挠这一学说的原因是复杂而多样的。首先，哈维的发现不仅是发现了新的规律，而且也发现了研究生命现象的新方法。在人类一定的历史时期，旧传统的观念往往有很强的生命力。所谓百足之虫死而不僵，要从根本上改变旧的世界观，自然要比接受一两件并不危害总的理论基础的新事物要困难得多。

因此，不仅很多和哈维同时代的人这样，某些后来的学者也是如此，继续奉行着扼杀当时医学思想的盖伦学说来讲授解剖学。非常讽刺的是，盖伦的真正伟大之处并不在于留下了一系列传承千余年的具体的医学结论，而是提出了一系列符合科学探索的方法论，他说，任何人都应相信亲眼所见，而不是盲信教科书所言，对医学真理的信仰应建立于实际进行解剖之所得。盖伦当年虽然对自己和自己的著作自视甚高，但在这一点上仍然有着十分清醒的认识，他确信自己必然会被后人超越。所以，表面上看似是对盖伦学派欺师灭祖者的维萨里以及哈维，其实才是盖伦实证精神的真正传承者，大师的灵魂，往往只能在其颠覆者的体内才有机会重生。

假如盖伦能"穿越"到哈维所处的时代，他恰恰可能是哈维理论最坚定的支持者，看到那么多攻击哈维的庸碌之辈的所作所为，他一定会狠抽这些打着支持他的旗号的"不肖子孙"的屁股。这些所谓的盖伦学派的支持者，仅仅是将盖伦著作中的具体解剖学描述奉为神明顶礼膜拜，反而舍本逐末地忽略了盖伦强调的重视亲身实践的科学原则。

医师同行中的积极反对者们要求这一新发现马上就有什么实际用途，这对承认哈维的新学说起着极大的阻碍作用。就算你说的是对的，血液确实是在作循环运动，又有什么实际意义呢？这种发现能多救活几条人命吗？指导医生的治疗行为不还是得靠盖伦的经典著作吗？很多权威医师的反对意见就是这样，他们认为新的血液循环学说只不过是无任何实际作用的"奥妙的幻想把戏"而已。这种鼠目寸光，这种诘问，我们是否觉得似曾相识？200多年以后的某一天，当法拉第向人们展示电磁感应现象时，也没有多少人明白这一现象的意义。有人问他："你研究这玩意儿有什么用呢？"法拉第反问道："一个婴儿能有什么用？"

《动物心血运动的解剖研究》出版后的几十年里，人们对哈维的攻击此起彼伏从未间断，但哈维并没有过多地参与由其著作引发的争论，表现出了极强的自制力。对于这一学说引起的争议，哈维似乎早有先见之明，他在该著作中写道："有些问题无疑是超前的、新颖的，我害怕别人嫉妒的目光，更害怕在公众面前树敌，受几千年教条主义影响的人们，某种观念一旦植入便根深蒂固，人们对先人的崇拜无可厚非，但我更信奉真理，相信明智的人永远会站在真理一边。"后人很少提及的一个细节是，哈维其实是个易怒的人，年轻时就有佩剑的习惯，他可不只是为了时髦，而是经常因为一些小事就拔剑相向。可当他坚信的科学真理被一群鼠辈肆意诋毁时，他却在很长一段时间内表现出了令人惊讶的沉默。其中可能的原因包括：第一，他希望能有其他人站出来回应这种种指责，结果却事与愿违；第二，当时英国国内政局动荡，人人自危，哈维也不想节外生枝惹祸上身。

不难想象，在那样一个迷信愚昧、危机四伏的年代里，像哈维这样一个性情暴烈的科学天才该是多么痛苦。哈维认为，有些对他的攻击已经完全逾越了学术争论的底线，他对这些粗鄙的攻击在一封私人信件中回应道："就连疯狗也不会去撕咬真理的基石。"

他敏感地意识到血液循环这一发现意义极其重大，他认为"如果医学各部门能够对这一真理善加利用，不知有多少事物可得到揭露，多少疑难得以消除。在仔细地思考之后，我认为内容可以增加扩大，如果得偿所愿，这本著作的价值将远远超过这书的大小。但是要结束它却不是我一生所能完成的……我的学说只不过刚开辟了一条路，可以让更有才干的人们用以更完善地研究这一问题。"

如果我们将哈维提出的血液循环理论与盖伦的理论相比较，我们很容易发现，前者远不如后者周全。它仅仅揭示了血液是如何循环的，并未涉及消化与呼吸。它解释不了食物与血液的关系，也解释不了呼吸运动的机制。血液循环理论就像一把锋利的匕首，一下刺穿了盖伦学派的幻象，但却不能在这宏大的幻象坍塌之后立刻提供一个同样周全的替补。海市蜃楼般的大厦消失了，而血液循环理论尚不能构成哪怕一座简陋的房屋。它仅仅是一块坚硬的砖石，这是科学进击古典哲学的开端，哈维一劳永逸地解决了一个他通过实验与数学可以解决的难题，而诸如呼吸、消化这些其他科学之砖则有待后人继续浇筑了。

显而易见，如果说哈维之前学者的探索只是对盖伦的旧学说有所冲击的话，那么哈维的血液循环理论则彻底将血液潮汐学说送进了坟墓，动摇的是盖伦医学理论的根基。中国有些学者认为哈维没有因批判盖伦这一医学权威而像"维萨里、塞尔维特那样付出生命的代价"，是因为哈维是查理一世的御医。这一貌似可以自圆其说的看法，其实是经不起推敲的。对英国历史稍有认识的读者，都应该很清楚查理一世的结局，他在1650年即被克伦威尔送上了断头台。如果宗教裁判所要在此时加害已经失去国王庇护的哈维，岂不是易如反掌吗？事实上，自17世纪40年代以来，哈维的生活境况因为英国国内战争之后发生的几件事而变得复杂起来。作为朝廷的御医，哈维不得不留在伦敦，他的住宅连同图书馆的实验笔记和手稿都被议会派洗劫一空。克伦威尔胜利之后，哈维只能在自己的几个兄弟家里轮流住着。但是在这样颠沛的日子里他仍然继续进行着科学研究工作，这些研究成果都收录在他的第二部著作《论动物的生殖》里，其中详细阐述了生殖胚胎学的原理。很显然，哈维后期潦倒的境况主要是由于其在政治上忠于腐朽的王室，但他在科学上却绝对是革命的、进步的。

直到生命的最后一年，哈维仍然思维敏捷，中国有"人活七十古来稀"

的说法，在当时的欧洲，79 岁也是罕见的高龄了。他几乎没什么嗜好，只满足于最基本的生活，在经历了人生的大起大落之后，他已变得温和而谦恭。他在这一年的一封信中写道："上帝不会把自然界的密码直接公之于众，他宁可让我们通过不同寻常的迹象去寻找蛛丝马迹，正如人们通过罕见疾病的研究去找出疾病的共性一样，医学实践的道路将越来越宽、越来越广……可悲的是我对此已无能为力，我想我确实已经厌倦了在新领域的研究，我该退居幕后了。"一位好友这样形容他的晚年："他的生命之火在熄灭时就像一簇火花，转瞬即逝，不惊扰任何人。"

恩格斯在《自然辩证法》中曾经对 19 世纪中期各门学科应用数学的情况做过如下概括："在固体力学中是绝对的，在气体力学中是近似的，在液体力学中已经比较困难了，在物理学中多半是尝试性和相对的，在化学中是最简单的一次方程式，在生物学中等于零。"这真是智者千虑必有一失，岂不知哈维早在 17 世纪前期就已将数学方法用于血液循环研究？这种以数学为工具的严谨计算和科学推理，要比以往探索者的论证更为清晰和严谨。

哈维的杰出贡献在于他不仅为生物学和医学提供了崭新的科学认识，更是为生物学、医学研究开创了新的方法。他把实验方法引入了医学，做出了用实验方法解决医学问题的榜样，真正开启了一个实验医学的大时代。后人认为他完成了近代医学的一次伟大革命，这是关于人体生命的概念框架的根本变革，哈维之后的生物学和医学已经再不是原来的样子了。因此，后人把 1628 年哈维发现血液循环作为医学生理学成为实验科学的里程碑。

在哈维的学说正式提出 300 多年之后，当初质疑这一理论有什么实用价值的短视之辈的嘲讽之言犹在耳畔，而人类已经能够在心脏上做手术了。自然规律没能让这些人活着看到这些成就，倒也省却了他们自扇耳光的尴尬。

06

血浓于水，性命相托
—— 发现血型的故事

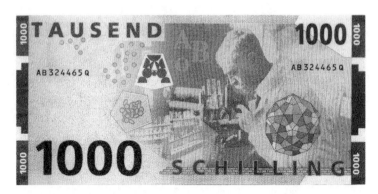

1997 年奥地利 1000 先令纸币，背面印着卡尔·兰德斯泰纳（1868—1943）在维也纳大学病理解剖实验室工作图像

图片来源：http://img2.baidu.com/it/u=410244764,973698119&fm=253&app=138&f= JPEG?w=641&h=299

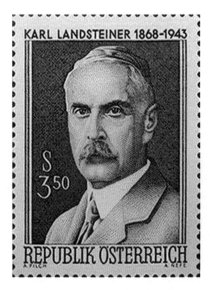

1968 年奥地利纪念兰德斯泰纳 100 周年诞辰的纪念邮票

图片来源：http://www.e1988.com/picshow/?type= 1&id=268114&bigcategory=A

从 17 世纪哈维发现血液循环的规律，到 20 世纪心脏外科的开局，此间尚有 300 多年。倘若心脏外科是一座摩天大厦，那哈维的贡献则不啻为整座大厦最深层的基石。这之后 300 多年的光阴里，一砖一瓦不断产生。我无力一一呈现所有的砖瓦，尽管我深知它们均为人类的心血与智慧凝结而成。

我决定讲述血液，从迷信与荒蛮开始。

人类最初对血液的迷信与崇拜，一点儿也不输于心脏。神秘的血液被赋予了种种象征。在不同地域的文化背景中，人们以不同的方式对血液进行着原始的诠释，但万法归宗，所有的不同最终均指向生命与健康，人们相信血液具有某种神奇的力量。于是，古埃及的国王用奴隶们的鲜血沐浴，以期驱除疾病甚至返老还童；古罗马的贵族在失败的角斗士濒死前，冲入场内吮吸其血液，希望自己能从中获得勇气与力量。也许中国人和日本人是幸运的，中国的皇帝相信鹿血有养身之功，日本人则认为饮大熊的温血能够治病。如果中国皇帝也认为人血才有那种传说中的功效，恐怕皇家园林里就不会出现鹿苑，而将是百姓的累累白骨。有一位诗人甚至在诗歌里讲述了这样一个令人不忍卒读的故事：一位纯洁的少女，相信处女心脏中的鲜血可以治疗心上人的怪病，为此，她居然请人剖开了自己的心脏……

这些在医学蒙昧时代有关血液的种种记载使我无比困惑，医乃仁术，可本章中的有些医学史实却未免过于残忍，何曾有半点仁道的影子？

在这些古老的记载当中，有一个事件被很多学者认为是有关输血实践的最初探索。1492 年，罗马教皇英诺森八世（Pope Innocent Ⅷ，1432—1492）因病陷入半昏迷状态（后人推测可能是慢性肾病）。正当众人无计可施之时，一位名叫亚伯拉罕·梅雷（Abraham Meyre）的医生出现了，他承诺可以医好教皇，但需要 3 个处男的血。很快，3 个不幸的 10 岁男孩被选中了，梅雷依次将 3 个男孩的"好血"输给教皇，同时将教皇的"坏血"交换给男孩。3 个男孩先后在抽搐中衰竭而死，然而教皇的病情并没丝毫改善，他很快也死掉了。短短的一瞬，4 条人命即葬送在庸医之手。详细描述这个故事的是意大利历史学家帕斯奎尔·维拉里（Pasquale Villari），但其中的细节是有些争议的。许多人认为，实际的情况更可能是教皇喝下了3个男孩的血，因为没有任何证据证明那个叫梅雷的医生此前做过有关输血的实验。如此冒险的事，恐怕他并不敢直接在教皇身上试。

这一血腥、荒诞甚至不乏残忍的开端，或许注定了人类对输血技术的探索必将是一条漫长而曲折的道路。

我们很难相信，在哈维的血液循环学说出现之前，会有成功的输血案例，但确实有学者做过这样大胆的设想。1615年，化学家安德烈亚斯·利巴菲乌斯（Andreas Libavius，1555—1616）就详细描述了输血的过程，包括献血受血双方的身体情况、所需要的器具、具体的步骤等。他甚至还提到，为了让年轻人在献血后恢复体力，需要给其良好的食物和悉心的照料。遗憾的是，他并没有将这一设想付诸实践。

提出血液循环学说之后，哈维虽然敏感地意识到这将对后世医学发展产生极大的影响，但终其一生，也没在医疗实践中运用过输血技术。受其学说影响，有些医生认为既然血液不息地循环流动，那么是否可以将药物输入血管治病呢？当时的确有人大胆地将药液输入病人的血管，但很多人就此死了，医生们弄不清是什么道理。这一过早出现的静脉输液的萌芽就此夭折。此外，哈维对生殖和胚胎的解析曾使一些人过度联想，认为人和动物可以杂交，借以改变人的性格。例如，人和羊交配，人的性格就可以变得温驯。所以，哈维的伟大发现一度使欧洲人进入误区，造成过一些荒诞剧。

最早的输血记录，也是给人输入羊的血，这也许与上述思潮不无关系。哈维之后的学者们探索输血的方法可谓花样百出，除了有学者利用哺乳动物成功地进行了输血实验外，还有人异想天开地用鸡来做输血实验。后人多认为该实验意义不大，实验者甚至都没记录输血后鸡的结局。当时还有一个令人费解的现象是，详细地描述了输血的方法、但未进行任何实践的学者不止化学家利巴菲乌斯一人，但他们都不约而同地认为输血可以使人恢复活力甚至重返青春。

1665 年 2 月，英国牛津大学年轻的生理学家和医生理查德·洛厄（Richard Lower，1631—1691）成功地演示了动物之间的输血。他先将一条狗放血至濒死的程度，然后用一根鸟羽毛管连接供血狗的颈动脉与受血狗的颈静脉，让血液流通，结果接受输血的狗成活了。

洛厄这次成功的实验，激发了很多欧洲学者的热情，一系列类似的实验相应展开，并最终导致动物给人输血的出现。当时，人们认为羊温顺、圣洁，因此觉得输入羊血可以治疗精神错乱、癫狂的病人。然而，关于谁是第一个进行动物给人输血的学者，英法两国一度存在争议。英国人认为是洛厄，法国人则认为是让-巴蒂斯·丹尼斯（Jean-Baptiste Denys，1640—1704）。

1666 年 11 月 22 日（另一说为 1667 年 11 月 23 日），洛厄和助手埃德蒙·金（Edmund King）为一个名叫亚瑟·科伽（Arthur Coga）的 32 岁男子进行了输血，科伽希望通过输入羊血改变自己的性格。输血进行了两分多钟，之后病人未见明显不良反应。6 天后病人在英国皇家协会报告了他的自我感觉，认为自己的性格确实变得比输血前温和了。这极大地震动了当时的社会。在医学史上，洛厄被公认为是最早试行输血的先行者之一。不过，我们今天知道输入羊血可改变人的性格不过是无稽之谈。科伽之所以会在输血后有那样的自我感觉，恐怕跟强大的心理暗示有关，因为事后不久，他就要求洛厄再给他输一次羊血，十有八九是故态复萌了。不过这次洛厄拒绝了他。

如果按英国人的说法，法国医生丹尼斯进行的第一次动物给人的输血实验，应当在洛厄之后，也即 1667 年 6 月 15 日。不过，以今人的观点来看，这一次输血似乎意义更大。一个 15 岁的男孩因为发热被实施了 20 多次放血疗法，之后就感觉身体沉重，乏力，精神状态差，记忆力减退。在被输入了羊血之后，他的这些症状均得到了一定改善。这个病例似乎不能仅仅归结为心理暗示。因为，显然，这个孩子输血前的症状，恰恰是反复放血之后出现的贫血导致的。输入羊血之后，至少其血容量有所提高，相关的症状随之稍有好转也就不足为奇了。在 17 世纪的欧洲，放血疗法是很多疾病的主要治疗手段，这与当时盛行的体液病理学说有关。在那个放血疗法盛行的年代，多少人就这么稀里糊涂地被医生送上了西天，甚至百多年之后的美国总统乔治·华盛顿之死据说也与放血疗法有关。当时的人们一方面迷信血液有种种神奇的力量，另一方面又笃信通过排放这种珍贵的液体可以治疗许多疾病，内心不够强大的医生，搞不好会精神分裂也未可知呢。相比被普遍接受的放血疗法，输血还是一个比较边缘化的治疗方法，只有极少数胆大的医生在探索。

不过由于免疫反应的存在，异种之间的输血毕竟还是十分危险的事，很多病人均因输血而死。上述两例输入羊血而居然没死的人，只能说十分侥幸。由于输血是如此危险，所以这种方法多用于绝症病人——在伦理方面，反正也是个死，不如用输血的方法冒险一搏，兴许奇迹就在自己身上发生了。这种病急乱投医的心理，古今皆然，这种心理的存在，一方面使各种居心不良的骗子总有生存空间，另一方面也为必要的科学探索提供了难得的良机，魔鬼与天使都在争夺这样的机会。

通常，输血前病人要立下志愿书，表明一旦死去与医生无关。看来即使是胆子大的医生，也深知输血的危险，不愿为此惹上麻烦。但是，丹尼斯到底还是吃了官司。

1668 年，34 岁的男子安托万·莫鲁瓦（Antoine Mauroy）找到丹尼斯，自称因为情感问题被躁狂折磨了七八年，今天摆脱了妻子的控制，希望接受输血疗法。丹尼斯详细记录了该男子接受输入羊羔血之后的症状，包括肾区疼痛、恶心、嗜睡（昏迷？）一夜之后，排出了很多酱油色的尿液……这些症状均是典型的溶血反应，只是当时的人们还不知道机制。由于 3 天之后，该男子的尿液恢复了清亮，而且精神状态也有改善，丹尼斯还以为那种尿液是病人排出的对大脑有毒的某种物质。殊不知，那是血细胞被破坏后经肾脏滤过产生的血红蛋白尿。经过最初的两次输血之后，丹尼斯竟然天真地以为病人真的被他治愈了，他不无得意地向公众宣告了这一结果，很快这一消息就传遍了巴黎。如果事情就此了结，也许输血技术的历史将会是另一个样子。可是偏偏几个月后输血产生的神奇效果就在莫鲁瓦身上消失了，他的妻子说，他比过去躁狂得更严重了，她替丈夫要求再输一次血。这一次，医患双方就没那么幸运了。事实上，这一次由于莫鲁瓦躁动实在太厉害，输血的操作根本就没有完成，丹尼斯还没来得及切开动物的血管，就不得不缝合病人的切口，提前结束了操作。在丹尼斯离开后的第二天晚上，莫鲁瓦莫名其妙地死掉了。

由于丹尼斯所主张的输血疗法与当时盛行的放血疗法背道而驰，他在巴黎医师公会中树敌甚多。莫鲁瓦死后，3 名医师公会的成员撺掇莫鲁瓦的老婆将丹尼斯告上了法庭。法庭上巧舌如簧的丹尼斯据理力争，雄辩滔滔，一直坚称病人绝对不是死于输血，因为第三次的输血根本就没进行，此事肯定另有蹊跷，直逼得原告一方闪烁其词。这搞得听众席上一干人等十分困惑：这架势，到底谁是被告啊？

经过深入调查之后，一个令丹尼斯也没想到的真相是：虽然当时输血的死亡率奇高，可是莫鲁瓦真正的死因却是他老婆投毒。所用的毒药，正是古今中外赫赫有名的三氧化二砷——砒霜。这种入水之后无臭无味的毒药之王，不知道制造了多少冤魂，甚至也几乎毁了输血这项重大技术的发展。但与阴险歹毒的人心相比，砒霜之毒又算得了什么呢？参与此案调查和审判的很多人都怀疑，这位妻子用于下毒的毒药很可能是丹尼斯的对手提供的。在莫鲁瓦死后，曾有医生给这位妻子一笔钱要求她一口咬定就是丹尼斯给她丈夫输血才导致其死亡的，这一点在庭审时已经有数位证人提及过。

法庭最后宣判丹尼斯无罪，那位妻子则被指控犯有谋杀罪，随即被带走。她的余生都将在监狱里度过，但其背后的指使者却侥幸逃脱了当时法律的制裁。2011 年，美国作家霍莉·塔克（Holly Tucker）还把这段尘封的历史写了一本书，书名叫作《科学革命中的医学与谋杀》，历史终究没有放过这些扼杀输血技术的阴谋家。没有人知道这些人将毒药送给那位妻子时的真实心理活动是怎样的，我以最大的善意揣测，也无非是他们可能觉得输血不安全，为了阻止这个不安全的疗法的实施，牺牲一个疯子或许是值得的。但按照霍莉·塔克的观点，这帮人之所以处心积虑地一定要毁掉输血，根本就不是为了病人的利益，而是因为这种将不同物种的血液相混会让他们在宗教或道德层面感到极端不舒服……

丹尼斯无罪这一判决结果当然令巴黎医师公会的人们大失所望，他们没想到自己精心布局的构陷没有奏效。但欲加之罪何患无辞？以此为由，他们规定没有医师公会核心会员的同意，则不许再进行输血的尝试。这等于是行业内部禁止输血这一手段了，因为在其后的 10 年里，这些核心会员一次也没同意过输血治疗。1678 年，也即这一场官司发生的 10 年之后，法国议会干脆在法律层面禁止输血的实施，英国皇家学会也紧随其后禁止输血，1679 年罗马教皇也颁布法令禁止输血。

本来理查德·洛厄的动物实验事实上提示了输血可以用来救治缺血类的疾病，比如那条濒死的狗所表现出来的休克。可随后人们用输血来处理的情况，却多半是希望输入羊血可以改变人的性格，或治疗疯癫这类精神疾病，绝少有人意识到补血应该用以对付失血或缺血。因此，这种一开始正确但随后就跑偏了的探索，在当时被欧洲禁止，想来也就没那么遗憾了。表面上看来，导火索似乎是丹尼斯的官司，但丹尼斯能耐再大，也断不至于得罪了整个欧洲。对输血技术的探索在这一时期遭遇重创仿佛是历史的必然。可我还是忍不住要假设，如果当时人们的实践就是为了对付失血，那么即使有奇高的死亡率，可有关输血技术的一些关键性问题（比如血型）是否会提前解决呢？然而禁令高悬，探索者们纷纷退却，有关输血的研究，就此停滞了 150 多年。又有谁能预料到这个当时危险重重的输血邪术，在几百年后竟成了造福众生的救命之术呢？

一纸禁令毕竟不能永远阻挡科学的进步，尤其挡不住人们面对死亡时竭力求生的本能。就在这艰难的抗争中，输血术渐渐复苏，仿佛是天际出现的一丝丝微光，使探索者们在漫漫的长夜之后，终于看到了一点点光明的希望。

詹姆斯·布伦道（James Blundell，1790—1877）是英国当时著名的生理学家和医生，他发现因出血濒死的狗，若及时输入另一只狗的血液即可获救，由此产生了将人的血液输给严重大出血的人以挽救其生命的设想。既然输狗血可以救狗命，那么救人命自然需要人血。作为后人，我们无论如何都觉得这本是自然而然的思路，输血的开端却居然是给人输羊血，这件事回想起来未免太狗血了。不过这种想法可能仅仅是事后诸葛亮似的自以为是，如果我们知道中国人在 20 世纪 60 年代甚至还大范围流行过给人打鸡血以治病强身的热潮，可能就不会太苛责古人了。

在巨大的代价都成了过眼云烟之后，历史在输血的问题上仿佛画了一个圆又回到了起点。这一回，研究者们朝着正确的方向开拔了。

1818 年 12 月 22 日，布伦道为一个罹患胃癌（当时还没有胃癌的诊断，称其为幽门硬化）而濒死的病人输入了 14 盎司（约 400 毫升）的人血（动用了好几个献血者，中间间隔数分钟），病人果然获得了一定程度的好转。但毕竟晚期胃癌在当时是不可治的，对身体造成的破坏也是多方面且严重的，输血仅是对胃癌造成的贫血情况有改善而已，病人还是在 56 小时之后死掉了。

"工欲善其事，必先利其器"，布伦道为输血设计了一系列别出心裁的装置。但由于当时的医生们尚不知道无菌操作的观念，也不知道如何抗凝，更不知道血型不合会导致致命性的溶血反应，因此再巧夺天工的设计也不能保障输血的安全实施，批判的声音自然不绝于耳。输血之路，即使找对了正确的方向，若没有愚公一般在崎岖中执着的坚持，最终也难以踏上成功的坦途。

1818 年至 1829 年，布伦道共实施了 10 例人人之间的输血，其中 4 例获得了成功。第一个成功的病例是一位产后大量出血的妇女，她在接受了丈夫 8 盎司（约 230 毫升）的血后侥幸逃过了鬼门关，成为人类历史上第一个经由输血起死回生的产妇。这个病例后来发表在 1829 年的《柳叶刀》（*Lancet*）杂志上。这时，布伦道已经旗帜鲜明地对异种输血进行了批判，在肯定了异种输血的危险性后，主张同种输血。随后，大量产后失血的病人因此而获救。

布伦道当时清晰地记录了有些病人在输血后出现的"发热、背痛、头痛和酱油色尿"这类典型的溶血反应，只是他尚无法给出合理的解释。

布伦道在这一时期对输血发展的贡献可以说是至为关键的，毕竟150多年的禁忌足以使多数人不敢越雷池半步。但匪夷所思的是，英国《牛津国家人物传记大辞典》中，关于布伦道的词条，却只字未提他对输血方面的突破性贡献，倒是记载了他于1877年逝世时，身后留下了35万英镑的巨额遗产。

1881年外科医生霍尔斯特德曾旅行到纽约州的阿尔班尼去拜访姐姐，不料恰好赶上她临产大出血，为治疗奄奄一息的姐姐，他想到了输血法，用针筒抽出自己的血液，注射给姐姐。数年以后他回忆此事时说："当时的情况十分危急，姐姐濒临死亡，我冒着莫大的风险，侥幸救治成功。"霍尔斯特德的这一次尝试很可能也是受到了布伦道的启发，后来他还发表过一篇应用输血的方法救治一氧化碳中毒的论文。

继布伦道的研究之后，欧洲又有一大批生理学家通过自己的研究支持布伦道的发现和所提出的观点——摒弃异种输血，提倡同种输血。随着输血例数的逐渐增多，拜输血所赐活命的人自然不少，但输血的安全性仍然不能令人满意，悲剧时有发生，医生们继续关注着那些莫名其妙的死亡。为什么有的人能获益，有的人反而速死了呢？

关于血液时而能救人性命、时而能促人速死的特性，古希腊人早在神话时期就有所隐喻，相传医神阿斯克勒庇俄斯曾担任军医为战士疗伤，挽救了很多生命，受到了民间广泛的崇拜。一个偶然的机会让他从智慧女神雅典娜那里得到了一小瓶神奇的血液：从左边取药就能成为致命的剧毒，从右边取药则可为起死回生神药。这与人类早期在探索输血救命的过程中遭遇的情形何其相似啊，只不过医神似乎能控制这瓶血液的药效。相传希波克拉底乃是医神的后裔，根据希波克拉底誓言，"仰赖医神阿波罗·阿斯克勒庇俄斯及天地诸神为证，鄙人敬谨直誓，愿以自身能力及判断力所及，遵守此约……"，这个誓言昭示着希波克拉底并没有忘记自己的血脉传承，可惜，那个可以控制血液效果的技术希波克拉底并没有继承下来，否则后人又何至于要付出如此的代价来重新探索呢？

不过既然是神话，自然就只能姑妄听之，当不得真，解决输血奥秘的钥匙，只能是科学手段。

1865 年法国化学家路易·巴斯德（Louis Pasteur，1822—1895）提出了疾病的细菌学理论；两年后英国外科医生约瑟夫·李斯特（Joseph Lister，1827—1912）提出了著名的外科消毒法，这在医学史上乃是具有里程碑意义的大事件，对外科而言意义尤其重大。随着无菌术被外科领域的普遍接受，无菌原则随即被顺理成章地引入输血的操作规程（很难想象当时用于输血的器具都没有规范消毒吧）。同时，人们也在探索以更好的方法来阻止血液凝固。这些探索都是为了不断改进输血的安全性，但最头疼的事依然没有解决：为什么有的病人在输血后会出现布伦道所描述的那种情况（发热、背痛、头痛和酱油色尿），甚至有的还会因此而死去呢？当医生们遭遇到这种现象越来越多的时候，就有人试图探究这背后的秘密了。问题充分暴露之日，也便是问题即将解决之时。

两位德国的病理学家率先在溶血的问题上取得了认识上的突破。1874 年，埃米尔·潘弗克（Emil Ponfick，1844—1913）在描述异种输血后发生的溶血反应时，首先提出那种病人输血后排出的深颜色的尿不是血尿，而是血红蛋白尿。他最早提出血红蛋白一词，认为病人尿中的血红蛋白来源于供血者的血细胞破坏。他警告波罗的海医师协会要警惕异种输血的危险。伦纳德·兰多伊斯（Leonard Landois，1837—1902）对既往大量输血病例进行了分析，并结合自己的研究于 1875 年发表了输血研究论文，提出如果一种动物的血细胞进入另一种动物的血清中，血细胞就会发生凝集或崩解。他认为输血失败和死亡病例是由于"血液不合"导致的溶血反应。既然异种之间的输血会发生溶血反应，那么人与人之间那些失败的输血案例是不是也是同样的原因呢？从此，人们的思考和探索逐步集中到"溶血反应"这一问题上来，有关研究开始向纵深展开。经过几百年艰难的探索，以无数条枉死的人命为代价，输血术中最关键、最核心的秘密终于要被揭开了。

1899 年，英国病理学家塞缪尔·乔治·沙托克（Samuel George Shattock, 1852—1924）发现，当正常人的红细胞进入肺炎病人的血清中时，将发生凝集。他认为这与近期学者发现的肥达反应（伤寒血清凝集试验，用以诊断伤寒副伤寒）是同一原理，并将此结果于次年发表在《病理学杂志》（*Journal of Pathology*）上，推断这是炎症病人特有的现象。回顾这一发现，以我们今天的知识，不免要为沙托克万分遗憾了，他已经摸到了发现血型之路的大门口，却只在门缝瞥了一眼就跑开了。假如他继续扩大试验人群，用不同人的红细胞和血浆相混合，也许发现血型这一具有里程碑意义的世纪殊荣，就将归属于他了。可惜，虽然他也试验了健康人之间血清与红细胞的混合，其结果却恰恰支持了他最初的假设，因为他发现没有凝集现象的发生。

根据这一试验结果，我们不难推断出这一可能：在他前面的试验中，健康人与病人不是同一血型，所以他观察到了凝集现象，而后面仅以健康人为研究对象进行试验时，又恰好选的全是同一血型的人，因此没有发生凝集……真是好一个阴差阳错与造化弄人，如果说前人在不知血型的秘密之前，异体输血因恰好是同型血而救人成功实属侥幸的话，那么因同样的原因而与血型的发现这一历史殊荣失之交臂的沙托克就实在是太不走运了。

走运者是奥地利生物学家卡尔·兰德斯泰纳（Karl Landsteiner, 1868—1943），1900 年他仅用自己及 5 名健康同事的血液分别混合其红细胞和血清就找到了正确方向。他发现，每个个体的血清不与自身红细胞发生凝集反应（如果自体的红细胞和自己的血清也要发生凝集反应，恐怕这个世界上早就没有几个活人了，统统得死于自发溶血），而他的两名同事之间的红细胞与血清交叉混合以后，则都会发生凝集反应。兰德斯泰纳还发现他自己的血清可分别凝集两位同事的红细胞，而两位同事的血清并不能凝集自己的红细胞。原来红细胞与血清混合后是否会发生凝集并非如沙托克所猜测的那样是炎症病人特有的现象，而是另有可循的规律。根据混合后血细胞是否会凝集，兰德斯泰纳将血液分为 A、B、C 三型（其中 C 型后被更名为 O 型）。他认为不同血型的血液，其红细胞各含有不同的凝集原，而血浆中又含有不同的凝集素。在输血时，如果特定的凝集原与相对应的血清凝集素狭路相逢，血液就会发生凝集，凝集成群的红细胞可以堵塞毛细血管，在补体的作用下红细胞即可发生溶血反应。此前数百年间因输血而发生的无数悲剧背后的神秘机制，终于被彻底揭示。

1901 年，兰德斯泰纳发表了那篇有关血型分类的著名论文《正常人血液的凝集作用》。次年他的学生在更大的人群（155 例）中进一步证实，除了前述 A、B、C 三型外，还有第四种例外血型。这些人的血清与 A、B、C 红细胞均不发生凝集反应，但其红细胞可被 A、B、C 血清所凝集，表明其红细胞上存在 A、B 两种凝集原，而血清中却没有可凝集 A 和 B 的凝集素。可兰德斯泰纳当时却认为这一发现只是一种例外情况，并没有将其作为一种独立的血型来考虑。直到 1906 年，有学者再次负责对当时的研究报告进行复查确认时，才明确了第四种血型的存在——AB 型。至此，ABO 血型系统的四种血型才全部被发现。

随着近年来免疫学的进展，我们逐渐认识到红细胞凝集实际上就是一种免疫现象，凝集原就是抗原，凝集素就是抗体，红细胞凝集的本质就是抗原 - 抗体反应，而血型就是红细胞上特异抗原的类型。兰德斯泰纳不仅描述了人类红细胞表面抗原的差异，而且建立了免疫反应中的一个重要原则——抗原及其相应的抗体不能同时存在于一个正常个体中。

历史发展至此，其余的事似乎理应水到渠成了，毕竟人类已经为输血这一技术付出了太多的代价。可事实却是，ABO 血型的重要性及其在输血中的意义并没有如我们想象中的那般很快引起人们的重视。直到 1911 年美国血清学家鲁本·奥滕伯格（Reuben Ottenberg，1882—1959）建立了临床鉴定 ABO 血型方法，并建议选择 ABO 血型相符的血液相输，这样才能避免输血反应。但这期间仍有一些学者在著述中无视同血型输血的理论，继续误导医生们的实践。

虽然几乎所有的人都厌恶流血与死亡，近代人类历史上两次大规模的群体性厮杀还是出现了，一个个鲜活的生命在流淌了大量的鲜血之后，绝望地死掉了。

只有安全地给大量失血的伤员及时输入血液，才有可能挽救他们的生命。由于战伤而大量失血的事件不断发生，用输血的方法挽救伤员生命的需要显得十分迫切。就这样，在疯狂杀戮进行的同时，就在那些大人物威风八面运筹帷幄的同时，尚有无数无名的医生，为挽救伤员进行着积极的探索和艰苦的努力。

于是一系列的进展先后出现：德国医学家率先利用兰德斯泰纳的理论，将凝集反应应用于输血前的配血试验，只有红细胞和血清混合后不发生凝集的人之间才能进行输血。此项举措挽救了大量伤员，该方法得以在战火中迅速推广。1914—1915 年，比利时人、阿根廷人、美国人分别独立地找到了用枸橼酸钠使血液不凝固的方法，使血液可以离体保存，将人与人之间直接输血变为间接输血，这就使血库的建立成为可能。

1933 年，苏联的列宁格勒医院建立了世界上首个血库，1937 年美国芝加哥的库克镇医院建立了美国的第一个血库，甚至连苦难深重的中国也在 1944 年于昆明建立了第一个血库——军医署血库，以满足抗日战争对输血的需求，我们且不妨以当时落后的中国为例，看看输血技术是如何在弥漫着杀戮与死亡气息的战场拯救伤员的宝贵性命的。

位于昆明的这座血库是在美国医药援华会（American Bureaufor Medical Aid to China）的帮助下建立的，血库主任为易见龙。该血库在昆明运行一年余，共采得血液总量约 300 万毫升，根据新一军军长孙立人将军麾下军医处长薛荫奎所撰《北缅战场上的救护》的记载："输血技术在滇西战役中初次显示效力，是年秋，一名军医从厮杀最艰苦的腾冲前线报告，在战地急救中接受过血浆输注的伤兵，只有百分之一殉国，凡得血浆救治之兄弟无一不称颂血浆之伟大……"由于政治方面的原因，今天的中国人大都对这段历史不甚了了，极有限的文献提及这座军医署血库时也有意含糊其辞地将其改称为昆明血库。

输血技术终于在几次战火的洗礼中日臻完善。当我们回望这段一波三折的历史，在无尽的唏嘘感慨当中，不禁对血型发现之前那段输血的历史倍感惊讶——我们居然在黑暗里摸索着爬行了那么久！可是当血型终于被发现时，人们却没能及时认识到它对输血技术发展的深远意义。所幸，兰德斯泰纳的贡献并没有被忽略太久，在战火中猛醒过来的人类世界，于1930年将诺贝尔生理学或医学奖授予ABO血型的主要发现者兰德斯泰纳。

血型的故事到此并未结束，1939年，两位医生发现一位O型血的妇女在输入了她丈夫的O型血之后，她的血清居然可凝集其丈夫的红细胞，这却是为何？后来这位妇女又产下一个死胎，胎儿死亡的原因是发生了严重的溶血性贫血，这两者又有什么关系？

1940年兰德斯泰纳与另外一位合作者又发现了人类的另一个血型系统——Rh血型系统。在前面的例子中，该妇女为Rh阴性血，其丈夫是Rh阳性血（大多数人为这种情况），在第一次输血时，在该妇女的体内就生成了会攻击Rh阳性血细胞的抗体。此后，她在一生中都会不断产生Rh抗体作为其血液的一部分，当她怀孕时，如果胎儿恰好拥有了遗传自父亲的Rh阳性血，那么母体就会对这个胎儿造成攻击，导致其死于溶血。这一发现进一步提高了输血技术的安全性，并为防止Rh血型不合导致胎儿溶血死亡提供了理论依据。

继上述ABO血型系统和Rh血型系统之外，其他科学家们不久后又陆续发现了MN、P、K、Fy、Jk、Le、Diego等更复杂的血型系统（其中P和MN血型系统也是兰德斯泰纳与其他合作者共同发现的），只不过这些血型系统通常不做常规检查，以至于很多临床医生也不很熟悉，通常一旦发生难以解释的溶血反应，就必须做相应的检查以逐个排除。"二战"

后人类白细胞抗原（human leukocyte antigen，HLA）系统的发现，更是为器官移植供体的选择提供了强大的安全保障，这项进步后来获得了 1980 年的诺贝尔生理学或医学奖，有关器官移植方面的内容，我们还会在后文中详加叙述，在此且按下不表。

更多新的血型系统的秘密之所以能够被充分揭示，全是拜兰德斯泰纳所开创的血清学检测方法所赐，这一系列研究也为近代免疫学的发展提供了重大帮助。他所开拓的研究领域和他的学术思想，远远超越血型的范畴，深刻地影响着免疫学的发展。

据说兰德斯泰纳是个不喜欢张扬的人。得知自己获得诺贝尔奖时，他正在实验室里工作，后来一直忙到很晚才回家，夫人早已睡了。兰德斯泰纳甚至没有叫醒她，跟她分享这一从天而降的喜讯。面对媒体的采访，他告知记者，不希望在获奖正式文告之外加上任何赞美之词，以免有自吹自擂之嫌。

1939 年，他成为洛克菲勒研究所的名誉退休教授，但他退而不休，还像从前一样以极大的热情专注于科研工作。直至 1943 年 7 月 24 日他在实验室工作心脏病突发时，其手中还擎着吸量管，这一天成了他最后的一个工作日，住进洛克菲勒研究所医院后，他还因担心他的试验而挣扎着想出院……这一回，他的愿望没能实现，两天后，他在这所医院里去世。

后人尊称兰德斯泰纳为"血型之父"，他的身形先后被印上了邮票和钞票（1968 年奥地利与民主德国均发行了纪念他 100 周年诞辰的纪念邮票，1997 年版奥地利 1000 先令钞票上使用了他在维也纳大学实验室工作的形象）。是他打开了血型研究的大门，在整个 20 世纪，他的同道们共检测出 25 个血型系统，包括 270 多个血型抗原；是他使临床输血技术的安全性大大提高，因这项技术而获重生的人每年都以百万计。

2005 年 5 月 24 日，在第 58 届世界卫生大会上，192 个世界卫生组织成员国通过决议，将每年的 6 月 14 日定为国际性纪念日"世界献血者日"，这一天是兰德斯泰纳的生日。他的功勋，世人不会忘记。

07

续写神奇，风云再起
——心脏起搏的故事

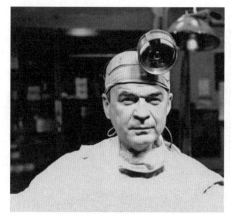
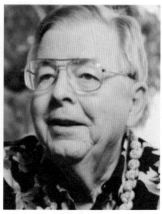

李拉海与厄尔·巴肯（1924—2018）

图片来源：TOFIELD A. Earl E Bakken and Medtronic[J].European Heart Journal,2018,39(22):2029-2030.

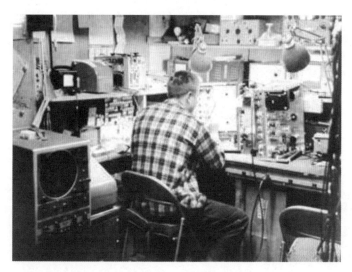

厄尔·巴肯在工作中

图片来源：NELSON G D. A brief history of cardiac pacing[J].Texas Heart Institute Journal,1993，20(1):12-18.

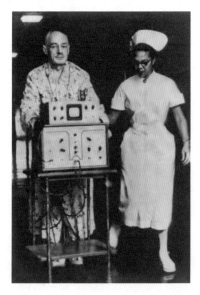

1958 年，第一位长期接受心脏起搏器支持治疗的病人，他在纽约市蒙蒂菲奥雷医院使用起搏器维持了 96 天，这台起搏器需要用一个推车搬运，由塞缪尔·弗曼（Seymour Furman）博士设计

图片来源：DORIS J W E, SEYMOUR F. Principles and techniques of cardiac pacing[M]. New York:Harper & Row，1970.

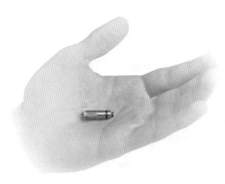

被称为"全球体积最小的心脏起搏器"

图片来源：美敦力公司

所幸，后来的输血技术最终抖落了曾经的愚昧与残忍，成为挽救重症病人的生命、推动手术学科发展的一股重要推力。尤其是，若没有输血技术的出现，体外循环心肺机的设想就绝不会成为现实，心脏大血管的手术将仍是外科学的禁区。

然而随着心脏手术例数的逐渐增多，很多不曾出现过的棘手的术后问题也开始浮出水面。李拉海在 1998 年的一次访谈中提到，当我们开始在心脏内部进行手术操作时，已经有人预计到，如果我们在某些特殊的位置进行缝合，心脏传导阻滞就肯定会出现——这可是足以致命的情况，为什么会出现这种情况呢？这还要从心脏那神秘的结构说起，那是哈维未曾涉足过的神秘疆域。

*

哈维在向同时代的人解释心血运动的规律时，有一句话被他反复提及："上帝绝不做无用功，他绝不会贸然造就一个心脏，也绝不会在其作用还没有成为必需之前使其运动"。哈维之所以用这样的说理方式，一方面，是受时代的局限，当时的人们普遍会认为心脏乃至整个人类的样子，都是被上帝设计出来的，哈维虽然具有一定的科学思想，但还不太可能彻底摆脱神创论的影响，能够合理解释心脏的结构及功能为何会如此精妙复杂，自哈维的血液循环理论提出之后，还要再等上 231 年，即直到 1859 年 11 月 24 日同为英国人的达尔文出版的《物种起源》提出了演化学说，才能解释生物的复杂性；另一方面，哈维也深知自己对血液循环只知其然不知所以然，他打开了心脏研究的科学之门，留给后来者的是无限广袤的探索空间。

哈维仅知道心脏是血液循环的主要动力器官，其泵血的功能有赖于心肌能够有规律地收缩和舒张，但他不知道心脏为什么会跳动。哈维在他的另一部著作《动物之发生》（1651 年）中写道："脉搏起源于血液，心耳的搏动由血液来激发。"我们今天当然知道，这个说法是错误的，哈维的后继者们，已经逐渐掌握了科学的研究方法，在没有确切的证据之前，不会再轻易地迷信权威了，正如哈维预测的那样"我的学说（指循环学说）只不过刚开辟了一条路，可以让更有才干的人们用以更完善地研究这一问题。"

血液循环的发现前后经历了 1500 多年的时间，心脏为什么会跳动又需要多长时间来解答呢？这一充满挑战性的问题，自哈维之后，一直有学者试图回答，他们当然不会满足于"这就是上帝让它那么跳的"这种解释，因为说到底，医学的目标毕竟是要治疗疾病维护健康。因此医生必须要有一套与复杂的生理及病理现象相符合的科学理论，由这套理论所衍生出来的治疗原则，一定要使医生在治病时更有效率，否则如果只满足于对生命现象的宗教解释，那么医生在治病的过程中怕就只有安慰的作用了。

当然，关于生命奥秘的科学解释也不见得立刻就能产生足以指导医生治疗疾病的理论，但科学发展的每一步骤都是朝向未知领域坚实的一步，仿佛是在一片空白区域完成了一幅大拼图的一小块，一旦这个拼图足够完整，那么，治疗疾病的相应的理论（或药物和方法）就必然会出现。

为了让读者更好地理解心脏各部分迅捷而协调的运动，哈维曾做过一个比方："可以把心脏看作一个火器的装置，当我们的手指扣动扳机后，便激发了打火石，打火石撞击钢铁产生火花，火花点燃火药，火焰蔓延，进入枪膛，引起爆炸，嘣出弹丸，从而完成射击，这一系列的运动以迅雷不及掩耳之速度发生并完成。"

那么，关于心脏的跳动，究竟是谁扣动了扳机？

关于这一问题的科学解释，在 19 世纪一度存在过两种不同的学说，其争论的焦点在于心脏的跳动是由心肌自身的激发还是由外部的电刺激或局部的神经节控制？一种观点认为是由心肌自身的激发导致的心脏跳动——此为肌源性理论，另一种观点则认为心脏的跳动是由外部的电刺激或局部的神经节控制——此为神经源性理论，这场争论持续了将近百年之后才有定论。

德国哥廷根大学生理学家阿尔布雷希特·冯·哈勒（Albrecht von

Haller）曾提出心肌的易兴奋性是由其内的血液导致的，这显然是受了哈维的影响，但他并未为这一假设提供更多的依据。1812年，法国生理学家和医学家西泽·勒加卢瓦（Cesar LeGallois）进行了一系列的研究，他用横断破坏脊髓的方法观察到心脏会因此而停止跳动，因此他认为心脏的跳动受控于神经，这一试验结果广为流传，很多人深信不疑。在19世纪三四十年代对位于心脏内外的交感和副交感神经及神经节的发现，以及对心脏及神经电刺激的结果，也支持神经源性理论。我们日常的生活经验，似乎也提示心脏的跳动或与神经支配有关，比如当我们激动时，当我们见到心上人时，当我们悲痛欲绝时，都可以引起心跳的节律改变，使得心跳减慢或加快。

但这仍然无法解释，为什么心房与心室的收缩和舒张是彼此配合的，否则如果心房和心室一起收缩，那么血液将流向哪里呢？更何况早在公元2世纪，盖伦就观察到切除体外的去神经的心脏，在离体后它还能继续跳动，盖伦认为："我们可以观察到从胸腔取出的心脏可以继续跳动相当长的一段时间……这表明心脏的功能不需要神经支配。"这显然与西泽的实验结论是互相矛盾的。看来，仅靠神经系统的支配并不能完美地解释这一问题。

1839年东普鲁士学者杨·伊万杰利斯塔·浦肯野（Jan Evangelista Purkinje，1787—1869）在绵羊心室的心内膜下发现了灰色平坦的胶质纤维网，这些纤维由多核紧密聚集的多面体形式构成。最初，他认为它们是软骨纤维；6年后他又改称那些组织为肌性的结构。

浦肯野是一个涉猎极广的人，会写诗，能说13门语言，曾活跃于捷克的民族主义运动中，还翻译过好友歌德和席勒的诗歌。当然，他最广为人知的成就还是在医学研究领域，在很多方面他都是一位先行者，比如率先描述了浦肯野效应（光的强度减弱时，视觉感受的变化对红色和蓝色不同）等视觉现象，大脑皮质中的浦肯野神经细胞，皮肤中的汗腺，胰腺提取物对蛋白质消化率的影响，洋地黄毒性对视觉和心脏的影响，使用显微镜用薄片切片机制作切片，高等生物体纤毛运动，神经对胃酸分泌的影响，活体毛细管显微镜的使用，梦心理学的新视角等，他还是第一个研究指纹科学的人……

事实上，浦肯野直到离开这个世界之前也没能正确解释这些结构的功能，自然也未意识到这一发现的重大价值——这一发现后来是心脏电传导系统发现之旅的起点。这一结构生理学意义的阐明还是在多年以后，浦肯野之所以能有这一发现，可能纯粹是出于科学家的好奇心。

19世纪80年代，生于意大利，成长在英国的沃尔特·加斯克尔（Walter Gaskell，1847—1914，）通过对没有神经节或神经连接的乌龟心脏的研究后发现，心脏每一部分的节律性能力不取决于神经节细胞的存在，而取决于心肌本身，他能够证明，通过传导，心跳成为一种彼此协调的肌肉蠕动波，这种搏动始于近心耳的静脉窦，经房室连接部，之后到达心室。他指出，心脏的某些部位比其他位置更易产生自律性，静脉窦是这种节律的主要发生部位。他的观点支持心脏冲动的肌源性的起源和传播。

他从大量的实验中得出结论，心脏的跳动从最有节律的部分开始，以波的形式按一定的速度传播至心脏的其余部位，传播速度取决于不同部位的心肌特性。通过切割不同部位及深度的心房组织，加斯克尔制造了不同程度的房室传导阻滞。随着切割越来越深，心室对来自心房的搏动做出反应也越来越慢，如果将心房完全横断，则受心房影响的心室搏动将完全停止，只有重新开始以独立于其心房的频率跳动，他称这种现象为"完全阻滞"。1886年，他发现如在青蛙和乌龟的心脏特定的位置切割，将阻断心房和心室之间的协调收缩。

这些实验首次证明了心房和心室之间存在特殊的肌纤维结构，为真正理解心脏起搏提供了必要的基础。

根据加斯克尔的研究，心房和心室之间必然存在特殊的结构负责将来自心房的搏动传导至心室，那么这一结构到底是什么？

威廉·希氏（Wilhelm His Jr.，1863—1934）也对刺激如何从心脏的一个部位传导到其余部位感到困惑。希氏的父亲是一位胚胎学家，他利用父亲教过他的胚胎技术，通过对不同类别的脊椎动物的心脏神经系统发育的观察，证明心跳在脑神经或神经节开始发育前就出现了。这也就推翻了心脏起搏是由神经控制的理论，这些研究在神经系统理论仍处于支配地位的时候，为心肌源性学说提供了强有力的支持。

希氏知道加斯克尔的实验，为了寻找连接心房和心室之间的特殊传导结构，他通过检查在胚胎发育的不同阶段的心脏切片，揭示了存在于心脏的上部和下部之间的结缔组织束形成一个完整的环。1893 年，他在莱比锡描述了那个后来被称为希氏束的桥接结构："我成功地找到了一个将心房和心室间隔壁连接起来的肌肉束……它起源于右心耳的后壁，近心房间隔，在房室沟上沿室间隔肌的上缘附着……沿着这一点向前延续，在近主动脉的区域，分叉为左右束支。"

他认为该特殊的束支将心房直接连接至心室肌，但他却没有进行任何实验证明其猜测，他说："我不能肯定是否是这条束支将冲动从心房传导至心室，因为我没有进行任何有关切断该束支的实验。"

遗憾的是，他没有在这一领域继续深耕细作，后来离开了胚胎学与房室传导领域，成为一位专注于尿酸和痛风性关节炎等方面的教授和专家。

将上述研究做出统一整合的，是日本学者田原淳（Sunao Tawara，1873—1952）。

田原淳出生于日本九州岛，被身为医生的叔叔收养。在东京大学学医期间，他表现出了对解剖学的兴趣。近代以来，当古老封闭的日本岛国被西方列强的坚船利炮叩开大门之后，励精图治的日本政府进行了一系列改革，其中在医学教育方面的举措是，果断抛弃了皇汉医学，转而向西方学习。新政府一方面招徕德国教授到日本教书。作为交流，同时也将日本学生送往德国接受医学教育。1903 年毕业后，田原淳幸运地成了他们其中的一员。

他去往德国马尔堡，在路德维希·阿朔夫（Ludwig Aschoff，1866—1942）病理解剖学研究所工作，阿朔夫是一个国际公认的病理学家，是 20

世纪早期最有影响力的病理学家之一。当时，阿朔夫对心衰的病理生理学特别感兴趣，重点研究神经控制、心肌和瓣膜。阿朔夫要求田原淳对150例心肌炎的心脏进行组织学检查，经过深入的研究，发现了导致风湿性心肌炎的结节，该结节后来命名为阿朔夫小体（风湿小体），关于风湿对心脏的影响我们在后面还将继续讲述，在此且按下不表。

作为心脏研究的一部分，田原淳也对房室束区进行了仔细的检查，尤其对传导系统的解剖结构进行了较为全面的研究。经过艰苦的研究工作，田原淳发现希氏束的轨迹是向后延续终止于房间隔基底部一个紧凑的网状纤维节点，随后又向心脏的远端延续分为连接于扇形的"散在于心内膜下的特殊肌束"的两束分支。在阿朔夫的帮助下，田原淳很快意识到这些特殊的纤维束正是60多年前浦肯野发现的"胶质纤维网"。

1906年他发表了这一重大发现，他说："我将在医学史上首次提出一个关于房室束和浦肯野纤维的完整而一致的解释。"天才的田原淳意识到浦肯野细胞的功能乃是一个电路，他将其命名为"房室连接系统"，该系统起源于房室结，穿过房间隔的纤维软骨部分为希氏束，然后分为左、右束支，向下走行到达终端的浦肯野纤维。他说："这个系统是一个闭合的肌肉束，像一棵树，有其起始部位、根和分支……该系统连接于普通心室肌直至其终端。"同时代欧洲的科学家称："随着田原淳对传导系统的发现，心脏的研究进入了一个新的时代。"

可以说，田原淳的解剖研究为心脏电生理学的发展奠定了基础。因此房室结也被称为田原结。1906年田原淳回到日本，成为九州大学的病理教授，并两次任日本病理学协会主席。1914年，因其在心脏传导系统中卓越的研究工作，田原淳获得日本皇室亲自赐奖的日本学士院恩赐奖，此为日本最权威的学术奖项。

作为一个取得如此成就的科学家，田原淳给周围人的印象却是低调谦逊，他的一位老师对他评价说："有些人常常很自豪地对自己的学术成就夸夸其谈。但田原淳却没有这种自大。他很少谈到自己的成就，只在他的学生们强烈要求时才勉为其难地偶尔提及往事。"

截至 1906 年田原淳发现房室结，谜底几乎就要被揭晓，关于心脏传导通路解剖学结构中，只差最后的"扳机"尚未发现了。非常可惜的是，在后人看来仅仅一步之遥的距离，田原淳竟也没能毕其功于一役，聊以慰藉我们的是，田原淳毕竟在这一难以琢磨的谜题中留下了唯一一位亚洲学者的身影。

在田原淳发现房室结那一年的一个炎热夏日，一位名不见经传的年轻医学生，在自己的老师正骑着自行车陪老婆愉快玩耍的时候，在鼹鼠的心脏上发现了一处神秘的结构……这一发现会是心脏电传导系统这一大幅拼图中最后最关键的一块吗？

这个年轻人是马丁·弗莱克（Martin Flack，1882—1931），当他把自己的发现汇报给自己的老师亚瑟·基思（Arthur Keith，1866—1955）时，基思当时可能要幸福的晕过去了。回忆起他当年曾经数次拒绝自己老师詹姆斯·麦肯齐（James Mackenzie，1853—1925）的建议，基思真应该狠狠扇自己一个耳光。幸运之神好像早就想眷顾基思来着，但是他不知道怎么搞的，一直将机会拒之门外，还好最后搭上了末班车。

基思这个名字可能对大多数中国人来说都很陌生，但他有个邻居想必所有人都知道，那个人是达尔文。在达尔文之前，演化的力量尚不为人所知，任何人都无法回答心脏这一器官何以会如此复杂精妙。基思的学术生涯也确实受到过达尔文的启发，他最出色的成就主要在人类学和古生物学方面，我们要在本章讨论的故事，也就是基思关于心脏方面的研究工作，最早是在一位内科医生的指导下开始的。

麦肯齐是英国心脏病学这一新兴领域的学术领袖，在临床研究方面极有热情，专注于研究病人的不规则的心脏节律。基思在 1903 年时就已熟知了麦肯齐的研究工作。麦肯齐于 1905 年移居伦敦，基思写信给麦肯齐希望有机会合作，他回答说："你正是我要找的人。我有一系列的心脏标本，这些病人生前我曾长期观察，现在我希望有人来检查他们的心脏。你可以吗？"基思很快就接受了邀请。在其中的一颗心脏中，基思注意到右心房和上腔静脉交界处有一个不规则组织的局限性复合体。当时他尚不知田原淳的工作，没有意识到这一发现的意义。

这是基思第一次与幸运之神擦肩而过。

1905 年年底，麦肯齐给基思一篇关于希氏束传导通路的文章。麦肯齐问基思是否能确认该结构在人类心脏上的存在。基思无法证实它的存在，他甚至给麦肯齐写了一封信，说他已经放弃了对希氏束的研究，并下结论说：从来没有过这样的结构，至少不是在他所谓的"希氏束"中。

后来，麦肯齐给基思又发了一篇由路德维希·阿朔夫描述田原淳在马尔堡研究的房室结传导系统的文章。在两次拒绝了幸运之神的降临之后，这回基思开始警觉起来……如果不是基思的生命里出现了弗莱克这位合作者，这段历史可能就得改写了。

在 1906 年夏天，基思招募一位伦敦医院的医学生即马丁·弗莱克来实验室工作，这一实验室是基思在其别墅内建造的。当时，基思对于寻找那难以捉摸的心脏冲动起源点的解剖学位置已经产生了兴趣。他知道此前很多人均提出过这个位置位于动物的上腔静脉和静脉窦交界处附近的区域，基思和弗莱克试图通过微观研究找到这一确切的位置。

某一天，基思和他的妻子都在骑自行车，弗莱克在右心房与上腔静脉交界处发现了一个不同寻常的结构，它不同于周围的心肌细胞。基思回来的时候，弗莱克兴奋地指出，类似田原结的描述，他还曾在麦肯齐的心脏标本上见过。此外，该结构与迷走神经和交感神经干相连，具有特殊的动脉供应，位于加斯克尔等人提出的初始兴奋区。这一结构也在所有其他哺乳动物的心脏标本中发现。根据这一解剖发现，他们得出结论，"事实上，在这个区域存在一个恒定的特殊分化纤维，因为该结构与影响心脏节律的神经联系紧密，导致我们高度重视这些纤维，正是在这一区域，心脏的控制节律才开始，我们觉得这一观点是有道理的。"他们的研究结果发表于 1907 年的《解剖学杂志》，一段时间之后，他们发现的结构被称为窦房结，这一结构就是心脏节律性活动的起搏点，同时也控制着正常心脏的活动节律。

至此，对心脏搏动起源部位和房室结通过房室传导的长期探寻终于完成。

1901 年，威廉·爱因托芬（Willem Einthoven，1860—1927）在荷兰的乌得勒支介绍了自己的弦线电流计用于记录和测量心脏的电活动，1903 年他发表了《一种新的电流计》论文，并获广泛承认。1908 年爱因托芬发表了《心电图新认识》论文，阐述了他记录心电图的临床经验和认识，进而解除了不少人对他工作的怀疑。心电图的问世对心脏特殊传导的深入研究起了决定性作用。从 1910 年到 1915 年，伦敦的托马斯·刘易斯（Thomas Lewis）应用爱因托芬心电图验证窦房结的位置，他还追踪了整个心房和心室的兴奋传导通路，从而为这个复杂的电系统的提供了验证性联系，并为心脏为什么跳动这一问题提供了答案。爱因托芬认为田原淳的专著可作为解释心电图的理论基础。爱因托芬因在心电图仪方面的诸多开创性的贡献，于 1924 年获得了诺贝尔生理学或医学奖。他也是心脏电传导研究领域唯一一位获诺贝尔奖的人，可以说是在破解这一谜题的诸人中，笑到最后的大赢家。

到了心脏外科开始起步的年代，当时的外科医生已经对心脏功能以及电传导系统有了充分的认识。他们知道心房与心室之所以能够以一定的顺序和节律舒缩，主要是由于心肌内部存在特殊的起搏点和传导通路。首先由位于右心房的窦房结（心脏的起搏点，相当于发出心脏起搏指令的总司令部）发出的心电信号，在通过心房和房室交界区后，可以以很快的速度经过特殊的传导束（希氏束、左右束支和浦肯野纤维，好比电线），传达到心室肌细胞，使其可以同步地收缩和舒张。我们在最开始为说明心脏的结构时，曾将心脏比作一个四居室，而心脏的传导通路就是隐藏在各个墙壁中的电线，如果在心脏手术的过程中伤及了这些心电传导系统（正如装修房间时改建墙壁而破坏了电线），那么心脏的收缩舒张功能将必然受到影响。

最早提醒心外科医生注意手术过程中避免误伤心脏传导系统的是一位病理学家莫里斯·列夫（Maurice Lev，1908—1994），据传，他曾做过1000 例以上的心脏病理解剖。为了研究关于心脏传导系统是肌源性的还是神经性的，他对正常心脏（自新生儿到 90 岁）从窦房结到束支周围的传导系统的经典组织通过连续切片检查。然后，他又将传导系统的研究工作拓展到了先天性心脏异常，例如室间隔缺损、法洛四联症和共同房室瓣（开）口。他是继加拿大病理学家艾博特以来，又一位在心脏病理学方面的集大成者。他曾邀请著名的病理学家艾博特来芝加哥，追随她做先天性心脏病方面的研究工作。艾博特在她的 1936 年出版的《经典病理图集》中曾提到过列夫的名字。列夫打通了病理解剖学和临床病理学的界限，他对室间隔缺损、法洛四联症等先天性心脏病的心脏内传导系统的最初描述，对于帮助许多外科医生在纠正这些病变的同时避免心脏传导阻滞提供了最初理论指导。他与人合著的《心脏外科和传导系统》一书让全世界的儿科心脏外科医师受益。

李拉海等人在早期进行心脏手术时，虽然也预计到了这一点，但是仍心存侥幸，希望得到最好的结果。然而，必然要降临的暴风雨，是不会因为人们美好的愿望而改变行程的。受当时的技术条件、认识水平和手术技巧所限，外科医生还不能有效减少对传导束的损伤，于是糟糕的结果接踵而至。李拉海最初应用交叉循环和鼓泡式氧合器所做的 70 名室间隔缺损修补的病人，有不少发生了传导阻滞，其中一部分病例可能是术中对传导束的损伤不太严重，因此术后得以逐渐恢复，侥幸存活。最初的药物治疗措施仅有肾上腺素，到 1955 年时才又有了异丙肾上腺素，但这些措施也只能挽救很少的病人。当时另外 7 名发生了持久性完全性传导阻滞的病人，就没那么幸运了。在术后一周之内，他们先后死去。这对医患双方来说，打击都未免太大了些。病人虽未死于室间隔缺损这一原发病，却或许是提前死于手术带来的并发症——心脏传导阻滞。

这一问题的出现，当然会使部分批评者对有些心脏手术的安全性和必要性再次质疑。如果这个问题得不到很好的解决，那么心脏外科的发展必将大大受到影响。因为对于这部分病人来说，不做手术可能死，做了手术反而提前死了，那谁还选择手术治疗呢？为了找到解决办法，李拉海的团队再次回到实验室，将目光投向心脏起搏器。

*

2500年前古代中国的《黄帝内经·灵枢》中有如下记载："五十动而不一代者，五脏皆受气。四十动一代者，一脏无气。三十动一代者，二脏无气。二十动一代者，三脏无气。十动一代者，四脏无气。不满十动一代者，五脏无气。"这被有些西方学者认为是关于心脏传导阻滞的最早记载，中国古代的脉学理论也被认为是人类对心律失常的最早认识。但当时显然不可能有什么真正有效的治疗办法。

从电方面来说，人类应用电击来治疗疾病则可一直上溯到古罗马时期。可那个时候人类并未掌握发电技术，怎么应用电击治病呢？难不成用闪电？当时罗马人应用的，确实是自然界中存在的电不假，只不过不是闪电，而是生物电——他们以电鳐为电疗机治疗头痛、关节痛等慢性疼痛。这种电击可以使人麻木，因而可产生一定程度的止痛效果。据说即使是现在，在法国和意大利沿海，还可能看到一些患有风湿病的老年人，在退潮后的海滩上寻找电鳐来当作自己的"医生"呢。只是不知道有没有人误用了电鲶和电鳗，因为这两者可产生高达300~860伏（特）的电压，这足够把人电死的了。马克思说，在科学的入口处，正如在地狱的入口处一样。人类在电学领域的探索，确实曾付出过相当高昂的代价。

电击与心脏问题发生关系，已经是18世纪的事了。当时已经有了利用电击来刺激心脏的初步尝试，人们用莱顿瓶和伏打电堆去刺激那些未受伤而死去的动物，试图使它们复苏。这些尝试极可能是受此前著名的青蛙腿电神经生理实验的启发——一位意大利医生发现，电可以使离体的青蛙腿发生抽动，于是人们隐隐觉得电与生命可能存在某种未知的神秘联系。

18 世纪末，英国医生查尔斯·凯特（Charles Kite）记载了他用电击救活了一个看起来好像"死"过去的人，他使用的装置有可能是世界上第一台电击除颤器。某一天，有个 3 岁的孩子自窗口跌落后，出现呼吸心跳"停止"，各种常规措施均告无效。在经过家长的同意后，凯特决定用电击复苏试一试，死马权当活马治吧。让人吃惊的是，在尝试了几次电击之后，孩子居然真的出现了生命迹象！开始，自主的呼吸和心跳逐渐恢复了，10分钟后出现了呕吐，这个命大的孩子有救了。昏迷的情况又持续了几天，直到一周之后，这孩子才彻底恢复良好的精神状态。

我们现在当然知道人死不能复生，电击也绝对不会具有起死回生的神奇效果，从上面的记录来看，最大的可能是这个孩子因为脑部受损而出现了假死状态。由于呼吸、心跳等生命指征十分衰微，从表面看他几乎和死人完全一样，以当时有限的检查手段，自然很容易误认为他已经死亡。当时，孩子心脏的状态很可能是出现了室颤（即心室颤动，心室连续、迅速而无规律地发放电兴奋，频率可达 250~600 次每分，是心脏骤停猝死的常见因素），几次电击的尝试，恰好起到了除颤的作用，使心脏搏动恢复到正常节律。再结合孩子坠落伤的病史，以及出现呕吐和昏迷等特殊表现，当属脑外伤引起的假死无疑。只不过由于时代的局限，对于这种瞎猫碰到死耗子似的成功尝试，当时人们是无法给出合理解释的。

1802 年，通过研究刚刚处死的犯人的尸体，有人证明了心脏各部分失去再活化的能力是呈一定顺序的，左心室最先，然后是右心室、左心房，最后才是右心房。这其实已经部分地揭示了心脏的电传导顺序。就这样，一点点摸索进步，一次次寒来暑往，转瞬间又是一个甲子。到 1862年以后，开始有部分学者倡导对心脏跳停的病人实施电刺激术，并且不时有成功的记录。1875 年时，学者们对心脏的电生理机制有了更深入的认识，其显著标志是，法国人艾蒂安-朱尔·马雷（Étienne-Jules Marey，1830—1904）已可以利用毛细静电计对动物的心电信号进行描记了。这些努力与探索，到 19 世纪末由一个叫约翰·亚历山大·麦克威廉（John Alexander

MacWilliam）的英国医生整合为系统的心脏除颤、起搏理论及操作规范，比如提出电极必须足够宽大、病人的皮肤须以盐水湿润等。

到了20世纪20年代，心脏起搏器的雏形开始出现了。澳大利亚医生马克·利德维尔（Mark Lidwill）在1929年开始将自己设计的心脏起搏器应用于临床实践，并有成功的病例报道。但为避免公众的争议，他未将其技术细节公开，以至于直到今天，我们对利德维尔的起搏器也所知很少。1932年，美国人阿尔伯特·海曼（Albert Hyman，1893—1972）独立设计了手摇电力系统的起搏器，按说这一创新本来应该为其带来巨大的声誉与财富，可实际情况却截然相反。尽管海曼在心脏病学界享有较高的声誉，但是他的这一发明却为他带来了无尽的怀疑、批评和诉讼，更极端的批评甚至认为他的起搏器是来自地狱的邪物，将干扰上帝的旨意。这个足以载入医学史的发明，在当时并没有被医学界广泛接受，海曼甚至一直没能找到厂家为其生产起搏器，一代名医就这样郁郁而终。

唯一值得欣慰的是，海曼对这一发明的命名——心脏起搏器（cardiac pacemaker）一直沿用至今，而且他的悲剧结局也并没有阻挡后来者探索的脚步。毕竟人类对长寿的渴望、对健康的珍视，必将推动研究者在征服疾病的道路上不断披荆斩棘。

心脏起搏器再次进入公众的视野，已经是整整20年之后的事了。

保罗·莫里斯·佐尔（Paul Maurice Zoll，1911—1999）出生于马萨诸塞州的波士顿，就读于哈佛大学医学院，"二战"期间，他与自己的同学兼好友外科医生德怀特·埃默里·哈肯一起，拯救了无数受伤的士兵。我们甚至可以认为哈肯之所以能够成为第一个连续为134名在战斗中负伤的士兵取出胸腔弹片的外科医生，心内科医生佐尔的功劳不容忽视。

1949年，加拿大的比奇洛团队在他们的一次动物实验过程中，狗的心脏在复温时出现了停跳，绝望的比奇洛用镊子在左心室的位置戳了一下，不料，却引发了一次有效的心室收缩。他没有忽略这个细节，后来经进一步研究发现，电脉冲具有相同的效果。比奇洛意识到心动过缓的问题可以由此得到解决。这就是心脏起搏器的概念。

这些初步探索给佐尔带来了启发，他决心发展出有效的心脏起搏器。我不知道佐尔是如何说服比奇洛分享其研究成果的，总之，最后比奇洛慷慨地提供了相关核心资料。1952 年 11 月，佐尔报道了用自己设计的起搏器将一位重症病人的心跳持续维持 50 小时，并使其痊愈出院的病例。该病人 65 岁，患有心绞痛、充血性心力衰竭、阿 - 斯综合征（Adams-Stokes Syndrome，突然神志丧失合并心脏传导阻滞）。以这一事件为起点，陆续又有许多类似的获得成功的病例报告。因此，整个 20 世纪 50 年代被历史学者认为是心脏起搏器的一个关键的飞跃时期，而重启这一时机的佐尔则因其巨大贡献在 1973 年获得美国拉斯克医学奖[①]，并于 1989 年被北美心脏起搏与电生理学会公认为心脏起搏的先驱者。

我们应该还记得，比奇洛对低温的研究，使刘易斯第一个成功利用低温停循环技术完成了房间隔缺损修补的手术；而比奇洛对起搏器的研究，又将佐尔推向了事业巅峰。一个加拿大人两次托起美国的研究者，也算充满明争暗斗的科学史上的一桩美谈。

当时能够出现这样的技术飞跃，不只是由于电子技术和材料工艺已发展到一定阶段，还得益于医生对心脏疾病本质的深刻认识及治疗理念的更新，更兼 20 年来心脏外科在关键技术方面先后取得突破，极大地震撼了公众。大家渐渐相信人类有能力对抗"上帝的旨意"，既然在心脏上动手术都可以，也就没有理由再排斥诸如心脏起搏器一类的医疗器械了。也就是说，20 世纪 50 年代佐尔等人的成功绝非偶然事件，这些幸运儿生逢其时，在合适的时间做了恰当的贡献。而作为更早的研究者，阿尔伯特·海曼已于 1972 年寂寞地离开了这个对他不公正的人间。

---

① 这是医学界仅次于诺贝尔奖的一项大奖，1946 年，由被誉为"现代广告之父"的美国著名广告经理人、慈善家阿尔伯特·拉斯克（Albert Lasker）及其夫人玛丽·沃德·拉斯克（Mary Woodard Lasker）共同创立，旨在表彰医学领域做出突出贡献的科学家、医生和公共服务人员。

不过他们的风头很快就被李拉海这个心脏外科创始时代的王者盖过去了。

1957 年以前的起搏器存在着诸多缺点。首先，这些起搏器在工作时会令病人非常不舒服，电极片接触的皮肤经常会被灼伤；其次，它太笨重了，是个名副其实的大家伙，如果要移动一个携带起搏器的病人，必须得用马车；最后，该起搏器的电力来源是交流电，得插墙壁插座，那么在起搏治疗的过程中，病人的行动就大大受限了，而且，一旦停电后果不堪设想。

进行心脏手术的过程中，李拉海发现了很多心脏传导阻滞的情况，他迫切需要更优秀的产品以解决这一严重的术后问题。他的团队开始在实验室探索出路。首先是将狗的心脏传导通路刻意破坏，人为制造一个完全性心脏传导阻滞的动物模型，然后施以各种措施，观察效果。药物似乎解决不了这个问题，牺牲掉了好几条狗也没发现药物能起作用。当时他们知道佐尔的成果，也认可起搏器的思路，也许真正需要解决的仅仅是细节问题。由于佐尔起搏器的电极是置于胸部表面的皮肤，也即心脏之外的，因此需要高达 50 伏（特）的电压，才能令其穿透厚厚的胸壁对心脏发生起搏作用。可这一电压足以使人和实验动物极为痛苦。从 1952 年到 1957 年，这一问题好像一直在等着李拉海的关注，而李拉海的天才构想不但对起搏器的临床应用起到了至为关键的推动作用，也同时成就了另一个年轻人经典的创业传奇。

厄尔·巴肯（Earl Bakken，1924—2018）这个出生在明尼苏达州的家伙，因为 8 岁那年看了一部《科学怪人》的片子，从小就表现出了对电学方面的兴趣，还在读书期间就设计了用以对付坏人的防身电击武器。据说他还发明了一台亲吻测试仪，能通过亲吻动作测量情感的强度。1948 年于明尼苏达大学取得了电子工程学学士学位之后，巴肯又继续研究生的学习。这期间，通过当时作为医学技师、在西北医院工作的妻子康斯坦斯·巴肯（Constance Bakken），巴肯逐渐与医院工作人员混熟了。当医院工作人员得知他是明尼苏达大学的电子工程研究生时，就请他帮助修复一些医院的医疗电子设备，因为医院内的工程师只能修复一些粗重的医疗设备，对精巧的实验室设备却无能为力。

巴肯此时敏感地意识到这将是一个机会，相比之下，目前的研究生学业就不那么重要了。因此，他果断中断了研究生的学习，并拉自己的姐夫帕尔默·J. 赫蒙斯利（Palmer J. Hermundslie）入伙，成立了一家专门修理医疗仪器的公司——美敦力。

这个后来名动天下的医疗科技公司，其最初起步时的样子是相当简陋的。当时两位年轻人在一个 600 平方英尺（约 55.74 平方米）的废车库中建立了他们的车间，墙壁用包装冰箱的木板建成，窗框是从当地一家老银行拆来的钢条对付的。他们冬天靠一条电热毯和烧水的火炉取暖，夏天天花板上掉落的雨水则成了他们天然的空调，手工做的长凳和桌子就是他们有限的家具。

万事开头难，美敦力第一个月的营业额仅 8 美元，是修理一台离心机的回报。第二年，美敦力成为几家医疗设备公司在美国中西部的代理，业务开始发展了，人员也开始增加。在这个过程中，巴肯结识了中西部的大量医生，包括医学研究实验室的研究人员。这些研究人员经常请求美敦力工程师帮他们修改仪器，或为某些特殊的实验设计新仪器，这其中就有明尼苏达大学医院的李拉海。

李拉海想克服佐尔起搏器的缺点，增强效果，减轻病人的痛苦。50伏（特）的电压太高了，可降低电压的话，又无法穿透胸壁到达心脏，那能否将电极直接放在心脏表面呢？这样不就可以将电压降得足够低了吗？这是继活体交叉循环以来，李拉海又一个破天荒的构想。当时他对这一策略也无足够的信心，这毕竟是在一个跳动的心脏上放置导线啊。但实验结果证明这一思路可行，第二天，他们就对一个大型室间隔缺损术后出现传导阻滞的病人使用了这样的起搏装置。

当时，为维护手术过程中电子设备的良好运转，李拉海雇用了巴肯来帮忙，巴肯也确实发挥了很大作用。1957 年的某一天午后，李拉海对他说：

"你看，现在起搏器的作用是挺大，可是它是靠常规交流电驱动的，我们病人移动的范围取决于电线的长度，可要是去楼下做 X 射线检查，哪里有那么长的电线啊？你能想办法解决吗？"

根据墨菲定律（Murphy's Law）的说法，如果事情有变坏的可能，不管这种可能性有多小，它总会发生。李拉海最担心的还不是电线不够长影响病人的活动范围，而是起搏器使用期间发生停电……1957 年 10 月 31 日，这样的事情果然发生了，明尼苏达州发生了大规模停电事故，导致一位先天性心脏病术后使用心脏起搏器的患儿不幸死亡，这一事件让巴肯无比震惊，他决心加快速度帮助李拉海医生解决这个问题。

这是起搏器发展史上一个极关键的时刻，也差不多是美敦力公司起飞的节点。4 个星期后，李拉海就看到了出自巴肯之手的世界上第一台可移动、电池驱动的心脏起搏器。巴肯用晶体管代替了笨重的真空管，大大缩小了起搏器的体积。起搏导线置于心脏表面，避免了旧式起搏器将电极放在皮肤表面带来的种种不适。它是如此之轻，只有一块肥皂那么大，病人可以直接把起搏器挂在脖子上。仅仅 5 年之前，佐尔的那个大家伙还得马车拉呢！这么明显的优势，使得这种起搏器迅速在心脏术后合并传导阻滞的病人中广泛应用。仅这一项改进，就使当时发生完全性心脏传导阻滞病人的死亡率，由 100% 降到了 2%。

美敦力公司后来越做越大，成了行业巨头，这已是后话。话说，当时李拉海的设想能够在巴肯的手中化为现实，一方面，当然是由于巴肯聪明的头脑与灵巧的双手；另一方面，其实也是更重要的因素，就是当时整体技术水平的进步，毕竟巧妇难为无米之炊。

此时的起搏器，对于那些需要短时间应用起搏器的病人来说已经近乎完美了，当病人的传导阻滞得以恢复之后，即可拔除导线；可是对于那些终生需要起搏器治疗的病人来说，身体外面挂这么个玩意儿还是有诸多不便的。随着相关技术的进步，尤其是生物相容性材料的发展和心脏外科手术范围的进一步扩大，需要终身起搏器治疗的病例越来越多，植入式心脏起搏器的出现也就是顺理成章的事了。

从 1952 年佐尔的"巨无霸"起搏器，到 1957 年巴肯的"迷你型"起搏器，这一技术更新经历了 5 年，而植入式起搏器仅在巴肯取得初步成功之后的次年就出现了，时间是 1958 年，外科医生奥克·森宁（Åke Senning）在瑞典首都斯德哥尔摩市的卡罗林斯卡医院，完成了世界上第一例心脏起搏器的植入手术。之后，在众多学者的努力下，心脏起搏器突飞猛进地发展，日趋完美，这一进化至今仍未停歇，最新款的心脏起搏器的体积甚至比感冒胶囊还要小。

1984 年，由于在心脏起搏器创新设计方面的贡献，巴肯获得由美国国家专业工程师学会授予的金奖工程奖。2018 年，巴肯以 94 岁的高龄去世，他之所以能活到这样的高寿，也是拜起搏器这项发明所赐，因为他本人也成了心脏起搏器的直接受益者——他曾先后两次被植入过心脏起搏器救命。

在心外科医生两次借助巴肯昔日的发明帮助他击退了死神之际，他一定会想起多年以前李拉海诚挚地向他求助的那个下午。

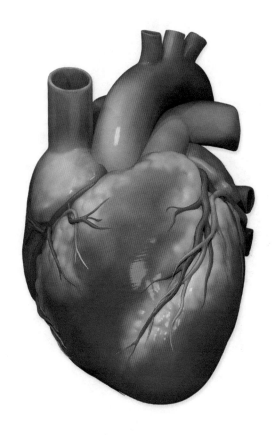

心脏外观的正面

图片来源：视觉中国

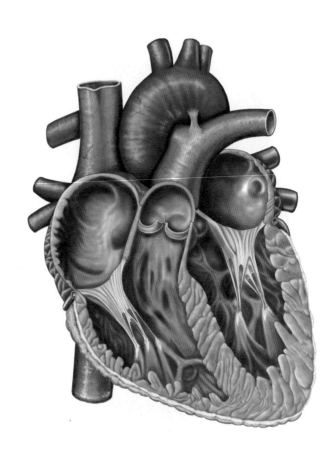

心脏的内部结构（额状面）

图片来源：视觉中国

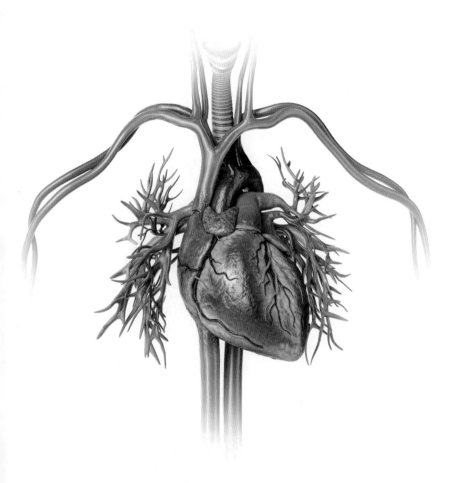

心脏以及和它相连接的主要血管

图片来源:视觉中国

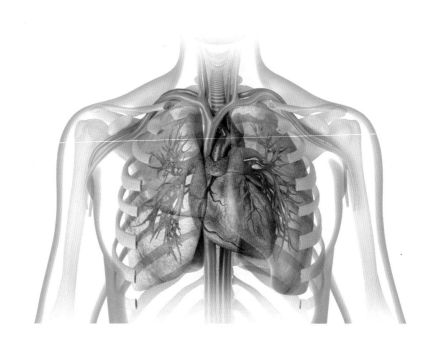

位于胸腔中的心肺关系

图片来源：视觉中国

08

妙手仁心，悲天悯人
——心脏搭桥的故事

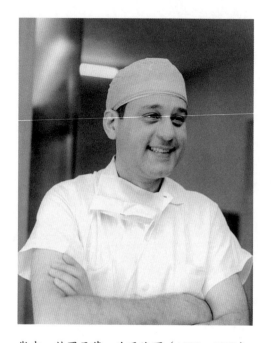

勒内·赫罗尼莫·法瓦洛罗（1923—2000）

图片来源：https://consultqd.clevelandclinic.org/even-after-turning-50-modern-cabg-remains-as-vigorous-as-ever/

这正是瞬息万变的伟大时代，心脏外科创始阶段的故事，尤其是异彩纷呈，也许你一眨眼就会错过一个精彩的历史瞬间。我们前面提到的心脏外科处理的情况多半是先天性心脏病，但心脏外科处理的另一个范畴所涵盖的疾病却比先天性心脏病更被公众所熟知，比如冠心病。

冠心病是指冠状动脉因粥样硬化性改变，引起心肌供血不足，造成心肌缺血缺氧的疾病，是现代社会严重威胁人类健康的常见疾病之一，临床表现为心绞痛、心律失常、心衰、心肌梗死，甚至猝死。著名的演艺界人士死于心源性猝死的报道屡见不鲜，甚至有不少正值壮年，这实在令人感到惋惜。虽然冠心病的危害是进入现代社会以后才逐渐凸显出来的，但冠心病却绝不是一种现代社会才出现的疾病。1972 年，中国西汉长沙国丞相利苍的妻子，辛追夫人的遗体从墓葬中出土，对这具保存完好，距今 2100多年的尸体进行解剖发现，辛追夫人便患有冠心病，且极可能死于一次心梗发作。

早在 18 世纪中期医生们就已经认识到了心绞痛的症状，但长期以来只能对症缓解，没有根治手段，对冠心病开始外科治疗的探索则已经是160 多年以后的事了。现如今人们对心脏搭桥手术这个名词，已经不陌生了，可其确立过程却相当曲折。从最初的探索到经典的冠状动脉旁路移植术（也即心脏搭桥手术）正式被医学界认可，前后历时 40 多年。此间的故事，尤其是最初那些令外科界蒙羞的失败，由于很少被教科书提及，遂成为一段鲜为人知的历史。

医学史上最令人津津乐道的事件，莫过于作为研究者的医学家本身也阴差阳错地成为自己的研究对象，或者说，他们本身所罹患的疾病也在整个医学叙事的进程里。可以想见，古今中外曾遭受过冠心病折磨甚至死于心梗发作的医生肯定为数不少，这其中若以医学史上的地位而论，则非约翰·亨特（John Hunter，1728—1793）莫属。在我们继续后面的讲述之前，还真有必要稍微了解一下这位伟大的外科医生。

一位医学史专家对亨特曾这样评价道：他使外科学由一门机械性的手

艺升华为一门实验科学。如果说各行各业都有一个需要拜祭的祖师爷的话，我们今天这些外科医生，其实最应该拜的一位便是亨特。我们在第 1 章的故事中，提到的那个黑人技术员托马斯负责的霍普金斯医院的动物实验室，就是以亨特之名命名的（亨特实验室，Hunterian Laboratory）。他打通了医学传统上外科与内科的界限，通过观察和实验所得的结论，使得所有的医生都能获益。亨特认为，解剖乃手术之根基，熟知解剖则头脑清晰，双手敏捷，心灵也对必要的残忍习以为常。

毫无疑问的是，在普通人看来，解剖总是有些残忍，西医刚刚传入中国这个古老的国度时，当时杰出的外交家郭嵩焘也认为西医的解剖太过残酷，他曾感慨道："拙哉西医！中国之良医，亦能知人之窍穴脉络而万无一失，然不必亲验诸死人，亦未尝为此残酷之事也，忍哉西人也！"作为一名尚算开明的洋务派，对解剖学还有如此大的偏见，更别说普天之下的寻常百姓会怎么想了。

但是郭嵩焘确实说对了一件事，那就是西医的拙——解剖可不就是一门笨功夫嘛。但我们要是了解过亨特所设计的动物实验，就不得不佩服这笨功夫背后科学思维的精巧了。

亨特之所以能在外科史具有举足轻重的地位，当然不仅仅是因为其长于解剖，他利用实验动物来理解外科疾病的病理生理基础，才更令人叫绝呢。最有名的一次动物实验是，他通过对鹿角血管分布的观察，凭直觉推断出，若一段血管闭塞之后，周围定会出现侧支循环。他抓来一头公鹿，对右侧的颈部血管进行了结扎，结果，右侧鹿角降温的同时也停止了生长，而左侧鹿角的生长速度及温度则不受影响，但仅仅两周之后，右侧鹿角就恢复了原来的温度也重新开始了生长，他处死了这头鹿进行解剖之后发现，果然不出所料，侧支循环建立起来了，右侧鹿角的血管走了旁路重新畅通了！他根据这一原理设计了动脉瘤的手术方案，并获得了成功，这也许是血管外科最早的探索。

这样的研究方法为后代的外科医生开展研究提供了范例，事实上，这个侧支循环形成的医学原理本身，就在人类理解冠心病及心梗的病理生理方面有极其重要的价值。

对于很多热爱动物的人来说，像鹿这么可爱的家伙，就这样为了人类外科事业的进步给糟蹋死了，可能觉得有点于心不忍，但你要知道亨特对自己下手有多狠，你可能就会原谅他对可爱的鹿所下的"毒手"了。

为了研究性病，他用柳叶刀蘸取了一位性病病人的脓液，并将这恶心的东西弄进了自己生殖器切开的伤口里，于是，他如愿以偿地同时患上了淋病和梅毒，成为医学史上首个得以将性病的临床表现和对各种治疗的反应详细记录保留下来的病例。

对于这类病，亨特在当时能够动用的治疗方案，只有汞，这种虽然有效但是毒性却不小的药物，着实把亨特的身体糟蹋够呛，但亨特对于发生在自己身体上的另一种疾病就束手无策了。

胸部阵痛的症状出现在亨特 50 多岁的时候，开始只是在进行体力活动之后才会出现，到后来，就连安静时也会出现了。这样一位伟大的医学家，即使到了这样濒死的边缘，还不忘在自己胸痛发作时通过镜子来观察自己痛苦的面容。

将这种胸痛的症状描述为心绞痛这一术语的，是亨特的一位医界的朋友威廉·赫伯登（William Heberden，1710—1801），他通过对 100 多位类似病人的观察，总结出了心绞痛发作的一些特点，比如说体力活动后症状出现，严重时有濒死感，停止活动保持静止时，症状有可能减轻或消失。1768 年，赫伯登在伦敦医师学院进行了一次讲座，1772 年，他把讲座的内容发表，创造了心绞痛（angina pectoris）一词。由于赫伯登善于临床观察，在医学领域多有创见，因此被后世称为临床观察之父。

但遗憾的是，在那个年代，赫伯登救不了自己的朋友，伟大如亨特，也无法利用当时的医学手段完成自救，只能眼睁睁地看着死神一步步走近。更为遗憾的是，亨特在已经意识到巨大的情绪波动会引起心绞痛发作之后，他还是无法控制住自己的暴脾气，亨特渐渐意识到将无法摆脱这种可怕疾病的困扰了。在他生命中的最后一年，有一次他对一个死于一阵暴怒的人进行尸检之后，开玩笑地讲，自己的生命完全掌握在任何一个会在语言上激怒他的恶棍之手。熟料一语成谶，1793 年 10 月 16 日，一场激烈的论战之后，亨特的心脏永远停止了跳动。这位生前为探索疾病的奥秘曾解剖过无数尸体的外科医生，死后也将自己的尸体献祭给了医学事业——对他的尸体解剖发现，其冠状动脉的病变已经很严重了。

但是在当时，有关心绞痛这一症状的病理学解释在医学界并未达成一致，这是因为，尸体解剖发现的冠状动脉的病变严重程度有时候与病人生前的心绞痛严重程度并不完全相符，认为冠状动脉的异常与心绞痛有关只是一个不算主流的观点。亨特的学生爱德华·詹纳（Edward Jenner，1749—1823）是较早提出冠状动脉粥样硬化与心绞痛关系的研究者之一，很多不熟悉亨特的中国读者可能听闻过詹纳的大名，牛痘与天花的故事可谓家喻户晓，这是改写医学史乃至人类历史进程的重大事件，在此暂且按下不表。

直到 20 世纪初，还有学者坚持认为心绞痛只是外周神经系统的紊乱或由胃肠方面的问题导致的。英国著名心脏病学家詹姆斯·麦肯齐认为心绞痛主要是心肌无力导致的，他没意识到心肌缺血的发生是冠状动脉出了问题。

凡人固有一死，多数人的死亡，是肉体与精神的双重寂灭，但伟大如亨特自然不在此列，他所开创的事业，必将会蓬蓬勃勃地发展下去，他所提倡的科学实验的方法和思维方式也将被他的徒子徒孙们代代传承下去。直到有一天，当外科领域的后来者们可以用外科手术的方法来遏制那昔日将亨特置于死地的冠心病时，亨特的灵魂也会在天堂大笑吧。

在亨特离世后的整整 100 年，有研究者注意到了正常冠状动脉循环与周围血管外结构（如膈肌、支气管、心包）之间存在着广泛的、微小的血管联系。后来，这一系列证明冠状动脉实际上可以与其他血管发生侧支循环的证据，被勇敢的外科医生用来改善冠心病病人心脏血液供应的情况，不过可惜的是，针对冠心病的外科治疗，并不是一开始就走上了这条

"正道"。

1899 年，有学者提出了切除心脏相关的交感神经以减轻心绞痛的症状，1916 年就有外科医生依照此建议，对人类进行了第一次心脏交感神经切除术，此后，各种心脏交感神经切除的手术变得流行起来。理论上，这种手术不仅可有效缓解心绞痛的症状，而且还被认为可使冠状动脉获得舒张，从而改善心脏的血液供应。这类交感神经切除手术的出现，一度受到心脏病专家们的欢迎，以至于这类手术一直持续到 20 世纪 60 年代初。

目前认为，心绞痛产生痛觉的直接因素，可能是在缺血缺氧的情况下，心肌内积聚了过多的代谢产物，如乳酸之类，这类物质刺激心脏内自主神经的传入纤维末梢，经 1~5 交感神经节和相应的脊髓段，传至大脑，产生疼痛感觉。

所以，切断这些神经来缓解心绞痛的办法，其实并没有解决问题本身，而是把反映问题的信号线给掐断了。外科史上的这段往事，倒是与中亚古国花剌子模传说中的风俗很像，相传花剌子模国王天真地以为处死带来坏消息的人，就能根除迫在眉睫的危险。

人类在不同领域的历史竟然有如此惊人的相似，如果是大敌当前，处死前来报告坏消息的信使自然不可能让敌兵退去，同样，切断交感神经，也仅仅是让病人自觉心绞痛的症状得到缓解，殊不知冠心病的病理基础并未发生显著改善，心肌缺血仍会发生。只不过，即使发生了心肌缺血，由于有关神经已被切断，疼痛的感觉变得不那么明显，病人误以为病情好转，会不自觉地加大活动量，这样，心肌缺血反而会较术前加重，如果发生一次严重的心肌梗死，病人就可能自此一命呜呼。假如没做这种手术，当心绞痛发作时，病人至少会被迫减少活动，安静卧床，身体对氧气的消耗量下降了，心肌缺血的情况自然会相对减轻。根据加拿大心血管病学会（Canadian Cardiovascular Society, CCS）对心绞痛严重程度的分级，如一般体力活动不受限，仅在强、快或持续用力时发生心绞痛，属于 I 级，随严重程度的加重，继续分为 II 级、III 级和 IV 级。因此，这种貌似可以减轻疼痛发作的手术，实则是病人的一道催命符。

花剌子模最终当然是亡国了，但人类探索治疗心脏病的脚步却不会长期停留在斩杀信使的盲目阶段。

1926年，还有学者对心绞痛病人尝试实施甲状腺切除术，但这种方法也几乎与心脏相关的交感神经切除术一样声名狼藉。当时的理论认为，减少机体的代谢，就会减少心绞痛的发作。这种说法在某种程度上是有道理的，可基于这一理论开展的甲状腺部分切除术，却给病人带来了巨大的痛苦。因为甲状腺是人体重要的内分泌器官，甲状腺激素与人体的大部分代谢活动有关，当外科医生切除病人的部分甲状腺之后，心绞痛的发作频率固然是减低了，可是甲状腺激素的作用范围是如此之广，这种连洗澡水带孩子一起朝外泼的后果是，术后人体将呈现一种严重的甲状腺激素分泌不足状态，病人好像是爬出了火坑又掉进冰窖，简直生不如死。

后人在评价这些初期的探索时，有学者认为这是有益的，医生们正是在这个缓步迈进的过程中逐渐发现了心绞痛的真正病因。对于这种盲目探索，这样温情脉脉的说法多少有些文过饰非的意思，医学的发展很多时候都不是一帆风顺的，试错在所难免，我们不能因为后面找到了正确的方向，就把前面试错的部分也一并说成是有益的，这对于那些早期为此付出巨大代价的病人未免太不公平了，那些经受过这类手术的病人当然不能算受益者，说他们是牺牲者和奉献者还差不多。今天的我们自然需要理解，造成这种错误的最主要的原因，是受制于当时的理论水平，医生们也许太急于找到解决问题的办法才慌不择路吧，病急乱投医可不仅仅是指病人一方的问题。

早在1912年，詹姆斯·赫里克（James Herrick，1861—1954）就在美国医学协会的年会中做了题为"冠状动脉突然堵塞之临床特点"的学术报告，他描述了心肌梗死的症状和体征，并展示了心梗的发生是由于冠状动脉血栓形成继发心肌缺血损伤。可惜在当时，他的报告并没有引起多大关注，很多人还将急性心梗的临床表现视为中风或胃肠的问题，直到心电图的广泛应用之后，医学界才逐渐接受了这一理论。

真理往往不能在第一时间被大部分人接受，人类在征服疾病的过程中总是免不了要付出这样那样的代价，也许前述两种手术的创立者未必不知道赫里克的理论，只不过在体外循环机的使用没有成熟确立之前，在心脏上动手术还是不可思议的禁忌，这大概是他们剑走偏锋的部分原因。但即使在当时，还是可以欣喜地发现更为可贵的探索。在冠状动脉搭桥手术成为经典术式之前，有些基于当时的正确理论而开展的手术方式，尽管远非完美，但无论是对病人本身还是对学科的发展进步都是有一定积极意义的，至少在方向上，他们没有"跑偏"。

这一时期的关键人物之一是克劳德·S. 贝克（Claude S. Beck，1894—1971），他是西储大学克利夫兰医学中心的外科医生。贝克通过实验研究诱导心包疤痕粘连，他发现这些疤痕是富含血管的。通过学习前人的文献，他发现死于心包炎的人，其冠状动脉与心外结构之间的血管吻合，以及心包脂肪垫与主动脉分支之间的血管吻合，均有所增多。1934 年，贝克注意到横断的心包疤痕两端出血迅速，这激发了他对设计冠状动脉血运重建方法的兴趣。比如，他通过机械摩擦心脏表面和心包引起无菌心包炎，以致血管粘连形成——他希望这种新形成的血管能与心肌血管相通。这一手术，被称为心包固定术。同样在 1935 年，贝克开创了另一类手术，在这一手术中，他将心外膜擦伤后，将骨粉注入心包间隙，将胸大肌移植到心外膜上缝合。贝克发现，随着肌瓣的到位，实验动物可以耐受两条主冠状动脉几乎完全阻断的情形。在接下来的 20 多年中，为寻求更好的诱导血管心包粘连的方法，贝克和其他人尝试了各种用于注入心包腔的刺激物，包括鱼肝油酸钠和沙子、滑石、苯酚、硝酸银、聚乙烯醚泡沫甚至石棉。

这些手术虽然得到了一定程度的应用，但这时候的医生还在猜测冠心病到底是怎么回事，因为当时的诊断水平还无法确定冠状动脉狭窄的程度和阻塞的位置。幸运的是，通过间接再血管化手术，病人的心绞痛确实有所改善。这部分手术的出发点在于改善心肌的血供，且术后确实达到了这一目的，这在有关冠心病的发病机制尚未阐明的时代，有此创举实属难得。

受贝克手术方式的启发，1937 年，英国外科医生劳伦斯·F. 奥肖内西（Laurence F. O' Shaughnessy，1900—1940）开始尝试通过使血管器官接触到擦伤的心外膜来改善心肌的血液供应。他是怎么做的呢？

他先用外科手段（结扎一支冠状动脉，使其心肌缺血）使健康的灰狗（greyhound）患上冠心病（表现为奔跑能力下降等）——这一操作称为建模，疾病模型建成之后，他再通过手术，移植一段带血管蒂的大网膜附着在实验动物的心脏外壁上，5 个月后，随着对心肌供血血管的再生，这条灰狗的奔跑能力竟然可以恢复到"患病"之前的水平了。

这一方案，其实已经和后来的冠状动脉旁路移植手术（即心脏搭桥术）很接近了，既然心绞痛是心肌缺血导致的，那么我们就通过手术重建心肌的血运。

动物实验成功以后，他开始大胆地将这一方案在人体上实施，到 1938 年时，他已经开展了 20 例这样的手术，其中 6 例死亡，但大部分病人的心绞痛都获得了一定程度的改善。

如果奥肖内西继续研究下去，说不定冠状动脉旁路移植术之父的头衔就会归属他了。但历史毕竟无法假设，像很多那个时期的医生一样，奥肖内西的研究被战争中断了，他入伍成为英军的一名军医。

1940 年 5 月，在那一场著名的敦刻尔克战役中，他被弹片击中，不幸牺牲。奥肖内西死时年仅 39 岁，正是一个研究者的黄金年龄，他的死亡显然是医学界的重大损失，历史没法重置实验条件，人生也没有对照组，在有些死亡发生的那一刻，历史就已被改写。

"二战"结束后，沿着前人思路，加拿大麦吉尔大学的亚瑟·马丁·万宝（Arthur Martin Vineberg，1903—1988）设计的一个手术，已经有些冠状动脉搭桥雏形的意思了。他设想从胸壁上游离出乳内动脉，将这支血管移植入心肌隧道，利用其侧支出血，改善心脏的血运。他在实验动物身上完成这一操作之后的 4 个月，处死这些动物进行检查，结果发现这一操作果然为心肌建立了新的供血通路。

　　经过反复的动物实验之后，万宝认为将这一手术应用于人体的时机已经成熟。然而，1950 年 4 月，第一例接受该手术的病人，却在术后 2 天即死亡，这首战失利对手术者实在是个不小的打击。尸检发现，原来病人的冠状动脉已经完全被堵死了，但万宝为之重建的两根血管却保持良好的通畅，如此看来，这例病人接受手术的时机太晚了，可能其冠状动脉原本就已比较狭窄，再加上手术的打击，加速了其病情的恶化，而这么短的时间内，重建的血运还来不及起作用病人就一命归西了。

　　万宝的第二例病人是一位 54 岁的石油工人，术前他的身体状态已经很差了，徒步走不了几步远就受不了了，甚至只能进流食，因为正常饮食就会诱发心绞痛的发作。手术之后，病人不但很快就恢复了正常的饮食，3 年以后，体力更是恢复到了可以远足旅行的程度！这真是令人鼓舞的案例。

　　5 年后，万宝积累了更多的病例，当时这一手术的死亡率是 6%，其中有 80% 以上的病人都在术后获得了改善，他对自己的这一手术很有信心，相信这种手术会给病人带来益处，但不少同行却质疑道，你怎么知道这种改善真的是因你的手术呢？

　　不了解疗效评价标准的读者朋友，可能会对这些吹毛求疵的同行感到不解，既然手术在前，症状改善在后，怎么就不能说这改善是手术带来的呢？

　　这虽然是人们凭直觉的判定，但在医学疗效评价方面，还真就不一定是这么回事了。

　　同样在 20 世纪 50 年代，一位意大利的外科医生采取了一种看似原理不通的手术，居然也使很多病人的心绞痛的症状得到改善，他的手术方法是将病人的双侧乳内动脉结扎……咦？这是凭什么啊？这怎么也会让病人的症状改善呢？因此，这一手术虽然受到部分病人的认可，但是在医学界却遭到广泛的质疑。

　　为了证明这一手术的效果，美国华盛顿大学的研究者决定拿出疗效判定的金标准——双盲试验。他们将病人分为两组，其中一组做双侧乳内动脉结扎的手术，另外一组则仅在皮肤上切开相同样子的切口，两组病人均不知道自己被分到了哪一组，结果发现，两种手术在改善症状方面，没有差别。也就是说，这位意大利医生的手术，毫无价值，该手术之所以会令病人自觉病情改善，完全是因为手术造成的安慰剂效应。

万宝虽然觉得自己很冤，但是他也深知，基于意大利同行的教训，其他同行对他的手术暂时报以谨慎态度是不无道理的。直到那时，人们评价冠心病的主要依据还是病人的病史、主诉、心电图和有关的实验室检查，也即诊断措施比较"二战"以前的克劳德·贝克手术时代，并无明显进步。在这种条件下，万宝所设计的手术也许是当时所能达到的最高水平了。但如何拿出更客观的证据来证明手术效果呢？后来一次瞎猫碰死耗子的事件，大大推进了冠心病诊断技术的进步，同时为冠心病相关手术的疗效判定提供了最直接有力的证据，并导致了冠状动脉搭桥手术的出现。

20世纪50年代，心脏以及外周动脉造影术已经相当普及了，而选择性冠状动脉造影术则被当时的学者认为，存在导致心脏跳停或者心肌梗死的风险，毕竟冠状动脉的主干内径只有3~4毫米。当时的心脏造影水平，只能使导管进入主动脉根部，这样即使注入大量的造影剂，又能有多少可以进入冠状动脉呢？冠状动脉的显影效果自然很差，无法为临床医生提供有效信息。

1958年的某一天，克利夫兰医院的心内科医生弗兰克·梅森·曾根（Frank Mason Sones，1918—1985）正准备为一个27岁的病人做心脏造影检查，当导管进入病人的主动脉根部时，按摄片要求，病人需变换体位。就是这样一次不经意的移动，使得心脏导管的开口端鬼使神差地进入了病人的右冠状动脉的开口。尚不知情的弗兰克按常规开始推注造影剂，结果30毫升的剂量被直接注入了病人的右冠状动脉……当弗兰克发现问题时，直惊出一身冷汗，意识到病人可能会发生心脏跳停或心梗之后，立刻着手做抢救的准备，他甚至打算在必要时打开病人的胸腔，直接进行心脏按压。不过，出人意料的是，什么事故也没发生，病人除了一阵剧烈的咳嗽之外，几乎安然无恙，心律正常，酶学指标也正常。本以为一次失误的操作，悲剧将不可避免，结果病人却什么事也没有，当事人自然心中暗喜，一块石头落了地。可随后出来的摄片结果，却使弗兰克大感意外，片子清晰地显示了病人右冠状动脉的情况，这是前所未有的事。惊魂方定之后又是一阵狂喜，命运之神硬生生将弗兰克推向了一个崭新时代的入口。

当弗兰克在第二个病人身上重复进行了这一操作之后，他确信，冠状动脉造影术是安全可行的。此后，他用了近 3 年的时间，完善了这一检查措施的种种细节，做了几百例冠状动脉造影检查，将医学界对冠心病的认识大大地向前推进了一步。此后，人们终于有了可靠的冠心病评价指标和冠心病手术效果的评判标准。

以症状、体征为主要指标来估计病情，在有些情况下是比较准确的，但心绞痛这一症状本身，却并不能完全反映出冠心病的严重程度。在有些病例中，病人可能主观感觉症状很重，但如果其狭窄局限在右冠状动脉，则其猝死的风险就可能很小；相反，一个症状很轻的病人，如果其主要病变集中在左冠状动脉前降支（支配供血的心肌范围最大），则可能风险极大。更主要的是，有近 20% 的病人可以在毫无前兆的情况下，第一次发作就是一次致死性的大面积心肌梗死。冠状动脉造影术的出现无疑是冠状动脉外科发展过程中里程碑式的事件，它使人类对冠心病的认识达到了新的高度，并为冠状动脉搭桥术的产生创造了基本条件，因为只有当外科医师知道冠状动脉狭窄的位置在哪儿，才可能用搭血管桥的方式跨过狭窄区。

1963 年，弗兰克对两位来自加拿大的病人进行了冠状动脉造影检查，他们此前都曾接受过万宝设计的那种手术（其中一例是万宝主刀做的，另一例则是比奇洛做的），第一个病人没什么特殊发现，第二个病人移植血管与左前降支出现了广泛的侧支血管，这一发现无疑肯定了该手术的价值。因此，克利夫兰医院的唐纳德·埃弗勒（Donald Effler，1915—2004）开始应用该手术，并用冠状动脉造影术对病人进行术后评价，报道了良好的效果，此后，由万宝设计的这一手术才得以推广开来。

在同内科医生弗兰克一道努力的同事中，有一位来自阿根廷的外科医生勒内·赫罗尼莫·法瓦洛罗（René Gerónimo Favaloro，1923—2000），正是他，以冠状动脉造影术为依托，创立了冠状动脉旁路移植术（也就是所谓的心脏搭桥），将冠心病的外科治疗水平，推向了一个新高度。在我看来，他的传奇故事，即使列于早期群星闪耀的心脏外科大师的传奇之中，也无愧色。

1923 年 7 月 14 日，法瓦洛罗出生在阿根廷拉普拉塔的一个普通家庭，父亲是木匠，母亲是裁缝，很显然这两种职业都是对手艺有较高要求的行当，但青出于蓝的法瓦洛罗后来则以更精湛的救人技艺闻名四海。他在进入医学院之前，深受理想主义的影响，尤其喜欢读巴斯德的传记，这可能对他后来事业的发展起了极大的作用，也可能是他最后悲剧的人生结局的肇因之一。

法瓦洛罗在拉普拉塔大学医院接受住院医师培训期间就对胸外科产生了兴趣。1949 年，瑞典卡罗林斯卡学院的克拉伦斯·克拉佛德（Clarence Crafoord，1899—1984）教授应首席教授何塞·玛丽亚·梅内蒂（Jose' María Mainetti）的邀请，来法瓦洛罗所在的医院进行肺切除和主动脉缩窄修复的手术。法瓦洛罗很幸运地作为二助参加了那些手术。克拉佛德早在 1944 年就因世界首例成功地修复主动脉缩窄 [1] 而在业内成名，在胸心外

---

[1] 主动脉缩窄：指主动脉局限狭窄，管腔缩小，造成血流量减少，主要发生在胸部降主动脉。1761 年，著名病理学家乔凡尼·巴蒂斯塔·莫尔加尼 (Giovanni Battisa Morgagni,1682—1771) 首先报道了此类病例。20 世纪 40 年代初，美国波士顿儿童医院的格罗斯、约翰斯·霍普金斯医院的布莱洛克和瑞典卡罗林斯卡学院的克拉佛德都在进行通过手术外科矫治主动脉缩窄的研究，1945 年 7 月，格罗斯为一位 12 岁的女孩成功进行了主动脉弓降部缩窄的修补手术，由于时局尚乱，各研究机构之间交流不畅，格罗斯误以为这一手术是世界首例，但其实克拉佛德已经在 1944 年 10 月为一名 11 岁的男孩完成了该手术，对于此事，格罗斯颇觉不平，因为他觉得克拉佛德是在 1939 年 4 月参观了他的动物实验室，在美国同行研究的基础上才捷足先登的，所以知情以后，格罗斯也只能宣称那一手术是美国首例。

科领域颇多建树，直到多年以后已经在心外科领域声名鹊起的法瓦洛罗还记得克拉佛德的风采。在一次学术会议上，法瓦洛罗还当面向克拉佛德提起这件往事，一个充满热血的年轻人如此近距离地与一位胸心血管外科的重要先驱交流手术，那是何等的欣喜。只是当时的克拉佛德不大可能对一位还不起眼的异国小同行有太深刻的印象，也更加不会想到，自己居然在无意中引领了未来一位大宗师的成长方向。

成绩优异的法瓦洛罗原打算留在大学的医院里从事胸外科的工作，当时阿根廷的执政者是庇隆，他在 1946 年后采取了一系列倒行逆施的集权措施，包括掌握部分医生的前途命运以压制反对者。如果法瓦洛罗想要在大医院进行胸外科的学习，就必须签字效忠庇隆正义党。这在当时几乎就是一个常规程序，想进大学的医院或其他很多地方工作，都需如此，鲜有例外。法瓦洛罗眼睁睁地看着自己身边的不认可庇隆行径的同行被迫离职，这个执拗的家伙经过了 24 小时的深思熟虑之后，找到院长说："既然你明知道我学习刻苦、工作努力且是班级第一，为什么我非得签这个破玩意儿呢？"院长说："如果你拒绝签字，我们就不能给你这个机会。"话谈到这个程度，气氛自然是不太愉快，于是，法瓦洛罗决定不签字。他在 1998 年的一篇文章中提到此事时说："我的命运使我在 1950 年 5 月潘帕斯草原西南部的一个小村庄里成了一名乡村医生"……在我看来，这一结局与其说是命运安排不如说是性格使然。

这一去，就是 12 年。

他在潘帕斯建立了一个诊所，两年后，他的兄弟胡安·何塞（Juan José）从医学院毕业，成了他的重要帮手。他们兄弟二人一起付出了极大的努力，从无到有地建立了手术室、化验室，并购置了当时最好的 X 线设备……实在无法想象这两兄弟是如何在那种艰苦的环境下度过繁忙的 12 年的。内科、外科、妇科、儿科，他们成了名副其实的全科大夫。在诊疗活动之余，他还大力对当地民众进行健康教育，普及产前检查，培训接生婆，普及基本卫生保健常识。当时的拉丁美洲医疗条件比较落后，仅小儿腹泻的死亡率就高达 20% 左右。通过他们两兄弟的努力，极大地改善了当地的民众的健康水平。

但胸怀宏图大志的法瓦洛罗，并不甘心一辈子只做个乡村医生。潘帕斯并不是法瓦洛罗的世外桃源，事实上，他也从未放弃过理想，一直与外界保持着联系，他定期去外地游学，阅读最重要的医学期刊，因此对医学界新的发展情况了如指掌。自 20 世纪 50 年代以来，心血管外科早期风起云涌的进步令他激动不已，到了 1960 年时尽管诊所的工作在逐渐步入正轨，但他还是决定远赴美国进行胸心血管外科的学习和训练。

1962 年，他将这个诊所交由兄弟打理，经由梅内蒂教授的介绍和引荐，法瓦洛罗携妻子玛利亚·安东尼娅·德尔加多（María Antonia Delgado）一起前往美国克利夫兰，在那里法瓦洛罗最终成就了一番令阿根廷人引以民族骄傲的伟业。

法瓦洛罗见到埃弗勒以后，用蹩脚的英语勉强说明了来意，埃弗勒明确表示，没有取得在美国的行医资格——主要是通过考试拿到外国医学教育委员会的证书（certificate of the Educational Council of Foreign Medical Graduates，ECFMG），他就只能参观学习，没有收入。

但仅仅两周过后，法瓦洛罗就获得了参与手术的机会，他的技术得到了美国同行的认可，毕竟他在来美国之前，就已经积累了上万次手术的经验——按照他本人的说法，到他去美国之前，他的诊所就已经保存了11000 多份手术记录。为了表达自己学习的诚意，38 岁"高龄"的法瓦洛罗放下老医生的身价，像一个实习学生一样承担了手术室里的全部杂活，插尿管、推病人、清洗心肺机等医疗器械。在当时，他们的手术室里一天最多只能安排一次心脏手术，因为仅仅清洗心肺机等准备工作，就得消耗2 个多小时。晚上他还要积极学习语言，同时准备 ECFMG 的考试。

所谓功不唐捐，仅仅半年以后，法瓦洛罗就拿到了在美国的行医资格。为了方便学习，法瓦洛罗在医院附近租住了公寓，这样他就有足够的时间到造影室跟梅森学习造影和读片，他意识到这是一项非常重要的诊断技术。

梅森办公室的门大部分时间都是敞开的，他总是愿意与他的同事和来自世界各地的年轻学习者交流观点。很快，法瓦洛罗就在日见精进的工作中与埃弗勒和梅森建立了深厚的感情。

1963 年法瓦洛罗成为初级专科医生。并于 1964 年成为高年资住院医师。1966 年，他已经是克利夫兰医学中心胸心血管外科的正式工作人员。那些年，正是心脏外科学科初创的激情岁月，少壮派外科医生是这个领域里的急先锋，大家都像电力充足的铁人一样玩命工作，法瓦洛罗去手术室时，内心总是同时怀着恐惧和挑战的复杂情绪。

心肌血运重建技术正是在这些年逐渐由间接途径进步到直接途径，1967 年 5 月法瓦洛罗成功地完成了世界上第一例利用大隐静脉的冠状动脉搭旁路移植术 [1] 并确立了正中开胸、血管端侧吻合等技术细节。8 天后梅森对病人进行了造影复查，结果右冠状动脉已完全重建，看到这样的结果，他们高兴极了。

由于当时的条件所限，他们只有 3 间供心外科使用的手术间，很多病人需要等上几个月才能接受手术，有些病重的就干脆住在医院附近的一家酒店里。有一回法瓦洛罗在早上 7 点刚刚到医院，就有住院医生说，那家酒店里有一个病人可能要不行了。法瓦洛罗迅速赶了过去，破天荒地带领团队对这位病人执行了急诊的造影检查，确认了是急性心肌梗死后，果断急诊开胸做了冠状动脉搭旁路移植手术，结果病人因此获救，心肌大部分得到了保留，类似的病人在此前根本就不可能获得及时有效的抢救。

1970 年，第 6 届世界心脏病学大会在英国伦敦举行。法瓦洛罗应邀参加一个关于冠状动脉手术专门讨论，由于会场太小，而想听会的人太多，有些医生甚至就直接坐在了会场中间的通道上，还有没地方可坐的就站在会场两边，讨论进行到一半时，侧门居然被外面的医生给挤塌了。法瓦洛罗的学术报告征服了在场的多数学者和医生，他们开始相信冠状动脉搭桥

---

[1] 1962 年萨布斯顿（Sabiston）医生做了世界首例大隐静脉冠状动脉搭桥术，但病人因吻合口近段急性血栓形成，在术后 3 天死亡。

手术可以预防冠心病病人的心源性猝死并延长其寿命。

当法瓦洛罗在演讲中提到，"到 1970 年 6 月，我们已经进行了 1086 次心脏搭桥手术，总死亡率为 4.2%。"有一位叫查理·弗里德伯格（Charlie Friedberg）的医生对此表示怀疑，他认为"如此低的死亡率"是难以置信的。法瓦洛罗大笑三声后说道："我欢迎你们任何想要去克利夫兰医学中心的人检查我们的病案和原始数据。"后来，一些医生确实在返回祖国的途中拜访了克利夫兰医学中心，在实地考察学习之后，他们彻底服了。

在那次世界心脏病学大会的主场会议结束之后，英国外科医生唐纳德·罗斯（Donald Ross）邀请法瓦洛罗在伦敦国家心脏医院进行一些示教手术。法瓦洛罗欣然前往，手术创新之外，法瓦洛罗也不吝向其他同行传道授业。这英国第一例冠状动脉搭桥手术就是在唐纳德·罗斯的帮助下完成的，欧洲多位杰出的心血管外科专家都观摩了这次手术。这次会议让法瓦洛罗一战成名，也为在全球范围内使用冠状动脉搭旁路移植术打开了大门，冠状动脉外科时代的新纪元正式开启了。

法瓦洛罗和梅森等人在这一时期的贡献，彻底更新了人们对冠心病的认识，10 多年以后介入心脏病学的出现，其实正是由梅森发明的冠状动脉造影技术上的延续，从此之后，拉开了心脏外科与心脏内科之间在心脏血运重建领域里长达 30 多年的激烈竞争，这恐怕是当年这对好朋友所始料未及的事。

就在所有人都认为法瓦洛罗将在美国继续开展相关研究时，他却出人意料地做出了返回祖国的决定，他认为回拉丁美洲乃自己的职责所在。

1970 年 10 月的一天下午，法瓦洛罗给埃弗勒写了辞职信，含泪封缄了信封，然后把它放在他的桌子上。信中写道：

如您所知，阿根廷没有真正的心血管外科医生。

命运再次让我担负起艰巨的任务，我将献出我生命的最后三分之一，在我们的首都布宜诺斯艾利斯建立一个胸心血管中心。

相信我，如果我能在未来几年看到新一代的阿根廷医生在全国各地的不同中心工作，能够以高质量医学知识和技能解决人民的疾苦，我将是世界上最幸福的家伙。

我当然知道这一选择将要面对的所有困难，因为我之前已经在阿根廷工作过了。47 岁的年纪，合乎逻辑和现实的选择是未来留在克利夫兰医学中心。我很清楚我走的将是一条艰难的道路。您知道的唐·吉诃德那个西班牙人吗？如果我不回布宜诺斯艾利斯工作，而选择了一条相对容易的路，我的余生都会活在灵魂拷问里，我会怀疑自己到底是不是一个纯粹的理想主义者……

相见难，别亦难。虽然表面上看起来法瓦洛罗是一个内心强大杀伐决断的外科医生，但在灵魂深处，他是一个极为敏感多情的男人，在临别前的最后几个月，无论走到哪里都会有人试图说服他留下，尤其是梅森，一直苦苦挽留，他认为法瓦洛罗的离开就是对共同事业和兄弟情谊的破坏，只有疯子才会做这样的决定。法瓦洛罗不忍伤了梅森的心，最后对他说："如果你实在舍不得我，那你跟我一道回阿根廷。"据说，梅森还真的认真地考虑过去阿根廷。

为了避免离别时说再见的难过，法瓦洛罗在 1971 年的春天就放出风去，说自己将在 7 月回国，但 6 月中旬他就借着去波士顿讲座的一次机会与妻子玛利亚一道回国了。

美国著名心外科先驱德怀特·埃默里·哈肯（Dwight Emary Harken，1910—1993）医生在得知法瓦洛罗已离开美国时曾不无惋惜地说："他对祖国的热爱，使我们美国损失了一位最好的外科医生——他是整个世界上最优秀的外科医生之一。"

多情的法瓦洛罗也始终觉得自己永远是克利夫兰医学中心的一员，在他正式回国执业以后，也还多次返回造访，尤其是在 1985 年梅森因肺癌而进入人生的最后阶段，法瓦洛罗还赶回去与这位一生的挚友见了最后一面。

1971 年他回到阿根廷进入一家私立医院，最终将其建设成为南美的医疗重镇和教学、研究中心，他投入全部积蓄成立了法瓦洛罗基金，以救助那些看不起病的穷人。他的目标是，不允许任何一个人因为付不起钱而无法看病。他之所以会如此关注穷人的医疗问题，与他早年的经历有关。他的叔叔是一位家庭医生，法瓦洛罗中学时期在放暑假时会同这位长辈待上几个星期，当时有很多病人都是穷苦人，叔叔不辞劳苦地为这些病人服务，这样的职业精神给他留下了深刻的印象，可是这位叔叔岂能料到，这位被他的言传身教所感召的晚辈将来会成为整个家族乃至阿根廷甚至拉丁美洲的骄傲呢？

除了做手术治病救人和进行医学研究之外，法瓦洛罗更是热衷于教学，他希望自己作为一名教师而不是外科医生被后人记住，他认为自己一生的主要贡献都在教学领域，年轻人的进步成长就是对他最大的褒扬和慰藉。在法瓦洛罗给埃弗勒留下那封辞职信27年之后，他在一篇回顾本专业重大进展的文章中写道："我认为我当年的决定是正确的，而今我们的医疗中心已培养了350多名研究生，他们已遍布拉丁美洲，成为当地的医疗骨干。"

1997年他在一篇自述中提到：

我们的社会变成向钱看了，权力金钱和享乐变成了最重要的东西，医学界也跟着受了影响，大部分医生的工作非常出色，但很多人为物欲所累。有时候当我参加学术争论时，我搞不清楚有些人是在为医学上的真理而争论，还是在捍卫自己的钱包或者维护自己所在的公司，说这些话我很难过，但这是真的。……有些事比钱更重要，我为许多付不起钱的人做过手术，我不过是在手术室里浪费了一点时间，并没有直接从钱包里掏出一分钱，这种事没什么值得骄傲的。在医学界我们应该竞争的是如何去帮助别人，而不是看谁赚的钱多……

他曾发明过一种方便暴露和解剖乳内动脉①的开胸拉钩，但他并未申

————

① 由于乔治·格林（George Green）在纽约市的出色工作，法瓦洛罗后来开始使用乳内动脉－冠状动脉吻合术进行心脏搭桥。由于乳内动脉是非常脆弱的血管，容易被误伤，因此应该非常小心地游离解剖，法瓦洛罗发明的那个开胸拉钩可以提供极好的暴露视野。

请专利以谋利，有家医疗器械公司将这一拉钩以 2000 美元一个的价格销售了 50 万套。

看到这里，大家似乎就能理解法瓦洛罗为什么会在那封辞职信里自比唐·吉诃德，他要对抗的世界，是远比唐·吉诃德要面对的风车更庞大的经济规律和深不见底的幽暗人性，法瓦洛罗拼了命似的每天上台做手术，到处化缘筹措基金，可本国的病人、拉丁美洲其他国家慕名而来的病人如潮水般涌来，很多人根本支付不起医疗费用，更有许多同行趁机在病人身上谋利，这样的内外交困，很快让法瓦洛罗基金负债累累。

2000 年 7 月 29 日，77 岁的法瓦洛罗告别了这个世界。他的突然离世，震惊了世界。当天，阿根廷总统德拉鲁阿在一项总统文告中说："法瓦洛罗热爱祖国，放弃了在美国专业发展的机会和财产回到祖国，用他卓越的专业技术和才智为自己的人民服务，将毕生的精力献给了科学研究和心脏病病人。他的去世是阿根廷的一大损失。"美国著名的心脏外科前辈丹顿·阿瑟·库利深情地写道："我们失去了一位最优秀、最值得尊敬的医生，尽管他自己拒绝'冠状动脉搭桥手术之父'这一称号……阿根廷人民失去了一位爱国的赤子，一位天才的外科医生，一位悲悯的英雄。"阿根廷，这个法瓦洛罗深爱着的祖国，甚至用全国降半旗的高规格来哀悼这位杰出的心脏病专家的去世。

警方在他自杀的洗澡间找到了一把 9 毫米口径的左轮手枪，法瓦洛罗，这位通过心脏手术救人无数的外科医生，结束自己生命的方式，居然是用手枪击穿了自己的心脏。他在留给侄子的遗书中写道："我经历了我生命中最痛苦的时期，在自己的政府面前做一个乞讨者，我够了。"此时他的基金已经负债 7500 万美元，医疗机构不能正常运转，甚至也没有经费参加学术活动，他几次求助政府均未获回应。雪上加霜的是，亲如手足多年合作的弟弟胡安·何塞也恰在此时因车祸而受了重伤，相爱多年的结发妻子玛利亚也因病去世……在扣动扳机之前的那一瞬间，他想必已经彻底心碎了。

哀莫大于心死，拜庇隆正义党所赐，此时的阿根廷经济已经从一个富得流油的发达国家变成了一个经济崩溃社会动荡的发展中国家——这也是世界近代史上唯一一个由发达国家跌回发展中国家的例子。一个燃烧着理想主义热血的外科医生，偏偏活在一个处处与理想主义相悖的国家和时代，也许他是故意以这种激烈的死亡方式唤醒祖国对这项事业的正视，然而，螳臂当车的勇气，挽救不了这个国家的颓势。

毕竟，一项医疗技术的发展深受其所在国家的经济实力的制约。冠状动脉搭桥手术是一项复杂昂贵的医疗技术，它的每一个环节都包含着人力、物力的投入，既然整个手术系统的诞生和发展，都是以欧美发达国家的经济水平为背景，那么这个手术系统的成本，从宏观上说，就是欧美发达国家中普通个体生命的价格。我们通常所说的生命无价，可以是哲学的思考，可以是伦理的考量，也可以是诗意的咏叹，但独独不能是现实世界里拯救一个生命的成本，因为这个成本，从来都是有价的，并不是任何人、任何国家都承担得起。法瓦洛罗希望将这个生长于欧美的医疗程序引入他那个经济环境风雨飘摇的祖国，可是当他希望专门将这个技术服务于穷苦的病人，并且由政府支付医疗费用，这是超现实主义的做法。由此而产生的困境是经济规律决定的，单靠理想主义的激情和愿望并不能克服。对阿根廷政府来说，非不为也，实不能也。法瓦洛罗悲剧式的陨落与阿根廷的戏剧化的国运，都应成为中国人思考医疗问题的借鉴。医疗问题从来都不纯粹是一个科学问题，如宗教、历史、习俗，甚至政治意识形态等诸多非科学因素，还将继续在世界不同的角落以不同的方式影响医疗体系的发展。

据统计，法瓦洛罗在 69 岁前，共做了 13 900 次"搭桥"手术，所以如果他拒绝"冠状动脉搭桥手术之父"这一称号的话，其他同行也确实无法僭越这一殊荣了。2010 年也即法瓦洛罗去世后的第十年，全球每年有超过 100 万例心脏外科手术，其中 70% 以上是冠心病的外科治疗，受益于冠状动脉外科手术的人，当以千万计，仅以中国为例，年搭桥手术量超过1000 例的医疗中心就已达到 7 家……

饶是如此，法瓦洛罗似乎仍难以含笑九泉，因为在这个世界上仍有许许多多的人会因为贫穷而失去手术治疗机会。

遵照他的遗愿，他的骨灰被撒在了他做过 12 年乡村医生的地方，这个一生思虑周全的人，连自己的墓志铭都已提前在遗嘱中写好：

不必谈论我的软弱或勇气，外科医生向死而生，死神之于外科本就如影相伴，而今我与他携手同行。

为了永远地纪念这位伟大的医生，如今的克利夫兰医学中心的王牌学科胸心血管外科还专门设立了一个以法瓦洛罗之名命名的国际进修医师奖（René G. Favaloro, MD. Intenational Fellow Award），用以表彰和鼓励表现优异的外国进修医生。他的人道精神和传奇事迹必将被很多人传颂。

09

灼噬自己，照亮夜空
——心脏导管的故事

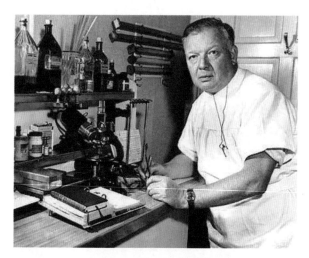

沃纳·福斯曼（1904—1979）

图片来源：http://mms0.baidu.com/it/u=2664800149, 3070732132&fm=253&app=138&f=
JPEG?w=420&h=332

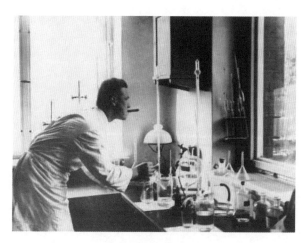

福斯曼在研究工作中

图片来源：FORSSMANN-FALCK R.Werner Forssmann:A Pioneer of Cardiology[J].
American Journal of Cardiology,1997,79(5):651-660.

冠状动脉旁路移植术之父法瓦洛罗的结局，不免让我们唏嘘不已。在冠状动脉旁路移植术出现之后 11 年，第一例冠状动脉血管成形术又横空出世，这一技术的创立者是介入心脏病学之父安德烈亚斯·格林特茨格（Andreas Gruentzig, 1939—1985），他的结局同样让人扼腕。

年轻的格林特茨格在瑞士苏黎世一家大学医院工作，他设想，如果在做冠状动脉造影时，在其导管末端加上一个球囊，不就能直接把狭窄的部分撑开，解决心肌供血不足的问题了吗？他在自己的厨房设计了这个设备的原型，并寻找可应用的材料。1975 年，他与其他合作者一起制作了双腔球囊导管。1977 年 9 月 16 日，格林特茨格在质疑声中为病人多尔夫·巴赫曼（Dolf Bachmann）实行了第一例血管成形术。他把一根前端带有球囊的导管插入巴赫曼冠状动脉的一个主要的狭窄分支里，扩张球囊，使狭窄的部分恢复通畅，完成了医学界首例冠状动脉球囊扩张术。巴赫曼也成为世界上第一位接受冠状动脉球囊扩张术的病人，被载入心脏医学史。

在 1977 年的美国心脏病学会会议上，格林特茨格介绍了 4 例冠状动脉球囊扩张术的成功结果，赢得了广泛关注与赞誉。但他认为冠状动脉球囊扩张术的疗效是暂时的，可能只是推迟心脏旁路手术的一种方法。现在看来，格林特茨格并非妄自菲薄、故作谦虚，因为当时冠状动脉球囊扩张术后的再狭窄率高达 30%~50%，远不如心脏搭桥手术效果那般确切。直到 1987 年瑞士日内瓦大学的乌尔里希·西格沃特（Ulrich Sigwart, 1941—　）医生在临床首次成功应用介入技术在冠状动脉放置支架，心脏内科医生才正式在冠心病治疗心脏血运重建领域，与心脏外科医生分庭抗礼。

在我们今天看来，从球囊扩张到支架似乎是符合逻辑的顺理成章的进化，可最初西格沃特医生是如何想到的呢？根据他在 2017 年发表的一篇文章（这一年是格林特茨格第一次行冠状动脉球囊扩张术 40 周年，也是西格沃特行冠状动脉支架术 30 周年）中的提法，他的灵感来源是隧道工程原理——为避免隧道的坍塌，隧道内壁会建造一个钢性拱形结构作为支撑，冠状动脉可不就相当于心脏上的隧道嘛！于是他就寻找工程师伙伴，联合设计了可置入冠状动脉狭窄部位的自扩张式支架。经过数年的动物实验，西格沃特在 1987 年给 19 位冠心病病人置入了支架，效果满意。随后他把这一系列的结果发表在著名的《新英格兰杂志》上，题为《腔内血管成形术后血管内支架预防血管阻塞和再狭窄》。

人类这种创新的思维真是有趣，灵光乍现的思路往往都是在不经意间出现的，但如果不是他本人也因为冠状动脉球囊扩张术的效果不理想而苦苦思索，这样的灵感也不会忽然就从天而降，曾经走过隧道的人可谓多矣，怎么别人就没想到这个主意呢？

如今介入心脏病学早已发展得根深叶茂，每年一度的心血管病经导管治疗学术大会都有更新的成果展现。显而易见的是，介入方法快捷便利而且避免了开胸手术那样的巨大创伤，故其一经问世便引起了心脏内科医生的巨大兴趣。可以说，格林特茨格的发明为心脏病学开启了一个全新的方向。

2007 年，有一篇题为《安德烈亚斯·格林特茨格，燃烧的天才》（*The Burning Genius of Andreas Gruentzig*）的纪念文章中写道："焰火炙热璀璨，灼噬自己，照亮夜空，也许格林特茨格便是那如焰火般的传奇。"这一年，正是第一例冠状动脉血管成形术完成的第三十年，当年 38 岁的病人巴赫曼在经过这样一次富有想象力的介入手术之后，仍然健康地活着；而该手术的实施者当年也是 38 岁，却已经在 1985 年驾驶飞机失事，没能亲眼看到他的第一例病人活到今天。

在冠心病治疗领域里，冠状动脉旁路移植术之父法瓦洛罗与介入心脏病学之父格林特茨格堪称绝代双骄。有人说性格决定命运，法瓦洛罗之死或许源于其悲剧英雄的人格特质，而格林特茨格若非事事追求极致，喜欢极限运动，喜欢疯狂驾驶和飞行，也未必会英年早逝。

说完上面的绝代双骄，故事本可暂告一段落，但对于弗兰克开创冠状动脉造影术一事，我尚有诸多好奇：此前，是谁最早将导管插入人体心脏的呢？什么样的病人才会如此勇敢，敢让医生从血管向自己的心脏插管？或者说，什么样的医生才会如此疯狂，居然有如此大胆的设想？当我最终找到答案时，不禁瞠目结舌：第一次实施心脏插管的人，德国医生沃纳·福斯曼，其试验对象居然是他本人。而他之所以敢在自己身上实施这一操作，却是与几百年间数代人的探索努力分不开的。

*

哈维于 1628 年创立的血液循环学说，并没有在短期内直接给人类心脏病的诊断或治疗带来任何显著的变革。在其后的几百年间，许多人试图去揭示，在那些出现心脏畸形的病人胸腔究竟在发生着什么。血压计的发明和心脏导管试验的创立过程最能说明这些努力。

发现血液循环学说的过程中，哈维注意到当动脉被割破时，血液就像被压力驱动那样喷涌而出，通过触摸脉搏的跳动，会感觉到血压。正如哈维自己所说，"血液循环学说的提出，将对医学、生理学、病理学等诸多相关学科产生巨大的推动作用，多少不明或疑难可以被揭示，但要完成它，我的一生是不够的……"哈维生前并没有提出任何可以测量血压的办法，第一次对动物血压的测量，也是血液循环学说出现之后百多年的事了。

1733 年，英国学者、皇家学会会员斯蒂芬·黑尔斯（Stephen Hales，1677—1761）首次测量了动物的血压，该方法在今天看来虽不无"残忍"，却是真正揭示血压这一重要生理现象的一个开端。他用尾端接有小金属管的、长 9 英尺（约 274 厘米）直径 1/6 英寸（约 4.2 毫米）的玻璃管插入一匹马的颈动脉内，此时血液立即涌入玻璃管内，高达 8.3 英尺（约 253 厘米）。这表示马颈动脉内血压可维持 253 厘米的血柱那么高。

在当时，人们还看不出测量血压有什么实际意义，而黑尔斯的实验之所以能够出现，恐怕要归功于当时医学诸派别之一的物理医学派。由于物理医学派认为人体就是一部机器，血管也即水管，那么测量一下这根水管里的压力也就顺理成章了，管它有意义没意义呢。我甚至觉得，只是黑尔斯认为测量动物血压这件事比较好玩，好奇心驱使其完成了这一具有重大意义的开创性的实验，因为在当时的社会环境和历史背景下，医学（或兽医学）实践方面并没有发现血压这一现象的必然需求。在科学领域，很多后来才有实用价值的知识，在最初却是源于这些看似毫无用处的奇怪探索。

显而易见，这种既血腥又极为不便的方法不可能应用于人类。如果每次我们体检测量血压时都需要那么长的一根管子，又要切开动脉，还要眼睁睁地看着自己的血液涌起一米多高，恐怕很多人没等结果出来就直接吓瘫了。后来，法国医生吉恩·路易斯·玛丽·普赛利（Jean Louis Marie Poiseuille，1797—1869）采用内装水银（汞）的玻璃管来测量血压。由于水银的密度是水的 13.6 倍（即 100 毫米汞柱约合 1360 毫米水柱），此法大大减少了所用玻璃管的长度，即使玻璃管内的压力很大，也不至于把管中的水银柱顶起太高。比起黑尔斯来，普赛利的这种血压测量法要简便点了。此时，普赛利已经对血压之于人体生理的意义进行了一些初步探索。

文献记载，直到 1856 年，才有医生开始用上述方法测量人的血压。考虑到这种测量血压方法的恐怖程度，真的很难想象有几位病人会接受这种测量。也许这种实用性太差的血腥方法，注定不会有太长的生命力，学者们随即开始探索无创的方法。既然在体表可以感受到动脉的搏动，那么能否在不割开血管的情况下，直接让脉搏的搏动传导给水银柱呢？最初一些基于此的设计，虽然避免了血管切开，但由于太过粗糙，测量结果的准确性照比前述直接测量法差很多。直到 1896 年，事情才出现转机。

意大利医生西皮奥内·里瓦罗基（Scipione Riva-Rocci，1863—1937）在前人测量血压试验的基础上，又进行了深入的分析与研究，经过大胆的试验，终于改制成了一种可以兼顾安全性和准确性的血压计。这种血压计由袖带、压力表和气球 3 个部分构成。测量血压时，将袖带平铺缠绕在手臂上部，用手捏压气球，然后观察压力表跳动的高度，以此推测血压的数值。显然，以这种血压计测量血压较之黑尔斯的测量方法要安全得多了。但是，与血腥的直接测量法相比，里瓦罗基的间接测量法在准确性上还是稍逊一筹，它只能测量动脉的收缩压，而且测量出的数值也只是一个推测性的约数。但到此时，血压计的样子已经接近我们所熟悉的那种袖带血压计了。

好像只缺了一样东西，是吧?

为了克服这些不足，大约10年后，血管外科先驱俄国外科医生尼古拉·谢尔盖耶维奇·柯洛特科夫（Nikolai Sergeyevich Korotkov，1874—1920）对血压计进行了改进。测定血压时，他另在袖带里面靠肘窝内侧动脉搏动处放上听诊器。测量开始时，先用气囊向缠缚于上臂的袖带内充气加压，压力经软组织作用于肱动脉将其压瘪，阻断其内的血流。当所加压力高于心脏收缩压力时，气球慢慢向外放气，袖带内的压力随即下降。当袖带内的压力等于或稍低于收缩压时，随着心室收缩射血，血液即可冲开被阻断的血管，发出与心脏搏动相应的节律音——柯氏音。用听诊器听到这一声音的瞬间，水银柱所指示的压力值即相当于收缩压；继续缓慢放气，使袖带内压力继续逐渐降低，这段时间里，袖带内压力低于心收缩压，但高于心舒张压，因此心脏每收缩一次，均可听到一次柯氏音。当袖带压力继续降低达到等于或稍低于舒张压时，血流复又畅通，这种声音便突然变弱或消失，这个声音明显变调时水银柱所指示的压力值即相当于舒张压。

大量临床应用证明，这种血压计测定血压的方法既准确又安全，所以它一直沿用至今。由于柯洛特科夫并没对血压计的基本结构做出重大改变，因此，人们普遍认为袖带血压计的发明者为里瓦罗基。为了纪念里瓦罗基的重大贡献，那些在高血压研究领域获得突出成绩的医学工作者，会被意大利高血压学会授予里瓦罗基奖。

从1592年伽利略研制出世界上第一支温度计，到1636年可用于医学实践的第一支体温计问世，用了不到50年；1816年法国名医勒内·雷奈克（René Laennec，1781—1826）发明听诊器的过程，仿佛是在一瞬间就完成了；而血压计的发明，从1733年黑尔斯开创性的实验到1905年袖带式血压计的完善，则前后历时170多年。

至此，为现代人所熟知的西医手上的诊断法宝"老三样"已悉数登场了，时间已经指向了 20 世纪。西方传统医学在经历了几乎同样漫长黑暗的蒙昧时代之后，终于破茧成蝶，在科学灯火的指引之下，开始向着各个领域分路前进了。在那个令人激动不已的世纪之交，无数发明创造纷纷出现，令人目不暇接。不过，即使是在那个群星璀璨英雄辈出的伟大时代，也有这样一个人几乎是任谁都不会忽略的，那就是在 1895 年发现了一种神奇射线的德国物理学家威尔海姆·康拉德·伦琴（Wilhelm Conrad Röntgen, 1845—1923），他于 1901 年获得了第一届诺贝尔物理学奖。

在今天，恐怕很少有一个受过完整中学教育的人会不知道伦琴的鼎鼎大名。这个业已写在天地之间的人物，其发现 X 射线的伟大事迹早已被大众所熟知，在此不需多言。我们只需知道，1895 年 12 月 28 日伦琴发表了发现 X 射线的论文之后，一系列与之有关的新发现和新技术即先后涌现，对医学发展的推动作用更是叹为观止。甚至第一次用 X 射线照相发现了伤员脚上子弹的临床实践，仅发生在伦琴宣布发现 X 射线后的第四天。应该说迄今为止，尚没有任何一种技术对医学的推动作用可以同 X 射线的发现相提并论。X 射线在医学上的应用，真正是一场革命，彻底改变了医学的面貌。医生们终于可以借助这一神奇的射线，简略地窥见人体内部器官的形态了，这是一个无论怎样拔高都不为过的伟大开端。为了推动 X 射线在医学上的应用，很多人为此付出了惨重的代价，因为辐射而致残，痛苦不堪。这些有名或者无名的学者、医生，都是我们人类的英雄。

将一束 X 射线照过人体的胸部，我们就可以看到心脏影像的轮廓，这可比仅靠视、触、叩、听确定的心脏边界准确得多了。这个时候，医生研究心脏时，不但可以用手触摸胸壁感受心脏的搏动，还可以用听诊器听到心跳的声音，用血压计测量血压，更可以利用 X 射线看到心脏外部的轮廓，这些恐怕都是当年哈维做梦也想不到的事情。但不少心脏病病人由于心脏内部存在很多复杂的病变，外部轮廓提供的信息虽然有极大意义，却仍是远远不够的。假如没有心脏造影术的出现，复杂心脏疾病的确定诊断只能靠病人死后的尸体解剖，我们今天的心脏病学也许就是另外一个样子了。

1903 年，心脏电生理学又现硕果，荷兰莱顿大学的威廉·爱因托芬发明了心电图仪，并确立了相应的一系列规范。由于心电图对多种心脏疾病均有重要的参考价值，这项发明很快得到了广泛的应用。鉴于爱因托芬对心电图的创立及发展有着开创性的卓越贡献，世人尊称其为"心电图之父"，他也因此在 1924 年荣获诺贝尔生理学或医学奖。自此，人们手中又多了一种在活体上检测心脏疾病的手段。而另外一种更直观的检测心脏的手段——心脏造影术的出现也近在咫尺了。

*

1904 年 8 月 29 日，沃纳·福斯曼（Werner Forssmann，1904—1979）出生于柏林，是家中的独子，其父是律师。殷实的家境使童年的福斯曼无忧无虑幸福无边，但他很小的时候似乎就表现出了一种与生俱来的叛逆，他曾经饶有兴趣地跟自己的子女讲起自己是如何因为不听话而被父亲狠狠训斥。当然，也许这仅仅是因为他关于父亲的记忆十分有限，那些训斥留给他的记忆比较深刻，因为第一次世界大战的战火夺走了他的父爱——福斯曼的父亲 1914 年参军，两年后战死。不过两位坚强的女性——他的母亲和奶奶还是努力保障他受到了良好的教育；还有一位做全科医生的叔叔，虽然不能给予他全部父亲般的关爱，却也竭力指导规划着小福斯曼的人生。

那时候，福斯曼经常到叔叔工作的地方去玩。就像很多孩子的志向选择会受到周围亲人的影响一样，也许正是由于这样的耳濡目染，福斯曼很小的时候就想长大了做一名医生。叔叔后来送给福斯曼一台莱茨显微镜，这个礼物可让他兴奋不已，他从鱼缸里取些原虫类的单细胞生物来观察研究。这种成长环境，使福斯曼从小就养成了善于观察、实践的探索习惯。可 18 岁那年，当老师问他长大了想干什么的时候，不知怎的，福斯曼却改变了主意，说想当一名商人。如果按这个方向发展下去，也许整个心脏病学的发展轨迹都要因之而发生改变了。所幸，这位老师是一位颇具慧眼的伯乐，以他平日对福斯曼的观察和了解，觉得他根本不是经商的材料。他对福斯曼直截了当地说："别人经商也许会赚钱，你要做生意就肯定会赔光，你必须学医，这才是你的天赋所在。"

1922年，福斯曼进入位于柏林的弗里德里希 - 威廉大学（洪堡大学前身）医学院学习。当时的医学界正处在日新月异的发展变化当中，医学研究的重点已从器官的结构转移到器官的功能机制上来。福斯曼深深地被此吸引，又兼他有幸得到了多位名师的指点，其好奇心与探索欲不可遏止地与日俱增。

在学校学习之余，福斯曼还经常到叔叔的诊所去帮忙，这使他比其他同学多了很多临床方面的经验。当时，虽然医生们对心脏疾病方面的诊断能力大大进步了，但是 X 射线只能看到心脏影像的轮廓，心电图也无法十分准确地反映心脏全部的损伤与缺陷，多数心脏疾病的最终诊断，还是只能靠最后的尸体解剖。福斯曼决心改变这种情况，闯进心脏里面去。

在对前人知识汲取的过程中，一位法国学者的研究引起了福斯曼的重视。此人是克劳德·贝尔纳（Claude Bernard，1813—1878），哈佛大学的一位科学史教授称其为人类最伟大的科学家之一。此人的研究足迹几乎遍布生理学的各个领域，并有许多极重要的发现。应该说，哈维所开创的生理学动物实验方法，在贝尔纳手中得到了绝佳的继承和发展。英国《流行科学月刊》在其逝世后发表纪念文章说，他的名字几乎与生理学所有重大发现都有联系，他的科研方法也在所有的生理学研究中开花结果。贝尔纳早年做医生时并未展现出与众不同的才能，直到开始接触生理学，他非凡的才华才得以充分施展，人类医学的新图景，再次因为一个不可多得的天才的努力与坚持而徐徐展开了。

在今天，生理学早已成为现代医学的坚固柱石，即使最不爱学习的医学生，在基础医学的学习阶段也不敢对这门课程掉以轻心。但孩子们很难相信，在 19 世纪中期以前，生理学家居然是一个遭人鄙视与责骂的行业，又兼生理现象的某些不确定性，悲观主义的情绪时时萦绕在生理学家周围，甚至许多领军人物也纷纷退出该专业，转而从事当时已经相对完善先进的解剖学研究了。贝尔纳就是在这样不利的大环境下为生理学研究杀出一条血路，为后人留下了宝贵的财富。他的研究范围包括神经系统（脑和脊髓、神经与肌肉的关联）、呼吸和新陈代谢、消化吸收、内环境理论……贝尔纳最突出的特点是，每当他经过深思熟虑提出一个设想之后，便立即设计实验进行验证——生理学的实验对象当然是活体动物。他的一生虽然不断遭到同行中保守派的攻击，但这些相比于来自动物保护主义者的攻击来说，都显得微不足道了。

活体解剖一直都是医学科学研究领域最具争议的话题，当年哈维为研究血液循环而进行的动物实验就遭到了众人的批判，200多年过后，贝尔纳的处境非但没有任何改善，反而变得更加糟糕了。虽然反对活体解剖的声音最早出现在英国，但法国的情况也好不到哪里去。早在贝尔纳崭露头角之前，法国大学就有人抗议活体解剖，不少社会名流以讥讽的口吻说，通过活体动物实验得出的结论不过是一大堆错误而已。在这样的社会大背景下，贝尔纳只有用一系列卓越的研究成果来回击这些非议。后来贝尔纳已在世界上赢得了无数赞誉，不仅在学术团体中拥有显赫的地位，甚至在法国参议院里也获得了一席之地，但这些反对者并不肯善罢甘休。他们不敢直面贝尔纳的锋芒，转而去攻击他已经去世的老师，甚至造谣说他的老师曾经在活人身上进行过人体解剖实验。

在那本著名的《实验医学研究导论》中，贝尔纳还专门用了相当大的篇幅为活体解剖做辩护，他在书中写道：

很久以来，尊重尸体的成见阻碍了解剖学的进步。同样，活体解剖也在各个时代遭到诽谤。但要了解生命物质的特性与规律，就必须拆开生物机体以探入它的体内环境，在解剖过死尸之后，还必须做活的机体的解剖，没有这种方式的研究，就不可能有科学的医学。生命的科学只有靠实验才可以建立，我们只有牺牲一部分生物，才能救活其余生物。生理学家不是一个普通人，他是一个科学家，是一个被他追求的科学观念所吸引的人，他听不见动物发出的叫声，他看不见流血，他只注意自己的观念，他只看见隐藏在机体里的他要发现的某些问题。总之，要理解生命的机能，必须从活动物身上研究。

与一些活着时饱受争议，死后才被世人认可的科学家不同，贝尔纳在活着的时候就已经赢得了世人的普遍赞誉，拥有了每一个科学家都向往和为之奋斗的一切，他似乎没有理由不是一个幸福的人。可现实却并非如此。与事业上的光辉迥然不同，贝尔纳的家庭生活完全就是个悲剧。他的婚姻从一开始就是一场噩梦，妻子非但无法欣赏这位科学巨匠的才华，反而对其进行活体动物实验的做法深感厌恶，他们的女儿更是将大量的时间和金钱都用在了反对活体解剖者组织的各种活动上。甚至在贝尔纳临死时，女儿也不肯进入他的房间。一代天才，一位为人类医学发展做出过如此巨大贡献的科学家，在生命的最后时刻只听得女儿在隔壁房间走来走去的脚步声，却不能得见最后一面。

贝尔纳是法国第一个享受国葬的科学家，但后人还是很快将其忘记了，今天的人们，包括绝大多数医学生、医生（除生理学研究生及医学史研究者之外）都对其所知甚少。然而具有讽刺意味的是，那些极端的动物保护主义者却仍一直记着他，也许贝尔纳会一直活在那些人的诅咒里。

在四面楚歌的情况下，贝尔纳独撑危局，将实验医学发展为一门真正的科学，为现代医学的科学化打下了坚实的基础，为后来人开辟了广阔的研究方向。比如在研究心脏血管的生理问题时，贝尔纳曾经分别通过动物的动脉和静脉，将温度计和导管插入动物的心脏，以检测心腔内的温度和压力。

这一系列的实验在后期并没有继续延伸到人体，却给了福斯曼以重要的启迪。他认为，既然导管插到活体动物的心脏里去之后动物能安然无恙，那么把这用在人体也应该一样没问题。

为了实践这一想法，福斯曼决心毕业后做一名内科医生，以研究诊断心脏疾病的更好手段。毕业前夕，其导师格奥尔格·克伦佩雷尔（Georg Klemperer，一位著名的内科医师）答应在福斯曼完成学业之后，为其提供一份带薪的内科住院医师职位。但由于某种原因，这位导师食言了。那个时候，带薪住院医师的职位并不好找，为了生计，福斯曼不得不暂时委身于埃伯斯瓦尔德（Eberswalde，德国东部城市）的奥古斯特－维多利亚医院做了外科住院医师，以期将来一旦有机会再转回内科。但恰恰是这样一个违心之举，却让福斯曼遇到了他一生中最重要的支持者——当时的外科主任理查德·施耐德（Richard Schneider）。无论福斯曼是处在万众瞩目之下还是学界众人的口水之中，施耐德一直坚定地支持着福斯曼，直到他的功绩最终被世人所知。

1929 年，福斯曼开始将自己的构想与同事彼得·罗迈斯（Peter Romeis）及上司施耐德和盘托出。施耐德理解这一实验的重大意义，但是他敏感地预测到，一个在学术圈籍籍无名的毛头小伙子若要打破这样的禁忌，必将遭到学术界的激烈反对，毕竟，此前并没有任何人敢在活人的心脏上造次。因此，施耐德建议福斯曼先做一些前期的必要的动物实验以确证其安全性。可这样的良言相劝，年轻气盛、刚愎自用的福斯曼根本听不进去。他认为：法国前辈的实验已经充分证明该操作的安全性了，有啥可怕的？我把管子插到自己的心脏里给你们看看！

那篇 1929 年发表在《临床周刊》（*Klinische Wochenschrift*）上的足以载入史册的论文中，福斯曼记述了这个试验的过程。在助手彼得的帮助下，他将一根润滑过的导尿管经肘正中静脉插入 35 厘米，由于彼得担心继续下去会有危险，他们停手了。一周后，福斯曼自己重复了这个试验，这一次插进了 65 厘米——预计可以到达右心的距离。在插入的过程中，他感到血管壁有一股暖流经过，再深入时，他开始咳嗽，认为这是碰到了迷走神经。带着这根管子，他走出手术室下楼进入 X 射线室。在一个护士的帮助下，他通过观察镜子中 X 射线对自己透视的影像，移动着导尿管，使其末端达到了右心房的位置。他想继续深入到右心室，但尿管不够长了。

论文中的记述，只是为了描述这一试验方法，读起来未免单薄，实际的情况要有趣得多。

当福斯曼得知上司施耐德坚决不同意没有前期实验就进行人体试验时，天性叛逆的他还是决定一意孤行。但没有实验许可，他连基本的材料和器械也无法取得，怎么办呢？看来此事不宜强攻，只好智取了。他说服了一个负责管理手术室器械的护士格尔达·迪岑（Gerda Ditzen），并忽悠她说要与其一起分享这一成果。经过近半个月的软磨硬泡，格尔达到底被他忽悠晕了（老实人的诡计，让人防不胜防），同意做他的"帮凶"，甚至要求福斯曼在她的身上做试验。

1929 年夏日的某一天，他俩偷偷溜进手术室。格尔达将福斯曼需要的材料都准备好之后，她想坐在椅子上接受这个试验，福斯曼解释（继续忽悠）说："考虑到可能出现并发症，而且还得注射局麻药物，你还是躺在手术台上吧。"当不明就里的格尔达乖乖地在手术台上躺好之后，福斯曼却迅速地捆上了她的手和脚，趁其不注意时，悄悄在自己的左臂打了局麻药。当福斯曼假意为格尔达的手臂消毒时，他感觉到麻醉药起作用了，便用手术刀切开了自己的左肘正中静脉，将无菌的润滑过的导尿管插入 30厘米。用无菌纱布盖住切口之后，他解开了格尔达的右手，告诉她给 X 射线室的护士打电话。格尔达这时才如梦方醒，意识到自己被耍，直接气哭了。但事已至此，多说无益，做"帮凶"要做到底，还是继续配合吧。福斯曼解开了格尔达，两人一起走出手术室，到了楼下的 X 射线室。护士伊娃（Eva）已在此等候，她将福斯曼在荧光检查屏前摆好位置。

正在这时，彼得出现了。他没想到好友福斯曼真的疯掉了，这么干会不会把自己搞死啊？他担心福斯曼会出危险，就冲进监察室想把这个导尿管拽出来，阻止福斯曼继续试验。可俗话说双拳难敌四手，更何况彼得以一敌三呢？幸好福斯曼一伙"人多势众"，彼得的破坏行为才没得逞。护士伊娃持一面镜子，福斯曼通过镜子中荧光屏的指引，继续将导管深入到体内 65 厘米，看到导管进入到右心房时，拍下了一张 X 线片。

不到一小时，这一疯狂的举动就全院皆知了。外科主任施耐德没有想到福斯曼居然如此胆大包天，在没有自己允许的情况下就擅自完成了这个试验，他把福斯曼臭骂了一顿。这一方面是由于自己的权威受到了挑战，另一方面他也实在担心福斯曼会出危险。不知道为什么，这个故事后来被以讹传讹地简化成了福斯曼因此被施耐德开除，以致其愤而离开心脏专业转而去做泌尿医生，直到其成果在 27 年后获得了诺贝尔生理学或医学奖。

而事实是，施耐德虽然被气得不轻，但是其深知这项研究的深远意义，因此还是决定要继续帮助福斯曼。在谈到论文发表的问题时，施耐德认为，要想取得巨大的轰动效应，使学术界认可这一试验，将重点放在诊断方面的研究是不合适的。因此他建议，应该强调其可能存在的治疗价值。在施耐德的支持下，福斯曼进行了第二次试验，试验对象为一名因产后感染性休克而昏迷濒死的病人。福斯曼为其进行心内插管并直接给予肾上腺素和毒毛花苷 K（两种强心的药物）的注射，以观察其疗效。结果证明，这比外周静脉注射效果要好。

1929 年 11 月，福斯曼在柏林举行的学会上宣读了自己的论文。这一篇没怎么为学术界所认可的会议论文，却使柏林的媒体炸了窝：一个年仅 25 岁的年轻医生居然把一根导管插进了自己的心脏！和这种媒体的热切关注相比，福斯曼当然是更希望得到学术界的认可。最终媒体的关注果然让一位学术界内部的同仁注意到了这篇论文，可是接踵而至的却是麻烦。恩斯特·昂格尔（Ernst Unger），一家教学医院的外科主任，他指控福斯曼剽窃了他 1912 年的成果，宣称自己才拥有人体心脏导管试验的优先权。一边是初出茅庐的 25 岁年轻医生，另一边是教学医院的外科主任，这场较量的结局似乎刚一开始就已经尘埃落定，以至于今天的我，还有些不敢相信这一事件居然会有峰回路转的契机。

《临床周刊》的主编在决定发表福斯曼的论文之前，详细调查了 1912 年的文献，最后认定昂格尔对福斯曼的指控不成立，于是这篇重要的论文终于得以发表。随后，福斯曼想通过心脏导管注入造影剂以使心脏内的结构清晰显影，但并未获得成功。更为遗憾的是，福斯曼希望借此论文栖身心脏病学学术圈的想法也没有实现，而他已经先后 9 次将导管插入了自己的心脏。

福斯曼后来的学术生涯开始变得复杂起来。虽然施耐德尽力利用自己的影响推荐福斯曼和他的研究，但他的求职之路却并不顺利。他申请夏里特大学医院的职位时，当时的外科主任恩斯特·费迪南德·索尔布鲁赫甚至讥讽道："凭着你的这种工作，在马戏团是绰绰有余，但你不配在我这里做临床医生。"福斯曼一度又回到施耐德手下工作。后来，福斯曼中断了对心脏的研究，转而在多家医院做了泌尿科医生。1932 年福斯曼加入了纳粹党，"二战"爆发后，他成了一名军医。而当他的论文终于被大洋彼岸的研究者重视起来时，他还在美军的战俘营中，1945 年才获释。

1932 年，美国科学家安德烈·弗雷德里克·考南德（André Frédéric Cournand，1895—1988）和迪金森·伍德拉夫·理查兹（Dickinson Woodruff Richards，1895—1973）在纽约医院开始合作研究心脏和血液循环。他们在把福斯曼的技术多次应用于实验动物身上之后，一致认定，将导管插入动物心脏对心脏功能影响不大。1940 年，他们首次尝试在一个病人身上进行这一操作，其后，设计了一种更易于操作的新型导管，并制造了一种新的测量装置，可同时记录下 4 种不同的压力图。在联邦政府医学研究委员会的资助下，这个团队在 1942—1944 年共研究了 100 名以上遭遇外伤性休克、出血性休克、烧伤性休克等的危重病人。他们概括了循环血量减少对机体产生的不良影响，并且描述了如何通过补充适当的血量来逆转这一状况。之后，他们又使用该技术直接往心内注射药物和 X 射线显影剂以观察心脏内的病变。

通过心脏导管术对心脏进行造影检查，终于可以使许多心脏疾病在病人死前即获得准确诊断，更新了心脏疾病诊断的传统模式，使心脏病治疗手段的更新成为可能。一些前所未有的心脏手术开始出现了。

1956 年 10 月末的某一天，当福斯曼得知他将与另外两位美国学者分享诺贝尔生理学或医学奖时，他说："我就像个刚知道自己当上了大主教的农夫一样。"这位几乎被心脏病学术圈遗忘了 20 多年的老兵，终于在这一荣誉到来之后，重新杀回了自己的主战场，先后成为德国外科学会、美国胸科医师学会、瑞士心脏病学会委员……

在科技史上，学者间因为一些重大成就而产生激烈纷争的情况屡见不鲜，甚至至今尚有一些疑案悬而未决。如果考南德和理查兹不承认是受到福斯曼的启发，而声称是自己独立发明了心脏导管技术，又兼福斯曼有过战时的纳粹经历，而且在德国国内他的成就也一直被忽视，那么在诺贝尔生理学或医学奖评选的过程中，福斯曼会轻而易举地被排除出局。因此，虽然有关 1956 年诺贝尔生理学或医学奖和心脏导管技术的评论中，人们都将福斯曼放在一个首要的位置，我却对考南德和理查兹的人格别有一番敬意。

因为福斯曼开创的这一方法，无数生命获得了救治的机会，但荣誉来得太晚了些。这个勇敢的人，这个一度被世界遗忘、最后又被世人重新发现并高高举起的人，也许是一生经历了太多的曲折与起伏，晚年转向了对医学伦理学的思考，尤其是对安乐死的实施批评最甚。他认为医生的职责就是治疗疾病救护生命，即使是出于仁慈的目的去加速病人的死亡也是应该受到谴责的。1967 年，当南非医生克里斯蒂安·伯纳德完成了世界上第一例人体心脏移植时，福斯曼几乎出离愤怒了。他认为这一手术太可怕了，作为一个诺贝尔生理学或医学奖得主，一个心脏病学的权威，他有必要站出来反对。福斯曼认为这种手术对人体器官的需要将推动安乐死的实施，并导致一系列不道德的事件发生，对器官的竞争将使医生变得专断、任性和鲁莽，神圣的尸体将被侵犯……

1979 年 6 月 2 日，福斯曼因心梗死于黑森林的一家小医院。他生前很少向自己的 6 个子女提及自己当年的创举，他甚至不要求孩子们必须成为出类拔萃的人，但是他希望子女们要追求人道与正义。其五子一女当中，有 3 个孩子的事业与医学有关，其中一个儿子贝恩德·福斯曼（Bernd

Forssmann）发明了体外冲击波碎石技术，一个儿子沃尔夫-乔治·福斯曼（Wolf-Georg Forssmann）第一个分离出了心房利钠肽，女儿雷娜特·福斯曼（Renate Forssmann）是弗吉尼亚州立邦联大学心理学教授。

　　1990年，当邪恶的柏林墙终于在德国人民的欢呼声中倒塌之后，为了纪念福斯曼这位现代心脏病学的开创者之一，他当年进行自体试验的奥古斯特-维多利亚医院更名为沃纳·福斯曼医院。雷娜特曾访问过这家医院，父亲当年进行操作的那间手术室和X射线室仍在使用，只是物是人非，再不见当年的毛头小伙子福斯曼和那位勇敢的护士格尔达了。雷娜特想象着父亲的静脉中带着那根插管，一步一步从那间手术室走向楼下的X射线室的情景，那是一种怎样不可思议的经历啊！

10

突破成见，守护心门
——瓣膜外科的故事

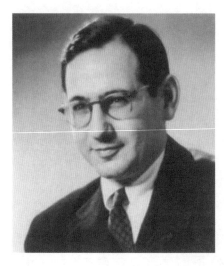

艾伯特·斯塔尔（1926— ）

图片来源：MATTHEWS A M . The development
of the Starr-Edwards heart valve[J]. Texas Heart
Institute Journal, 1998, 25(4):282-293.

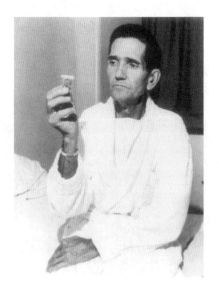

病人菲利普·阿蒙森接受手术时
已经 52 岁了

图片来源：MATTHEWS A M . The development
of the Starr-Edwards heart valve[J]. Texas Heart
Institute Journal, 1998, 25(4):282-293.

　　心脏内部心房与心室的延续部，以及心脏与大动脉的连接处，共有 4 个瓣膜，它们是进出心脏连接外部大血管的门户。从位置上区分，其中 2 个是房室瓣、2 个是动脉瓣；若从形态上分辨，则 3 个是三叶瓣（连接左心室与主动脉的主动脉瓣、连接右心室与肺动脉的肺动脉瓣、连接右心房与右心室的三尖瓣），另外一个是二叶瓣（连接左心房与左心室的二尖瓣）；但从功能上来说，它们的作用都是确保血液的单向流动，由心房到心室再进入动脉，从而实现向全身各处泵血。

　　这 4 个瓣膜中的任何一个出现了故障，都会导致人体血流动力学运转不良，轻则影响生命质量，重则可令人一命呜呼，因此，心脏瓣膜故障导致的疾病，一直在心脏医学领域占有重要的地位。人们对这类疾病的认识过程极其曲折，对心脏瓣膜病进行外科治疗的探索也是跌宕起伏、险象环生。

　　我们不妨就从这 4 个瓣膜中形态上最特殊的二尖瓣说起。

　　二尖瓣的结构就像一只手抓着两个降落伞，手向下拉时，二尖瓣关闭，此时是左心室收缩，血液自主动脉射出，避免血液倒流回左心房；在左心室舒张阶段，二尖瓣打开，左心房内的血液流向左心室。如果出现二尖瓣狭窄的情况，舒张期血流由左心房流入左心室时受限，使得左心房压力增高，左心房压力的升高又引起与其相连接的肺静脉和肺毛细血管压力升高，继而扩张和淤血。这时，病人在进行体力活动时，因血流增快，肺静脉和肺毛细血管压力进一步升高，即可能出现呼吸困难、咳嗽、紫绀。病变继续加重将导致肺动脉压力相应地上升，引起与其相连的右心室肥厚和扩张，最后可导致心脏衰竭，使病人死亡。

　　历史上，二尖瓣狭窄的最常见原因是风湿热。

　　很多人对风湿热的认识仅仅是知道它可以引起关节炎，法国医师恩斯特 - 查尔斯·拉塞格（Ernst-Charles Lasègue，1816—1883）在 1884 年曾提出过一个著名的说法："病理学家早就知道，风湿热能'舔过关节，咬住心脏'。"原来让人们十分痛苦的风湿热导致的关节疼痛，还仅仅是舔了一下，那被风湿热咬过的心脏将给病人带来何等的痛苦也就不难想象了。

风湿热是一种可反复发作的全身结缔组织炎症，由 A 组乙型溶血性链球菌感染后引起，主要累及心脏、关节、神经系统和皮肤。其临床表现以关节炎和心肌炎为主，急性发作时通常以关节炎为明显。在风湿活动期过后，不会产生关节强直或畸形等后遗症；但在急性发作阶段的风湿性心肌炎则可致人死亡。急性期过后常遗留程度不等的心脏损害，尤以瓣膜病变最显著，可形成慢性风湿性瓣膜病，这就是风湿热"舔过关节，咬住心脏"这一说法的由来。关于风湿热还有一个表现，即"蚕食大脑"，当风湿热影响到大脑时，病人就会表现为舞蹈病，这一表现与心脏的问题不相关，我们不加详述。

虽然早在公元前 4 世纪，希波克拉底就已经在其著作中提到了风湿热，但像风湿热这种涉及多器官系统的复杂疾病，对其认识的过程当然不可能是一帆风顺的。风湿热与心脏病之关系的确立，已经是 2000 多年以后的事了。

1669 年，英国医生约翰·梅欧（John Mayow，1641—1679）首次记载了二尖瓣狭窄；1705 年，法国医生解剖学家雷蒙德·德·维厄桑斯（Raymond de Vieussens，1635—1715）对二尖瓣狭窄的临床表现和病理特点进行了详细阐述。但他们都没能发现二尖瓣狭窄的致病原因。18 世纪末，风湿热可导致的关节炎已被多数学者认识，而医学界对风湿性心脏病的认识才刚刚开始。

1788 年，苏格兰医生戴维·皮特凯恩（David Pitcairn，1749—1809）首先提出风湿热可导致心脏病的观点。1793 年，英国伦敦的马修·贝利（Matthew Baillie，1761—1823）医生出版了《病理解剖学》，书中描述了心包炎，此时，作者尚未提及心包炎的病因。待 1797 年该书的第二版出版时，已出现了心包炎的病因之一可能是风湿热的提法（引用皮特凯恩的说法）。贝利在进行尸体解剖时发现，患有急性风湿热的病人，其心脏瓣膜会出现增厚。1809 年，国王乔治三世的御医戴维·邓达斯（David

Dundas，1749—1826）描述了他在此前 36 年执业生涯中所见识过的 9 个"心脏特殊疾病的病例"，指出这种情况一定是风湿热的结果或与风湿热有关。1812 年，另一位伦敦的医生威廉·查尔斯·威尔斯（William Charles Wells，1757—1817），发表了 14 个"心脏风湿病"病例的系列报告，这其中的部分病例细节相当丰富，描述了临床病史与尸检结果，这部分内容可以与邓达斯的研究互相印证。威尔斯更为人所知的研究，是他先于达尔文50 年提出了自然选择学说，不过这是题外话。

　　遗憾的是，这些先行者的观点在当时并没有被广泛接受，在同时代的其他相关著作里，均未提及风湿热对心脏的影响。风湿热到底能否影响到心脏，在学者中并没有一致的认识，这当然与当时的诊断措施有关。那时候听诊器还没有出现，尸体解剖的证据又如何能将心脏的异常与风湿热之间确立起关系来呢？

　　1816 年，法国医生雷奈克发明了听诊器，这才使医生们在活体上发现急性风湿热病人的心脏异常成为可能。

　　在正常情况下，医生用听诊器可以听到第一心音和第二心音，心室开始收缩时，为避免血液自心室反流回心房，二尖瓣和三尖瓣同时关闭，瓣叶震动产生的声音即第一心音，此时，主动脉瓣及肺动脉瓣开放，血液射入动脉，当心室开始舒张时，二尖瓣、三尖瓣开放，血液自心房流入心室，同时血流在主动脉及肺动脉内突然减速，为避免血液自动脉反流回心室，主动脉瓣与肺动脉瓣关闭，瓣叶震动即产生第二心音。

　　大家可以想象，倘若不借助听诊器这类工具对声波的放大，仅凭人的耳朵，是不大可能在这方寸之地的倏忽之间（以心率为 75 次每分为例，一个心动周期仅持续 0.8 秒）准确辨析这两个心音的。如果瓣膜因各种原因出现变形，则会导致瓣膜狭窄或关闭不全，如此一来，该开放的放不开，该闭合的闭不上，就会出现杂音。

　　雷奈克本人最先描述了由二尖瓣变形引起的心脏杂音，1835 年，詹姆斯·霍普（James Hope）也描述了其他瓣膜引起的杂音，并于 1846 年提出，风湿热是导致心脏瓣膜变形最常见的病因，这一观点随后不久即被让 - 巴普蒂斯特·布雅朗（Jean-Baptiste Bouilland）所证实。

1836 年，学者布雅朗在其著作《急性风湿合并心包炎和心内膜炎之规律》(*Law of Coincidence of Pericarditis and Endocarditis with Acute Rheumatism*) 一书中，以充分的证据，详尽地阐述了风湿热与风湿性心脏病的种种细节；1928 年，纽约的霍默·F. 斯威夫特（Homer F.Swift）已得出结论，对链球菌反复感染的过敏反应是风湿热最可能的病因；1932 年，风湿热是间接免疫反应的假说被伦敦医生 E. W. 托德（E. W.Todd）的研究证实，他在研究中发现了风湿热病人血中的链球菌抗体。

至此，这一持续了 100 多年的争论，方才尘埃落定。

医学界对疾病的斗争，从来就不是单线作战，因为苦于瓣膜疾病对病人的折磨，早有按捺不住的外科医生想要手起刀落地去解决问题了。

在 19 世纪 30 年代，主流的医界尚不认为诸如气短、心脏扩大乃至心衰这些情况是由二尖瓣狭窄导致的，他们认为，这些情况的出现，主要是由风湿热导致了心肌的损伤，而二尖瓣狭窄只不过是这一系列损伤的一部分，对于诸多症状的形成，二尖瓣的问题不起主要作用。这一观点一直到 60 多年之后才开始真正遭到挑战。

1897 年，赫伯特·M. N. 弥尔顿（Herbert M. N. Milton，1856—1921）发表了正中劈裂胸骨进入胸腔的手术入路（这是后来心脏外科手术的主要开胸方式），他在这篇文献中提到："心脏外科尚处于初级阶段，但我们不难想象未来对病变的心脏瓣膜进行修复的可能性。"这距离贝利提出风湿热可能殃及心脏的观点正好过去了 100 年。但这篇文献在当时并未产生太大影响，它的重要性是在后期才逐渐显现出来的。

次年，D. W. 萨姆韦斯（D. W. Samways）提到："我预测，随着外科的发展，那些最严重的二尖瓣狭窄的病例将可能通过外科手段获得缓解。"他还准确地预料到了这个手术的实施，有可能出现矫枉过正的不良后果，即将二尖瓣狭窄变成二尖瓣关闭不全从而导致二尖瓣反流。

虽然后来医学的发展确实印证了他的预测，但在当时，内科学界尚不认为二尖瓣狭窄是主要问题，而外科学界又普遍视心脏为手术禁区，提出这样冒天下之大不韪的设想，简直是腹背受敌。

风湿热一旦影响到了心脏瓣膜这个重要的零件，将使其形态发生病态改变，影响血液循环过程。那无论任何药物也无法将这种情况逆转，心脏功能必然一步步走向衰竭。那么自然有学者提出这样的问题：能否用外科手术的方法来纠治病变的瓣膜呢？诚如恩格斯所说，"社会一旦有技术上的需要，那么这种需要就会比十所大学更能把科学推向前进。"心脏瓣膜外科就是在这种形势下开始其艰苦探索的。

4 年后，在这一设想的影响下，英国医生劳德·布伦顿（Lauder Brunton，1844—1916），谨慎地迈出了试探性的第一步——他在动物尸体上扩开了狭窄的二尖瓣口，认为通过手术刀或其他机械的办法能将狭窄的瓣口扩大，使其恢复正常大小。

早在 1867 年时布伦顿就提出了使用亚硝酸戊酯治疗心绞痛，开创了现代心绞痛药物治疗的先河，但他也注意到严重的风湿性心脏病病人，是没有任何药物能够奏效的，继续为二尖瓣狭窄寻找药物治疗方式是没意义的。他希望有朝一日可以在活体上实现扩开二尖瓣狭窄这一操作，为此，他曾进行了长达 35 年的动物实验，发现心脏可以承受一定程度的手术操作。他为这一手术设计了瓣膜切开刀和手术路径（经心室壁切开后抵达二尖瓣），他还提出，完成瓣膜切开之后，不要缝合心包，以防出现心包压塞。

传统的力量顽固而强大，像科学史上所有向传统挑战的学者的境遇一样，因为提出了心脏瓣膜手术的设想，他的品格和判断力都遭到了对手尖酸刻薄的攻击。

有同行在顶尖的医学杂志《柳叶刀》上撰文批评他说："仅凭在解剖室对尸体和动物的实验，就煽动别人去做这样危险的手术，是不负责任的。"这显然也部分地代表了《柳叶刀》的立场，他们认为，这类手术的难度被大大低估了，任由医生实施这类手术，必然将导致致命的后果。

除了考虑到外科本身的风险以外，还有一些反对意见来自内科医生，比如英国的著名心脏病专家詹姆斯·麦肯齐始终坚持认为，风湿性心脏病的症状主要来自于纤维化的心肌，虽然他也承认瓣膜狭窄会导致心肌扩张，但他的观点是，即使没有瓣膜的狭窄，风湿热本身造成的心肌损伤也会导致心肌扩张，因此，对心脏瓣膜进行外科手术是没有价值的。

也许不能算巧合的是，波士顿的外科医生约翰·卡明斯·蒙罗在1907年提出动脉导管未闭可以外科手术治疗的观点时，也遭到了很多批评，理由同样是因为他只在尸体上操作之后就提出了手术的建议。先行者们的遭遇总是那么相似。

面对这些质疑和批评，布伦顿愤慨地回击道："我不会因为你们的反对就放弃我的想法，外科医生有责任为绝望痛苦的病人寻找解决方案！"

这些仅仅是停留在动物实验阶段的操作和对未来人体手术的设想，就招致了当时医学界激烈的反对，自然没有多少外科医生想去真的试一试了。在当时，准确诊断风湿性心脏病的瓣膜问题尚存在困难，内科理论也未统一，外科技术也有待精进。因此，在这种双重障碍的困扰之下，在布伦顿的探索之后，医学界仅有一些零星的跟进。

后人可能很难理解为什么面对同行的攻击，布伦顿仍要固执己见、一意孤行，因为倘若放弃探索，就要眼睁睁地看着心脏瓣膜病人无助地死去。对于必死之人来说，就算能带来即刻生命威胁的治疗手段，也一定有人愿意尝试。在必死无疑和一线生机之间的抉择，伦理上的障碍并不大，但在那个时代，又有几人拥有虽千万人吾往矣的勇气呢？

1913年，法国外科医生尤金-路易斯·多伊（Eugène-Louis Doyen，1859—1916），首次应用瓣膜切开刀为一位20岁的女青年施行瓣狭窄切开术，结果手术失败，病人在术后几小时内死亡。尸检结果提示，这位女病人除了有瓣膜狭窄的问题之外，同时还有室间隔缺损。多伊曾因首创消化性溃疡的外科手术而成名，其手术技法精湛。多伊后来声称，他曾对二尖瓣狭窄这一问题做过深入的研究，已掌握了精巧的技术……言外之意是，倘若不是那例手术诊断出现失误，他是有成功机会的。毕竟再有效的治疗方式，如果手术适应证选错了，也是无法达到治疗目的的。但多伊究竟掌握了什么样的手术技术，或者如果选择了合适的适应证他能否取得成功，已经永久成迷了。因为那次失败的手术之后 3 年他就去世了，这 3 年里他也未能再次验证自己的设想，永远失去了再次证明自己能力的机会。

在多伊失败的尝试之后的 15 年里，在可见的报道中，又有 10 例二尖瓣狭窄的手术，只有 2 例病人幸存，实际上有多少病人术后死亡的失败案例没有报道，就不得而知了。

这 2 例手术成功的报道分别来自美国医生艾略特·卡尔·卡特勒（Elliot Carr Cutler，1888—1947）和英国医生亨利·塞申斯·苏塔（Henry Sessions Souttar，1875—1964）。

卡特勒在波士顿布里格姆医院工作。他解剖过风湿性心脏病病人的尸体后，认为二尖瓣狭窄是导致病人出现一系列症状的主要原因。他提出，相对于二尖瓣狭窄，二尖瓣反流是较次要的病理情况，因此纠治二尖瓣狭窄，甚至人工造成少量的反流是可以接受的。

基于这一构想，卡特勒在 1923 年 5 月 20 日完成了第一例手术。病人为 12 岁女孩，两年前罹患风湿热、二尖瓣严重狭窄，卧床 6 个月，已出现明显的气短和令人恐惧的咯血。当她的父母听说卡特勒正在研究二尖瓣方面的问题时，就强烈要求卡特勒给他们的女儿做手术。卡特勒采用了正中劈开胸骨的手术入路，暴露心脏后，用瓣膜切开刀通过左心室直达二尖瓣部位，将狭窄的瓣膜切开，手术于上午 8 点 45 开始，用时 1.5 小时。术后，这位 12 岁的女孩侥幸存活，病情也得到了部分缓解，咯血的情况停止了。于四年半后死于另一次心脏病的发作。尸检表明，她的二尖瓣口确实经手术之后被扩大了。

由于这次手术差强人意的初步成功，更多绝望的病人怀着冒死一试的心态前来求助，在前后大约 5 年的时间里，卡特勒又继续实施了 6 例同样的手术，遗憾的是病人全部在术后死亡，最快的一例是术后 10 小时死亡，拖得最久的一例是术后 7 天死亡，卡特勒再也没能重复第一次的成功。

1929 年以后，卡特勒放弃了在这一领域的探索，他将后来的几次失败归因于病人的病期较晚，病情重，身体状态差，心肌纤维化，心包有粘连……这些固然是手术效果不理想的部分原因，其实还有一点他没有意识到，即经心室入路的操作可能是错的，英国医生布伦顿建议的经心室进入心脏的外科入路误导了他。

心室的肌肉比心房要厚得多，因此切开心室后出血更加难以控制，布伦顿医生虽然是一位了不起的先驱，但后来心脏外科的发展证明了他最早提出的经心室入路解决瓣膜问题的方法是错误的；而且，瓣膜切开刀很难精确地抵达目标位置；还有，究竟要切开到何种程度也难以控制——所谓过犹不及，当二尖瓣狭窄被切得过度就会导致瓣膜关闭不全，反流严重。

这些结果无疑是令人失望的，同时，又似乎从反面证明了，医学界对瓣膜手术持坚决的反对态度是正确的。

任何科学或技术领域的进步都必然要遭遇挫折付出代价，在医学领域，这些代价就是人命。

吸取瓣膜刀经心室入路盲目手术失败的教训，伦敦的苏塔设计了另一种手术方法。

一位 19 岁的女病人莉莉·海恩（Lily Hine）受风湿热折磨多年，数次住院治疗，她已出现二尖瓣狭窄的典型症状，咯血、端坐呼吸、心衰……伦敦医院的负责医生很清楚，面对这样的病例，内科已经束手无策了，虽然主流的意见并不赞同采用外科治疗，但这位医生还是把这个女孩推荐给了苏塔。

手术在 1925 年 5 月 6 日进行，当时给病人使用的麻醉方式是气管内插管吸入乙醚，手术入路采用第四肋间开胸，这样通过正压通气，就能保证左肺不会被大气压压瘪。

心胸外科的成熟过程其实始终是受到麻醉方式的制约的，相比于开腹和开颅，开胸手术需要面对的困难有其特殊性，因为打开胸腔，内外压力平衡肺叶随即萎陷，外科医生就没有办法维持病人的呼吸。直到20世纪初，人类对呼吸和循环生理、开胸后的一系列生理反应有了较深入的了解，胸外科手术才有了开展的可能。

1896年，法国外科医师阿尔弗雷德·昆努（Alfred Quenu，1852—1933）等人发现，胸内负压比正压有利于呼吸，这是医学界就肺内外压力差问题首次进行实验研究，在此基础上，德国外科医生恩斯特·费迪南德·索尔布鲁赫经过几十年（自1904年到1948年）的艰苦努力，终于成功地完成了胸部手术期间进行人工通气的实验研究，他设计了一个巨大的负压室（重达4吨多），在其中完成了动物的开胸手术，这在当时被认为是胸外科的一次技术革命，想象一下，如果今天我们还在这个装置里给病人做手术，场面会多么滑稽。

事实上，这一思路及其装置对胸外科的发展没有产生太大影响，但在这一思路的启发下，体外辅助呼吸装置"铁肺"倒是在脊髓灰质炎流行期间，在那些呼吸肌麻痹的患儿中，有过昙花一现的短暂应用。据报道，目前还有极少数当年的脊髓灰质炎幸存者靠"铁肺"续命，可"铁肺"相关的零件和专业维护人员早就没有了。

除了体外辅助呼吸这一思路以外，另一条技术路线是气管插管。

早在16世纪，维萨里就曾成功地对猪进行气管切开置入气管内插管，这可视为建立人工气道最初的探索，维萨里通过这个实验证实，通过气管内插管施以正压能够使动物的肺膨胀。

1869年，德国的外科学教授特弗里德里希·特伦德伦堡首次将气管内插管麻醉用于人体，并对气管切开用的气管内导管加以改进，将一可扩张的气囊套于导管周围使导管与气管壁间密封，防止手术时血液吸入肺内。这一带有气囊的气管导管日后成为保证压力转换型正压机械通气得以顺利实施的前提条件。直到1907年，经美国费城的杰克逊（Jackson）医生改进，喉镜直视下气管插管方法才成为气管插管的标准技术方法。

正是气管内插管术和人工通气在临床的成功应用，使胸腔手术成为可能。气管内麻醉的应用，使麻醉医生能够有效地控制病人呼吸，这对胸外科的发展帮助最大。

而卡特勒采用的正中劈开胸骨的手术入路，恰好能在暴露心脏的同时，保持胸膜腔完整，避免影响肺的呼吸，这样的开胸方式，即使不用气管插管麻醉，哪怕是用面罩，也能保障病人的呼吸，但苏塔这次手术采用的是经左胸入路，气管插管麻醉技术的价值就显得无比重要了。

苏塔这回没有从左心室进入心脏，而是选择切开左心耳（左心房的一部分，壁较薄），以右手食指直接插入左心房，探查二尖瓣口，他原本也是想用手术器械切开二尖瓣的，但当他凭借手指的感觉就已将狭窄的二尖瓣扩开，并感觉到了二尖瓣的反流，他决定适可而止不再继续操作了，手术全部用时1小时。

结果病人幸存，症状改善。5年后，病人再次因心衰和房颤入院，最后死于多发脑血栓。这个病例被发表之后，苏塔收到了4封向他表达敬意的书信，其中有一封信来自萨姆韦斯。念念不忘必有回响，萨姆韦斯在提出了有些瓣膜疾病将来可能会通过外科手术来治疗的观点之后，一直关注着这个领域的进步，从1898年到1925年，近30年的时光流过之后，他终于见证了自己的预言成真。

由于有了手指的直接感知，这种手术在一定程度上减少了用瓣膜刀间接切开瓣膜的盲目性，使瓣膜手术有了新的起色。这一手术方式在20年后得到了一定程度的推广，但当时苏塔却没能继续扩大战果。他再也没有实施过这种手术，遗憾地止步于此。

20多年以后，苏塔在给德怀特·埃默里·哈肯的信中提及此事时写道："我没有再做这种手术是因为我没找到另外的病例，尽管那个病人恢复顺利，医生们还是认为该手术很冒险，毫无道理可言。其实，超越一个人所处的时代是没用的。"卡特勒和苏塔极有限的成功尚不足以令主流学术界改变观念，大多数人仍然认为二尖瓣狭窄在病人的症状当中仅是次要的原因。

由于当时的麻醉技术、对心律失常的认识和处理等诸多因素的限制，更兼心脏手术经验不足，这种手术即使继续做下去也极可能是接连遭遇失败。从这个意义来说，苏塔急流勇退的选择，虽然在某种程度上可能迟滞了瓣膜外科的发展，但是却避免了个人的人生悲剧，也减少了病人不必要的提前死亡。

卡特勒进一步的尝试归于失败，苏塔有限的成功也未能续写，刚刚起步的瓣膜外科，前途一片黯淡，再次如同死寂一般停滞了20多年之后，才有人再掀起波澜。

战争可能催化了外科学的进步，以美国为例，胸外科协会成立于1917年，但在当时其成员的定位为对胸外科手术感兴趣的普外科医生。1937年，协会开始酝酿将胸外科分离成独立的外科分支，但由于成员中只有18%的人是专攻胸外，因此未能成行。战争中，快速发展的战地医疗机构意识到了专业胸外科医生的重要性，因此，"二战"后，胸心外科专业得以顺理成章地成为一个独立的外科分支。另外，自20世纪40年代以后，世界的医学教育和研究中心已经从欧洲转移到了美国。

20世纪40年代末，为改进手术治疗心脏瓣膜疾病的效果，有学者试图另辟蹊径，通过心脏之外的方法缓解二尖瓣的狭窄带来的症状。有人曾应用一段自体主动脉在动物的左心房与左心室之间架设"桥梁"，使部分血液绕过狭窄的二尖瓣口，经旁路抵达左心室，从而减轻左心房的压力负荷。这一迂回策应的天才思路，后来在先天性心脏病外科专业中得到很大程度的应用（比如各种分流及血液改道的手术），但在当时因吻合口致命性出血及晚期移植物的变性、阻塞，导致其未能成功地应用于临床，胎死腹中。随后产生的其他权宜之计也均未能在大范围内推广。

经过各种手术的探索之后，外科医生的注意力又重新回到用瓣膜切开刀和手指分离狭窄瓣膜的手术上来。经过"二战"血与火的洗礼，随着麻醉、术中术后的监测及护理技术的日益提高，这一代外科医生进行的心脏瓣膜外科的手术效果，较之20年前已经大大地进步了。

1946 年，南卡罗来纳州的外科医生霍拉斯·吉尔伯特·史密斯（Horace Gilbert Smithy Jr，1914—1948）设计出了一种瓣膜刀，这一器械与 20 年前卡特勒曾使用过的瓣膜刀很类似。史密斯用这一器械进行了一系列的动物实验，并在次年将这些动物实验的结果在美国外科医生的一次会议上发表。由于当时的媒体对心脏外科方面的进展很关注，因此史密斯的探索经由媒体报道之后，也让有些病人仿佛看到了救星。一位俄亥俄州的 21 岁的女病人贝蒂·李·伍里奇（Betty Lee Woolridge）写信给史密斯说，自己有严重的二尖瓣狭窄，医生告知可能已活不过 1 年，既然这个手术的目的是救人命的，那为什么不在病人的身上尝试呢，就算手术出现了意外，手术者也可以吸取教训，从而帮助其他病人吧。

史密斯被病人的诚意打动，决定冒险一试。

就贝蒂当时的病情而言，她除了冒险豪赌一把以外，只剩下等死一条路了，风湿性心脏病终末期、严重二尖瓣狭窄、充血性心力衰竭，随时可能夺走她年轻的生命，史密斯见到这位病人时，甚至觉得对方差不多是半个死人了，这种濒死的情形，不知道能否扛过手术这一关。

1948 年 1 月 30 日，史密斯用瓣膜刀自病人左心室的心尖部切入，扩开了狭窄的瓣膜口……

病人幸运地熬过了手术这一关，病情得到了一定程度的缓解，术后第 10 天即乘飞机返回了俄亥俄州。遗憾的是，这个病人没能活过手术后的第 10 个月，尸检结果发现，她的心尖处形成了一个假性动脉瘤，这个位置正是上次瓣膜刀切入心脏的入口。但这次手术毕竟让病人在死前有过一段病情相对缓解的时期，也算差强人意的成绩吧。

史密斯随后又进行了 6 例类似的手术，除了有 2 例病人很快于术后死亡以外，其余 4 例存活的病人，病情都多少获得了缓解。正当史密斯有可能继续在这个领域深耕探索时，他自己的身体状况也开始急转直下，他忽然意识到，自己已来日无多了。

原来，史密斯之所以专注于瓣膜外科领域，是因为他自己就有主动脉瓣狭窄的疾病。一般而言，当一个医学生挂上属于自己的听诊器时，都应该为自己学业马上进入新的阶段感到兴奋和激动，可是史密斯拿到听诊器的第一天就意识到自己的生命可能已经开始倒数了，因为他用听诊器在自己的胸膛听到了主动脉瓣狭窄特有的杂音。

在他生命最后的时日里，他曾求助于霍普金斯医院的布莱洛克，但在当时，瓣膜外科尚未成熟，还没有人成功地实施过主动脉瓣的手术。布莱洛克有心相助，因此邀请史密斯共同参与了一次主动脉瓣手术的动物实验，不幸的是，就连这次动物实验都没有取得成功，最后的希望也破灭了，史密斯一下面如死灰，知道自己命不久矣，健康状况更是急转直下。1948 年 10 月 28 日，年仅 34 岁的史密斯告别了这个他无限眷恋的世界和无比钟爱的医学事业，留下了死不瞑目的遗憾。次日，有媒体报道了他去世的消息，标题是：斯人已去，名医难自医。

历史和命运有时候就是这么残酷无情，史密斯只要在稍微撑上几年，就能等到心脏瓣膜外科技术的成熟，他就有可能获救，也会在心脏外科领域有更多建树，可惜他的生命与学术都定格在了黎明前最后的黑暗里。

他的死对查尔斯·贝利（Charles Bailey，1910—1993）是个不小的打击，作为同行兼好友，贝利也曾趁学术会议上交流的机会为史密斯听诊过，贝利曾相信自己这位优秀的同行一定是有机会获救的，可惜，天妒英才。对于贝利来说，这已经是他第二次经历身边的人死于瓣膜疾病了，早在他 12 岁时，就目睹了父亲因严重的二尖瓣狭窄大量咯血而死……而今，又一位朋友也死于瓣膜疾病，更让他感觉到时不我待，应该尽快在心脏瓣膜外科领域取得进展。

贝利进行了大量的动物实验，曾在 60 多条狗身上做了二尖瓣的手术。除了动物实验的助力以外，贝利对心脏瓣膜的理解，据说还跟他小时候为贴补家用卖过女士内衣有关。学生时代，贝利曾在课余时间挨家挨户推销一种连接吊带袜的紧身褡，为了说明这种紧身褡在解构上与二尖瓣的相似性，他还曾请一位医学插画师画过一幅对比插图。这个插画师的名字叫沃尔特·迪士尼（Walt Disney），此人就是后来在动画电影界声名赫赫的迪士尼。

这一时期瓣膜外科的另一位领军人物是德怀特·埃默里·哈肯，"二战"时，哈肯连续为 134 名在战斗中负伤的士兵取出胸腔内的弹片，无一例死亡。战后，哈肯回到波士顿布里格姆医院，选择二尖瓣狭窄作为主攻方向，他同卡特勒就 20 世纪 20 年代瓣膜手术的探索做了交流。哈肯认为左心房应该是个理想的手术入路，也即他更认可英国医生苏塔的手术方法。与此同时，费城的贝利也意识到了这一点。

他们在闭式手术时代创造了百例手术死亡例数仅为个位数的奇迹。这个成绩放在今天当然不值得大惊小怪，但不要忘了，这是在没有心肺机进行体外循环的情况下，闭式手术达到的成绩。

经过充分的准备，1945 年 11 月，贝利迎来他的第一位瓣膜病人，结果，还没等他接触到瓣膜，病人就死于心房的出血。1946 年 6 月，第二位病人死于术后 48 小时，尸检结果显示，虽然二尖瓣狭窄被解除了，但术后血栓的形成使这次手术功亏一篑。1948 年 3 月，贝利使用了一种套在食指上的瓣膜切开刀，吸取上一次病人出现血栓的教训，这次在病人术后即使用了抗凝手段，这一回，病人果然没有出现血栓，而且一度在术后出现症状改善。可没想到的是，好景不长，贝利等人还没来得及庆祝这次手术成功呢，病人的病情就开始急转直下，最后死于出血，或者我们也可以认为病人死于矫枉过正的抗凝药物的应用。

由于接连 3 次手术失败而使病人死亡，贝利遭到了相当多的批评，甚至被警告说，如果继续如此他将被吊销行医资格。哈尼曼医学院的部分内科医生甚至在背地里叫他屠夫，一位心脏内科主任公开对他说："作为一名基督徒，我有责任阻止你再进行类似杀人般的手术。"贝利针锋相对地顶了回去，他说："作为一名基督徒，我也有责任继续完善这一手术，还有什么比坐视病人的痛苦不理更糟糕的吗？难道就任由他们被二尖瓣疾病折磨致死吗？"倘若这世间真有上帝的话，不知道他老人家对这两位医生的对话作何感想。

为了改变这一被动的窘境，贝利选择迎难而上，希望能够绝处逢生，他于 1948 年 6 月 10 日在费城另外两家医院又分别预约了两名手术病人，上午的一位约在费城总医院，下午的一位约在主教医院（Episcopal Hospital）。

正所谓祸不单行，在费城总医院进行手术的病人，因为年纪较大，病情复杂，麻醉后即出现了心脏跳停，没能抢救过来，贝利根本就没碰到病人的二尖瓣。贝利敏感地意识到，如果消息传出，那么另一个手术也肯定会被取消，因此他和助手趁医院管理层获得消息之前，火速赶往主教医院开始了当天的第二次手术……

精诚所至，金石为开，在接连经历了最初的 4 次失败以后，他的第五次手术终于取得了完全的成功，病人在术后又继续存活了 38 年，死于单纯疱疹病毒感染造成的呼吸系统的并发症。

6 天以后的波士顿，哈肯也成功地完成了一例二尖瓣狭窄的手术，也许并不能算巧合的是，此前他也经历了 4 次手术失败病人死亡。

稍后的 1948 年 9 月 16 日，英国伦敦的外科医生罗素·布罗克（Russell Brock）也成功地完成了一例二尖瓣狭窄的分离手术。

1948 年成了瓣膜外科的奇迹之年，从 1898 年萨姆韦斯提出二尖瓣狭窄可手术治疗的设想，到瓣膜外科的曙光乍现，倏忽之间，半个世纪都已经过去了。

不过，虽然是贝利在这一年率先取得了手术成功，但是哈肯却抢先在期刊上发表了结果。

哈肯后来提到这件事时说："我知道 6 月 16 日这个手术意义重大，应该及时发表，我让《新英格兰医学杂志》（*New England Journal of Medicine*）的编辑乔·加兰德（Joe Garland）尽快安排。他将该文章于 11 月刊出，同时《芝加哥每日新闻》（*Chicago Daily News*）也抢先报道了这一消息。"

　　因为在瓣膜外科领域的竞争关系，贝利与哈肯的关系一度非常紧张，在学术会议上的讨论交流，也是话不投机半句多，经常会充满火药味。直到多年以后，他们才尽释前嫌，成为好友。而且他们同一年出生，同一年离世（去世时间仅相差一周），好像他们的结伴来去都是为了那个瓣膜外科的奇迹之年似的。

　　不过，他们两人要是想到若不是史密斯英年早逝，导致他的成果直到1950年以后才被学术界知晓，这两人原本是都没有拔得头筹的机会的，这个问题，就留给他们3位在天堂聚首的时候再争论吧。

　　虽然哈肯在瓣膜外科领域最常被人提及的手术是1948年6月16日那次经心房入路的二尖瓣狭窄的手术，但早在此前，他也尝试过经肺静脉入路的瓣膜成形术，当哈肯将一些重要的进展告知他的导师卡特勒时，已经重病在床的卡特勒以极低的声音对哈肯说："祝贺你，哈肯，你是个了不起的人。"

　　在哈肯眼中，卡特勒是一位极富个人魅力的老师，他精通普外科、胸外科、神经外科的手术，是解锁外科奥秘的万能钥匙，也许是外科历史上最后一个几乎掌握全部手术技能的人。他在20多年前首创的手术，终于在后来人手上走向成熟。可惜，卡特勒在1947年去世，距离二尖瓣手术的奇迹之年只差一年。

　　到1956年，贝利做了1000多例瓣膜联合部切开术，死亡率为7.9%。哈肯在同一时期也取得了近似的成绩，一时间瓣膜外科得到了很大范围的推广。以今日心脏外科的评判标准来说，7.9%的术后死亡率仍然很高，可相比于他们前5个病例80%的死亡率，这显然已经是了不起的进步了。

　　更重要的是，这一时期的手术，由于医生不能直接看到病灶，只是凭经验和手指的触觉，手术的适应证范围是相当有限的，手术效果也远非理想，处理二尖瓣狭窄还多少有些胜算，治疗二尖瓣关闭不全等更复杂的瓣膜问题，在这个时代就很难实现了。

　　大家可以想象一下，如果门关得太紧，导致每一次开门关门都极困难，那不妨削门的边缘以使门和门框的结合更容易；如果是门框松了，你想把它箍紧，那操作可必然要复杂得多了。

更何况，心脏的病理生理，牵一发而动全身，各个瓣膜之间的结构和功能是互相关联的，比如说在风湿性瓣膜病中，风湿引起了二尖瓣狭窄，心脏舒张期从左心房流入左心室的血流受阻，舒张期末仍有部分血液滞留在左心房，加上肺静脉回流的血液，使左心房血容量较正常增多，左心房扩大以容纳更多血液，导致左心房代偿性扩张；左心房心肌加大收缩力，克服狭窄瓣膜口的阻力把血液排入左心室，久而久之，左心房发生代偿性肥大，后期随着左心房滞留的血液增多，心房肌收缩不断加强，之后出现左心房代偿性失调，左心房明显扩张，其中的血液在舒张期不能充分排入左心室；由于左心房内血液淤积，肺静脉血液回流受阻，出现肺淤血、肺水肿或漏出性出血，肺静脉压升高可通过神经反射引起肺内小动脉收缩，致使肺动脉压升高，由于肺动脉压升高，右心室排血入肺受阻，导致右心室代偿性肥大，随之发生肌原性扩张，当右心室高度扩张时，三尖瓣的瓣环（即门框）扩大，可出现三尖瓣关闭不全……

直至吉本等人将心肺机成功地带入心脏外科的临床实践，瓣膜外科才真正迎来了光明的前景，由盲目的闭式手术，走进了开放的直视手术。外科医生终于可以在无血的术野下沉着地处理有问题的心脏瓣膜了。

对于仅有轻度异常的瓣膜，在体外循环的支持下进行简单的修复是没问题的，应该有相当多的病人因此而受惠。但是，当瓣膜被疾病毁损到无法修复时，又该如何？牙齿出现了小问题可以修补，坏到不能再修时可以干脆拔掉，换一颗假牙。那么，能否将破损的瓣膜干脆弃掉不用，换一个新的呢？

这可是给心脏换零件，当然比换一颗假牙要复杂得多。

可能会让很多人感到惊讶的是，人工瓣膜置换的开先河者是一位女医生。心脏外科的历史上群星闪耀，其中有一位女医生的姓氏里就含有星（Starr），她是妮娜·斯塔尔·布劳恩瓦尔德（**Nina Starr Braunwald**,

1928—1992），斯塔尔（Starr）是她没结婚时娘家的姓。

妮娜出生于纽约，1946 年在纽约大学获得学士学位，1952 年在纽约大学医学院获得医学博士学位。随后，她成为纽约贝尔维尤（Bellevue）医院接受普外科训练的首批女性之一。中断住院医师培训后，她在乔治敦大学医学中心的外科实验室进行博士后的研究学习，在那儿，她获得了外科科学学位。在完成了普外科的培训后，她于 1955 年成为乔治敦大学的高年资住院医师和总住院医师。

在安德鲁·G. 莫罗（Andrew G. Morrow）博士的指导下，她在美国国家心脏研究所的外科中心接受了心胸外科的进一步培训。1958 年，她成为第一位获得美国胸外科委员会认证的女性。之后，她在美国国立卫生研究院（National Institutes of Health，NIH）和国家心肺血液研究院工作，并于 1965 年成为 NIH 的外科副主任。1968 年，她成为加利福尼亚大学圣地亚哥分校的外科副教授，并在该机构建立了第一个心脏外科手术的项目。1972 年，她转战哈佛大学医学院，成为外科副教授。先后在布里格姆妇女医院、波士顿儿童医院和西罗克斯伯里退伍军人管理局医院的心胸外科部门任职。

在 20 世纪 50 年代后期，她开发了一种人工二尖瓣，动物实验的成绩不错，1960 年 3 月 10 日，妮娜团队将她研制的人工瓣膜植入了 16 岁女病人的体内。手术前病人已经有非常严重的二尖瓣反流，不幸的是，这枚二尖瓣有负众望，没有在病人体内发挥应有的功能，很快出现了故障，60 小时后，病人的心跳停止了。但 3 月 11 日进行的第二例手术效果只能算差强人意，病人是一位 44 岁患有严重二尖瓣反流的女性，术后存活了 4 个多月，最后死于心律失常。妮娜完成这两例手术时，年仅 32 岁。不过非常遗憾的是，大部分有关心脏外科历史的专著和文献都很少提及妮娜，后来因人工瓣膜置换而功成名就的乃是另一位斯塔尔（Starr），这真是有趣，心脏瓣膜外科发展史上，居然有这样一对同姓的"双星"。

1958 年，在美国俄勒冈，时年 65 岁的工程师洛厄尔·爱德华兹（Lowell

Edwards，1898—1982）找到了年轻的心脏外科医生艾伯特·斯塔尔（Albert Starr，1926—　　）。

在我们前面的故事中，已经多次出现了工程技术人员与医生密切合作并取得成功的例子。飞行员林德伯格因为妻子的姐姐患有风湿性心脏瓣膜疾病，所以他想到是否可以制造一个模拟心脏的装置，来实现瓣膜的手术，最后他与外科医生卡雷尔联手制成了当时最好的器官灌注装置；体外循环技术之父吉本，在研究心肺机的过程中，得到过 5 位来自 IBM 的工程技术人员的支持；电学工程师巴肯因恰好负责明尼苏达大学医院的医疗器械，而得以同外科医生李拉海合作制成了当时最先进的心脏起搏器。

那么爱德华兹这位老工程师又是怎么搅和到心脏外科来的呢？

原来爱德华兹小时候也被风湿性心脏病折磨过，心脏瓣膜受到了影响，不过，好在其病情不重，不至于需要瓣膜手术。爱德华兹在液压工程技术方面成绩斐然，还取得过不少专利。他最重要的发明是在第二次世界大战期间用于战斗机的燃油喷射系统。当时的战斗机在迅速爬升时，随着气压的迅速下降，部分燃料会发生气化，常规的燃油泵无法处理混合的液体和油气，他开发了一种可以解决该问题的燃油泵系统。仅靠这些专利特许使用费的收益，就使他在退休后成为一个非常有钱的人。

我们不知道经过爱德华兹助力的战斗机曾在世界大战期间杀死过多少法西斯士兵（或保卫过多少盟军的战士），武器的进化和杀人技术的更新总是让人心里充满矛盾，但这位退休后的老人家，是真的要在救人领域有一番作为了，他最初的想法是，能否将自己在流体工程学方面的知识与医生的专业技能结合起来，制造一个人工心脏呢？

斯塔尔第一眼看到爱德华兹时，很难将这位其貌不扬的寻常老头跟那个传说中极富创造力的天才工程师联系起来，即使是如此正式的第一次会面，他也没有穿西服打领带，而是穿着非常休闲的夹克，一头灰白的头发，由于帕金森病的缘故，走路还有些颤巍巍的，活像一辆年久失修的老爷车，仿佛随时就要散架了一样。

两人相见之后，爱德华兹开门见山地向斯塔尔表达了打算制造人工心脏的想法。斯塔尔这才意识到眼前的这位老者可真不是泛泛之辈，因为当时已经有人在尝试制造人工心脏瓣膜了，但临床应用效果不佳，因此斯塔尔便回答说："您这想法30年后没准能实现，现在别说人工心脏，就是连一个合适的人工瓣膜也没有啊，要干，咱就先弄人工瓣膜吧。"

斯塔尔16岁那年考入哥伦比亚大学，18岁开始医学院的学习，医学院毕业后，进入霍普金斯医院的外科做实习医生，实习医生的日子非常艰苦，斯塔尔后来回忆说，因为太长时间待在病房里，实习生们大都脸色惨白，有一次，他走出医院步行去街边的理发店理发，结果却被外面的太阳给晒伤了。

布莱洛克最初没太看好这个年轻的小个子，因为他看上去实在太嫩了，完全不像个医生，实习期满，斯塔尔没能继续留在布莱洛克的团队进行住院医师的培训（同一批的13名实习医生中只有两人被选拔进入住院医师阶段的培训），他想回纽约的长老会医院（Presbyterian Hospital），丹顿·阿瑟·库利建议斯塔尔找布莱洛克谈谈这个想法，布莱洛克了解到此事以后，只一个电话就让纽约长老会医院的外科给斯塔尔留了一个位置。斯塔尔最初并没对心脏外科表现出极大的兴趣，而是钟情于普通外科，但命运兜兜转转还是让他最终走上了心脏外科的道路，也许就是为了与爱德华兹的相遇吧。

1957年，斯塔尔正式在俄勒冈开始心脏外科医生的职业生涯，他与爱德华兹相遇是在次年的年末。

20世纪50年代到60年代这10年，随着体外循环机的逐渐成熟，心脏外科手术的平均死亡率由30%降到了5%。这一方面是由于外科医生在不断增多的手术过程中积累了足够的手术经验，摸索出了一整套行之有效的预防并发症的方法；另一方面，由于手术效果的提高，越来越多的心脏内科医生愿意为心脏外科医生提供病人，这样一来，就使很多病人能够在早期就得到有效的外科治疗，避免了那种因疾病已经发展得较为严重才手术导致的死亡。

工程技术人员与医科人士的结合，总是能创造奇迹，就是在民间的跨专业联姻中，一工一医的结合也是相当令人看好的搭对，斯塔尔与爱德华兹这一对忘年交又将碰撞出何种火花来呢？

他们每周至少见面一次，就人工瓣膜设计方面的具体想法讨论数小时，他们提出了若干关键的问题，比如哪种材料用于制造人工瓣膜最合适；瓣膜的成品应该如何缝合固定在心脏适合的位置处；应采用哪种机械原理设计这种心脏瓣膜。

他们最终选择了球笼瓣膜的设计方案，于1958年开始用狗进行动物实验，最初，狗在术后的短期内死亡率很高，尸检发现主要原因是血栓形成，于是斯塔尔就开始从各个操作细节上进行改进（包括缝合的方法、瓣膜的材料），到1958年年底，他们研制出了硅橡胶涂层的球笼瓣膜，实验动物的术后存活效果逐渐开始改善，80%以上的动物可以长期存活。

但由于有其他同行的前车之鉴，斯塔尔还不敢将这个产品贸然用于人体，当时俄勒冈心脏内科的主任是赫伯·格里斯沃尔德（Herb Griswold），他一直很关注斯塔尔的研究进展，1960年夏天，他再次来到斯塔尔的实验室，当他看到大量带着人工心脏瓣膜的狗存活的还挺好时，他对斯塔尔说："你看，咱们病房里有那么多濒死的风湿性心脏瓣膜病人，我想你的新武器应该试试救他们了。"斯塔尔听了这番鼓励，仍然觉得信心不足，他觉得自己还没准备好，于是他又去外科主任恩格伯特·邓飞（Englebert Dunphy）那里讨教："心脏内科主任建议我给病人用人工瓣膜来治疗，您觉得我们应该怎么办？"没想到邓飞比赫伯还要激进，就答复了一句话："干就完了。"

同时得到了内科和外科两位大佬的支持，斯塔尔仿佛拿到了尚方宝剑一样，他跟爱德华兹一商量，咱们选病例吧。

当时美国FDA对医疗新器械的相关规定还不像今时这么严格，那个时代就连手术知情同意书制度也不健全，很多手术都只有口头上的协定。

因为很多病人都处于疾病的终末期，不做手术只有死路一条，做手术虽然冒着巨大的风险，但也很值得搏一次，所以被他们选定的病人，没有谁会拒绝这次试验性质的手术。

1960 年 8 月 25 日，一位 33 岁的女病人最先试用了这个球笼瓣膜，她在术前的病情已经非常危重了，24 小时不能离开氧气面罩。根据斯塔尔后来的回忆，这次手术的感觉好像比给狗做手术还容易一些。这次手术应用了心肺机体外循环技术，术中病人的体温被降到了 32℃，但操作过程中的一个失误，还是给后面的不良结局留下了隐患。

术后，病人被送进了监护室，所有人都很开心他们完成了这样一次重要的手术，他们也是第一次听到了被置换了人工瓣膜的心脏跳动的声音。病人苏醒后，斯塔尔还跟病人简单交谈了几句，此时无论医生还是病人都没意识到，危险正在逼近。按照墨菲定律，如果事情有变坏的可能，不管这种可能性有多小，它总会发生，医学界尤其是在外科领域，总是屡屡应验的。术后 10 小时左右，病人在拍完一张胸部的 X 线片后，突然就失去了意识，很快就死了。

这个急转直下的结局把斯塔尔打了个措手不及，为什么会发生这种情况呢？回头再看那张胸片——病人留下用以警示外科医生的最后一份临床资料，才发现在病人左心房的位置有气体影，死因很明确了，原来病人死于术后的气体栓塞。也就是说，斯塔尔在瓣膜植入术临近结束，关闭心脏的左心房切口时，没有进行充分的排气，导致大量的气体进入血液循环，在病人的胸部形成了致命气栓。大家回忆一下自己在静脉输液的时候，护士们都是怎样尽量避免输液管中残留气体的，就能理解心脏手术一旦有气体残留将会造成何种危险的后果了。

这样的失误如果发生在今天，算是不可原谅的技术差错，但在当时，整个心脏外科手术的技术流程还没有严格的规范化，在创新探索的过程中难免会出现这样的失误，对此我们也确实不宜苛责。

吸取教训，总结经验之后，斯塔尔团队重整旗鼓，随后进行的几例瓣膜置换的手术都取得了成功。后来经常被媒体引用的故事是第二例，病人菲利普·阿蒙森（Philip Amundson）接受手术时已是 52 岁的年纪，健康状况很糟，此前已经经历了两次不成功的手术。

9 月 21 日斯塔尔为阿蒙森植入了球笼瓣膜，病人波澜不惊地渡过了恢复期，也使用了抗凝药物。但在这个时期，植入人工瓣膜的病人是否一定要使用抗凝药物医学界尚无定论。斯塔尔在动物实验时，许多被植入硅橡胶涂层人工瓣膜的犬只也没有使用抗凝药物，但也获得了长期的存活。机械瓣膜植入术后使用抗凝药物预防血栓，还是在后来越来越多的证据显示对于病人利大于弊，才成为治疗常规的。术后，作为卡车调度员的阿蒙森又健康地活了 10 年之久，直到他在给自家粉刷房屋时从梯子上不慎跌落摔死之前，那个植入他体内的球笼瓣膜还运行良好。

1961 年，美国外科协会在佛罗里达召开的一次学会上，斯塔尔宣读了他的论文，描述了 6 例瓣膜置换的病例，该论文成为那次会议上最热门的话题。斯塔尔 - 爱德华兹瓣膜的出现，为心脏瓣膜外科的最终成熟彻底铺平了道路。至 1976 年为止，已有约 2000 例病人接受了斯塔尔 - 爱德华兹瓣膜置换术，此后，这一瓣膜的临床效果变成了衡量其他机械瓣膜的参照标准。

在心脏外科的历史上，人工瓣膜的出现无疑是一个重要的事件。这个球笼结构瓣膜的灵感来源，据爱德华兹说，是他在 1958 年时看到一种红酒瓶塞后想到的。然而再好的篱笆也不是墙，说到底，这一人工设计的机械结构，虽然能满足大部分瓣膜的功能，但其精妙程度自然远不如经过百万年进化而来心脏瓣膜。有人说，移植了这种球笼瓣膜之后的病人是不能跟人家赌博的，因为那个机械瓣膜的咔嗒声有可能会在赌徒心率加快时，向对手泄密底牌。

因此，自人工瓣膜植入技术出现以来，外科医生与生物工程技术人员一直在努力对人工瓣膜进行改进，以使其在结构尤其是功能方面最大限度地接近天然的心脏瓣膜，所以这类机械瓣膜就出现了多种形态，比如侧倾碟形瓣膜、双叶瓣膜等。

　　这些新一代的瓣膜虽然能获得更好的血流动力学（较大的横截面积和较小的溶血概率）和更低的发生血栓栓塞的可能，但这类瓣膜始终无法彻底解决血栓形成的风险，术后的病人仍然需要长期服用抗凝药物。为减少抗凝药物的应用，学者们又开发出来生物瓣膜，比如猪异种瓣膜、牛心包异种瓣膜，甚至来源于人死后捐献的同种瓣膜，但这类瓣膜在耐久性方面又不如机械瓣膜优秀，我们假定一个瓣膜在人体内需要工作 20 年的话，那么它将完成近 8 亿次的开闭动作，如果是预计存活时间较长的病人，往往需要再次手术更换瓣膜。

　　另外，随着心脏介入技术的成熟，避免大开胸手术，仅通过外周血管就能将人工瓣膜送入心脏内部的技术也已渐渐成熟，有学者认为这种经导管心脏病瓣膜治疗（transcather valve therapeutics，TVT）的技术，可以视为心脏瓣膜治疗的 3.0 时代。

　　这些进展，都使瓣膜外科领域的竞争变得越发异彩纷呈，但在这些进步的过程中，也曾出现过曲折，比如有一种瓣膜居然在应用中出现了瓣膜支架断裂，虽然这种类型的瓣膜最后惨遭淘汰，但也造成了为数不少的悲剧。也是因为这些不良事件，使美国 FDA 对人造瓣膜领域的技术创新和人体试验采取了更严苛的标准。

　　医疗无论技术如何进步更新，终极目标仍然是挽救生命，改进病人生活质量。球笼瓣与蝶形瓣，机械瓣与生物瓣，传统手术与介入手术……也许这些错综复杂的技术路线已经让有些读者眼花缭乱了，但临近故事的结尾，还有一个不得不跟诸位提及的更重要的技术。

　　除了对严重的瓣膜疾病进行置换这一思路以外，其实传统的瓣膜修复手段也并没有被彻底淘汰出局，正当医学界对瓣膜移植技术相关的各种分歧吵得面红耳赤难解难分之际，1983 年法国心外科医生阿兰·弗雷德里克·卡彭蒂埃（Alain Frédéric Carpentier，1933—　）在美国胸外科学会上的报告一下惊艳了全场。那时卡彭蒂埃已经实施了 1400 例的二尖瓣修复手术，其中大部分是风湿性瓣膜病引起的二尖瓣关闭不全，医生们这才意识到，在大家一股脑扎向人工瓣膜并苦于无法解决相关的并发症时，一直有人在瓣膜修复领域继续深耕，但此一阶段的瓣膜修复早已与1948年时的相对粗糙的瓣膜外科手术不可同日而语了。

卡彭蒂埃认为，外科医生只有通过手术操作努力重建瓣膜的形态，重塑其瓣膜口，使其恢复功能，达到造物主当初设计的模样，才能视为对瓣膜疾病的治愈。这一对治愈的要求虽然过于理想化，但不容忽视的是，逐渐完善的二尖瓣修复技术与瓣膜置换术相比，确实避免了置换术后的并发症，比如血栓形成、抗凝药物所致的出血等，而且这一技术的熟练应用也提高了病人的术后生存率、改善了病人的生存治疗，减轻了病人的经济负担（病人支出的消费仅为瓣膜置换术的1/3~1/2）。目前在美国，每年二尖瓣修复手术的例数已远超过瓣膜置换术的病例数（哈佛大学布里格姆医院1993年至2002年的数据显示，前者的数据是后者的2倍左右）。

可能是为了与上一代瓣膜外科的先驱们相区分，美国胸外科协会主席称卡彭蒂埃为"现代二尖瓣修复之父"。

但医学问题从来就不纯粹是科学和技术的问题，由于瓣膜修复技术对医生个人的要求更高，瓣膜置换手术相对较容易掌握，因此大部分非发达国家面对瓣膜疾病，流行的治疗方式还是瓣膜置换。

因此，在心脏瓣膜外科治疗领域，仍然有极大的空间可供拓展，各种诊疗技术也仍将长期并存，在复杂的竞争中继续发展进步。

有关瓣膜外科的故事至此可以告一段落，但人类对瓣膜相关疾病的研究还将不断深化，按照著名心脏病理学家莫里斯·列夫的说法，二尖瓣疾病就像女人，你研究的越多，就会发现自己理解的越少。不知道列夫是不是年轻时在女人身上吃过什么亏，才想出这个比喻，但医学研究的边界越扩大，研究者接触到的未知领域就越广阔却是不争的事实，因此神秘莫测的又岂止是二尖瓣呢？

但卡彭蒂埃的所作所为，恰恰是要挑战列夫的观点，他带领团队将瓣膜问题重新做了评估分类和研究，真正把瓣膜问题搞得清清楚楚，将一个极其复杂的临床问题还原为外科的基本问题，即瓣膜修复。外科医生重建的是功能还是结构？卡彭蒂埃的观点是功能第一重要，解剖结构是为功能服务的，因此不必追求瓣膜修复的精准解剖重建，以重建功能为目的大大简化了手术难度。倘若卡彭蒂埃也认为二尖瓣疾病越研究就让人越困惑，那么瓣膜外科就会止步于瓣膜置换，不会出现他提倡的精细修复技术了。因此，这又是一个心外科医生突破成见、勇敢创新的故事。

2007 年 9 月 15 日，81 岁高龄的斯塔尔与 74 岁的卡彭蒂埃因为在瓣膜外科领域的贡献，共同分享了拉斯克临床医学研究奖，对于像他们这种带领着众人一次次勇敢地迈向未知领域的先行者来说，这样的奖项实至名归。

11

直面死神，祭出王牌
——心脏移植的故事

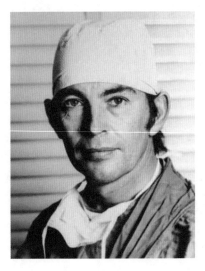

克里斯蒂安·伯纳德（1922—2002）

图片来源：COOPER D K C . Christiaan Barnard and
his contributions to heart transplantation[J]. The Journal
of Heart and Lung Transplantation,2001, 20(6):599-610.

病人华什肯斯基在心脏移植
术后与伯纳德医生握手

图片来源：COOPER D K C . Christiaan
Barnard and his contributions to heart
transplantation[J]. The Journal of Heart and
Lung Transplantation,2001, 20(6):599-610.

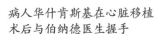

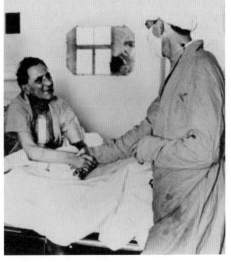

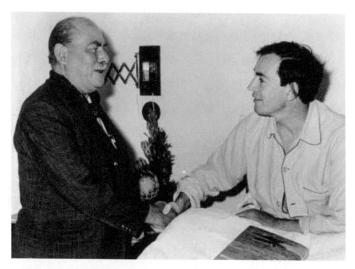

伯纳德（右）与他的第二位心脏移植病人菲利普·布莱贝格，这位病人术后健康出院了，但医生伯纳德自己却生病住院了，此例病人术后存活了 19 个月 15 天

图片来源：COOPER D K C . Christiaan Barnard and his contributions to heart transplantation[J]. The Journal of Heart and Lung Transplantation,2001, 20(6):599-610.

瓣膜，还只不过是心脏的一个零件，当其发生病变时，轻者可以修复，重者可以更换；心脏也可视为人体的一个零件，心脏外科自开创以来至初步成熟，很多心脏疾病已经可以经手术修复来治疗了，那么，当心脏被疾病损害到不可修复时，是不是也可以换一个？

这种"幻想"在很多民族的传说中都曾经有过，比如我国清代的《聊斋志异》中就有这样一个故事。陆判趁好友朱尔旦酒醉时，为其换了心脏。朱尔旦觉得疼，并发现桌上有块肉，不知何故，问陆判这是什么。陆判答曰："此君心也。作文不快，知君之毛窍塞耳。适在冥间，于千万心中，拣得佳者一枚，为君易之，留此以补缺数。"等第二天朱尔旦再看自己，发现"创缝已合，有线而赤者存焉"。此后，他的文思大进，过眼不忘，后来高中魁元。

当然，这只是个充满浪漫主义色彩的文学故事，与心脏移植这一科学创举并没什么太大关系。关于心脏移植的故事，至少得从 100 多年前，卡雷尔创立血管外科开始实施心脏移植的动物实验讲起。我们不难想象，移植的器官所赖以存活的基础一定是血液供应，那么，如何将器官与人体的血管连接起来，自然就是决定器官移植能否存活的重要环节。

在医学史上，如何处理流血的血管，始终是外科领域中非常棘手的问题。对于小血管的出血，即使是年轻的医学生也知道可以丝线结扎止血，有记录的结扎止血始于古印度的名医秒闻（Susruta，约公元前 500 年）。但欧洲一度流行的止血方式却是烧灼，这种眉毛胡子一把抓的方法在凝住血管的同时，也给病人带来了极大痛苦。直到 16 世纪法国外科大师安布鲁瓦兹·巴累（Ambroise Pare，1510—1590）才复兴了结扎血管止血的方法，但这一技术用在大血管损伤方面，就显得力有不逮了。大家想象一下，如果负责给大腿供血的股动脉受伤了，直接结扎的话，血倒是能止住，那这条腿不就废掉了吗？如果是供应更重要器官的大血管，就更加不能轻易粗暴地一扎了事了。因此，在外科领域，大血管出血就像一条难以降服的恶龙一样，肆意地在外科医生面前张牙舞爪。

人类历史上发生过许多次国家元首遇刺的事件，这类事件往往会影响历史的走向。比如，奥匈帝国皇位继承人斐迪南大公夫妇被塞尔维亚民族主义者普林西普枪杀，就导致奥匈帝国向塞尔维亚宣战，成为第一次世界大战的导火线。这是杀戮导致更大规模杀戮的常见例子。所谓冤冤相报何时了，有没有相反的例子呢？

1894 年 6 月 24 日，法国总统玛利·弗朗索瓦·萨迪·卡诺（Marie-François-Sadi Carnot，1837—1894）在法国里昂遭到一位意大利无政府主义者的刺杀，导致肝门静脉 ① 受损。但在当时竟无人敢手术修复，就连当地最著名的外科医生也只能在探查过伤口之后摇头叹息，于是这位倒霉的总统只能饮恨九泉了。我想，他可能在生命的最后一刻都幻想着有医生能够救他一命，可惜，他却只能在绝望的挣扎中死去。

不难想象这一事件会令法国民众多么愤怒，当时还在法国里昂大学医学院学医的卡雷尔受到了深深的刺激，他认为这真是外科医生的耻辱，据说，他还因此公开指责自己的老师在当时不肯出手相救，他觉得外科医生应该有办法把受伤的血管缝合上。

我们回头来看，卡雷尔还真是初生牛犊不怕虎，这样的指责虽然合情但似乎不太合理。站在术者的立场上来看，斗胆给国家元首做这种还没有任何成功先例的手术，修复如此要害部位的大血管损伤，一旦失败，术者岂不是也成为杀死总统的共谋了吗？因此，按照当时的技术条件，医生没有贸然施救并无大错。

老医生们认为这个年轻的医学生太过狂妄，但年少气盛或者说野心勃勃的卡雷尔偏不信邪，他决心要解决这个难题。人类的技术进步，经常就是由这类偶发的事件推动的，这次悲剧促成了改写外科史的契机。

卡雷尔可不仅仅是语言上的巨人，他没有沉湎于悲愤和妄想，在分析过前辈们修复大血管失败的经验之后，他发现最主要的障碍是难以克服缝

---

① 肝门静脉：由消化道的毛细血管汇集、从肝门处入肝的一条粗大静脉，长 6~8 厘米，直径约 1.25 厘米。

合过程中对血管内膜的破坏，而这将导致血管内出现血栓。正常情况下，我们的血液能够在血管内畅通无阻的流淌，有赖于血管内膜的完整，这是因为血管内皮作为一个屏障，可以防止凝血因子、血小板与内皮下的成分接触，从而避免凝血的发生。而一旦血管内皮遭到破坏，就会发生凝血。这本来是在漫长的进化过程中机体发展出来自保的机制，否则岂不是任何小伤口都会导致人流血不止而死？这显然与我们日常的经验不符，试问谁不曾受过小伤呢？大家回忆一下，是不是很多时候我们并没有去医院，伤口的血也很快止住了？

但这一在大多数情况下有利于人体的机制，却成为影响血管吻合效果最大的障碍。卡雷尔意识到，如果能找到更合适的缝合材料，也许能减少缝合过程中对血管内皮的破坏，从而避免血凝的形成。经过对缝合材料的仔细挑选、处理和大量的动物血管吻合实验，他发展出了精细的缝合技术。他选择使用无创小圆针，同时用由凡士林润滑的极细的丝制缝合线，而与他同时代人都是使用粗大的可吸收缝合线。

据他自己后来说，为了完善精细的针法，他还曾专门跟法国最优秀的刺绣师之一莱里迪埃（Leroidier）夫人学习过刺绣。卡雷尔5岁的时候父亲就死于肺炎，他的母亲安妮·里卡德（Anne Ricard）靠刺绣的工作将卡雷尔他们3个孩子养大，有人认为母亲的飞针走线也是卡雷尔设计精细缝合的灵感来源。

1902年，卡雷尔在《里昂医学杂志》上首次报道了他提出的血管三点吻合法：将欲行端端吻合的血管口，用3根等距离的牵引线固定，将圆口变为三角形，然后再全层缝合。这是血管缝合的基本技术，迄今已不足为奇，但任何当代看似简单寻常的技术，于开创者而言，都饱含着智慧与汗水。不信，你去解决一个自己所在领域里公认的难题试试。

除了针法与缝合材料以外，他在进行血管吻合外科实验时，还遵循了比其他外科医生严格得多的无菌规范。他认为，不甚严格苛刻的无菌程度或可保障大部分常规外科手术成功，但还不足以保障血管吻合手术取得良好的效果。虽然早在 19 世纪中后期英国外科医生约瑟夫·李斯特就基于巴斯德提出的微生物学说提倡外科无菌术，但仍然有相当多的外科医生在实践中并未严格遵循。毫无疑问的是，仅凭这些创见，我们就可以认为卡雷尔是一位伟大的医生，但具有讽刺意味的是，伟大如卡雷尔，居然无法通过里昂大学医院的临床考试获得教职，因此不得不在 1904 年离开法国，远赴北美。

关于卡雷尔为什么不能通过临床考试，有一种说法认为跟他的非主流见解有关。1903 年，他在法国卢尔德遇到一个因结核性腹膜炎濒临死亡的年轻女孩玛丽·拜伊（Marie Bailly），他看到这个女孩从治疗池中被洒下圣水后就恢复了意识，大感神奇，于是就回到里昂大肆宣讲这个事情，还写了一份正式的报告交给里昂的医学团体讨论。结果，他遭到了同行的嘲笑。有人对他说："你既然如此容易轻信这种不靠谱的轶事，就别指望通过临床考试了。"而在此前，他已经两次没通过这一考试了，这一事件更是给卡雷尔的前途蒙上了一层阴影。

法国的这个小城卢尔德传统上就是天主教最大的朝圣地，每年来自 150 多个国家的朝圣者达 500 万人，相传此地曾多次出现用泉水治愈疾病的神迹，因此，对于有疾病的人来说，此地无疑是重要的圣地。

一个有正常判断能力的现代人，自然不可能相信这种明显违背医学规律的所谓神迹，但古代的医学始终跟神学有着千丝万缕的联系，因为很多疾病都有自愈的可能，倘若一个病人在接受圣水时，恰好他的疾病自然病程也发展到了好转的阶段，那么这种偶然的时间上的吻合，就会很自然地被古人将自己疾病的痊愈归功于神奇的力量。逻辑上只要治疗的数量足够多（大家想想每年 500 万人这个数量级），那么总会有治疗效果好的成功案例被记载下来并广为流传，而那些无效的案例则很快被人们忘得一干二净，这种记忆上的选择偏倚加上信仰的狂热张力，创造了一种非常有利于病人的精神心理安慰，以至于数千年来，大部分人毫不怀疑地接受了这种医学。

心外传奇（典藏版）

甚至即使在今天，有些神秘力量也仍旧钻了这个空子，让某些对超自然力量有向往的人吃尽了苦头。虽然崇尚科学和理性的人们很容易发现这类医学的荒谬，但有些人由于欠缺科学的思维方式，因此当其遭遇复杂疾病时，往往在不同的医学体系之间犹豫不决、举棋不定，最后一脚踏空，堕入万丈深渊。

卡雷尔是何等聪明的人物，居然也在这种障眼法面前吃了暗亏，实在令人遗憾。不过这也提醒我们，即使以理性科学为基础的现代医学已经足够发达，医生们仍然不要忽略治病过程中的社会和心理因素，只要医学对某些疾病的治疗不能让病人完全满意，那么就会有病人盼望奇迹的出现，从而向神秘力量低头。

1903 年那个时间段，正是结核可以被诊断，却无从治疗的年代，有绝望的病人因而怀着虔诚的希望，跑去卢尔德那样的圣地也就不足为奇了。就像 2020 年人类世界刚刚与新冠病毒迎头相撞的那段时间，在全球短暂的慌乱中，不少神职人员粉墨登场试图有所作为。

遗憾的是，当时的卡雷尔想不到这么深刻，法国医学同行对他的批评令他感到非常屈辱，他认为法国医界已成了毫无希望的僵尸（hopelessly ossified），如果他想有所作为的话，就应该逃离法国这个伤心地，到新大陆去寻找机会。

1904 年，卡雷尔在加拿大向第二届蒙特利尔北美法语医学代表大会提交了有关血管吻合术的论文。他的演讲给美国伊利诺伊大学芝加哥分校的外科教授卡尔·贝克（Carl Beck, 1864—1952）留下了深刻的印象，于是后者就邀请他来美国一起合作。卡尔·贝克可以阅读 5 种语言的专业文献，能够用法语跟卡雷尔熟练顺畅地交流，算是早期在北美外科学术领域里卡雷尔重要的知己和伯乐。他们一起做动物实验，也在医院给病人做手术，但是卡雷尔很快就发现自己其实还是更喜欢动物实验的工作，也有说法认为卡雷尔最初的英语水平跟美国的病人交流存在障碍，无法适应外科临床的工作，这就使得他更倾向专注于动物实验了。

卡尔·贝克给卡雷尔在美国的工作提供了良好的平台和开端，以此为起点，卡雷尔又接受了芝加哥大学赫尔实验室工作的邀请，在那里他就可以专注于动物实验，不需要再操心病人的事情了，从 1904 年到 1906 年，卡雷尔在芝加哥大学与生理学家查尔斯·克劳德·格斯里（Charles Claude Guthrie，1880—1963）共同撰写并发表了一系列有关血管外科技术和实验性器官移植的论文近 30 篇（美国期刊 10 篇，国际期刊 20 篇左右），创立了心脏血管外科和器官移植的最基本的技术——血管吻合术。他们首次实施了心脏异位移植的动物实验，将一只小狗的心脏移植入了另一只小狗的颈部，移植后心脏存活了两小时。在既没有抗凝药物也没有免疫抑制药物的情况下，这种结果已经十分不易了。事实上，在实体器官移植领域，卡雷尔几乎把所有的器官都尝试进行了动物实验，肾、脾、甲状腺、肠管、一只耳……因此，后世的人称卡雷尔为实体器官移植之父。

由于这些非凡的贡献，经由卡尔·贝克的推荐，卡雷尔于 1912 年获得诺贝尔生理学或医学奖[1]，这是美国医学界人士第一次获得该奖，也算是美国不拘一格降人才收获的丰厚回报。这一年卡雷尔才 39 岁，是当时最年轻的诺贝尔生理学或医学奖得主。在我们整个的故事中，讲到了不止一位这种从其他国家到美国做科学研究而后获得诺贝尔生理学或医学奖的励志故事。

其实，在卡雷尔之前稍早些的时候，还有一位器官移植的先驱做过一些初步的尝试。1902 年 1 月，在维也纳的外科学术会议上，埃默里克·乌尔曼（Emerich Ullman，1861—1937）讲述了他怎样把狗的肾脏由原位移植到颈部，移植物存活了 5 天，并有功能存在，可产生尿液。同年 7 月他又展示了一只颈部移植有狗肾的山羊，并报告他在异种和同种异体移植中如何屡遭失败的情景。当时他还找不到自己屡次失败的原因，不久就沮丧

[1] 这次诺贝尔奖仅单独授予了卡雷尔，没有给格斯里，据说是因为格斯里曾进行过有争议的头颅移植的实验，格斯里为此还写信申诉过，但他的申诉也没改变结果。

地彻底停止了这项实验。而卡雷尔在器官移植的动物实验过程中已经隐隐发现，这些失败并非是手术技术导致的。他猜想失败的原因可能是被移植的器官"受到宿主的某些生物因素"的作用。

就这样，学者们跌跌撞撞地在器官移植领域摸索了几十年，均以失败而告终，在当时那个大多数人尚不知免疫为何物的年代，很多清醒的医生认为，器官移植已经是一项不值得继续研究的事业了。

这世间有一条死路叫作放弃的路，而少数在绝望中坚持摸索的人，才有可能发现转机，找到活路。在1952年，彼得·布林·麦达瓦尔（Peter Brain Madewar，1915—1987）对比了同卵孪生小牛间和异卵孪生小牛间的皮肤移植，发现前者可以成功而后者却不能，他推测这与是否形成免疫耐受性有关。更为可贵的是，他还提出了"组织的不相容性并非不可克服"的预言，即两个不同个体间进行移植时遇到的障碍是可以解决的，通过一定的手段，能够诱导实验动物对移植的皮肤产生耐受，他把这种现象称为"获得性免疫耐受"。这种对免疫排斥反应的认识深化，对以后同卵孪生子之间器官移植的开展是一次关键性的启示。因为这一重要发现，麦达瓦尔于1960年获得了诺贝尔生理学或医学奖。对于器官移植专业来说，麦达瓦尔的发现，相当于在所有人都看不清路的暗夜里，划着了一根火柴。

理论上，排斥反应就是免疫反应的一种，因为移植器官来自于另外一个个体，而受者作为生物体具有一种天然的免疫力，能对进入人体内的"异己分子"加以识别和摧毁。这一机制本来是人体用来防御外界病原体的攻击的，这也是大部分动物能够在复杂的生存环境中一代代繁衍生息存续不绝的基础，但这种原本有益于人体的生理性防御作用，发挥在移植术后可就不妙了——因为排斥反应会直接导致移植器官的破坏和移植失败。就像我们前面提及的凝血机制本来是保护人体的，但这种保护机制反过来也会导致早期血管缝合修复的失败，面对复杂的人体生理机制，只有真正摸清原理，才有可能克服这些天然的障碍。

伴随宿主防御反应概念的提出，20世纪初最早出现了关于移植免疫的现代免疫学概念。现代免疫学概念与器官移植外科的交错发展，显著推动了器官移植的进步，因为对现代医学理论与实践的巨大影响，免疫学成为一门显学，这一领域的研究者也成了诺贝尔奖的常客，这里列举与器官移植相关的数例：

俄国胚胎学家和动物学家埃黎耶·埃黎赫·梅契尼可夫（Ilya Ilyich Mechnikov，1845—1916）最早提出了"免疫"的概念，他发现吞噬细胞在感染和宿主防御反应中具有重要作用，并因此荣获 1908 年的诺贝尔生理学或医学奖。

法国免疫学家让·多塞（Jean Dausset，1916—2009）于 1958 年发现了细胞表面标记（后被称为人类白细胞抗原，HLAs），这一标记能够帮助人体免疫系统辨别自身细胞和外来组织。差不多在同一时期，美国遗传学家乔治·戴维斯·斯内尔（George Davis Snell，1903—1996）发现移植可行性是由细胞表面存在的特殊结构（抗原）所决定的，他将这些抗原称为组织相容性抗原。因在免疫学方面的突出贡献，他们二人在 1980 年与另一位美国科学家分享了诺贝尔生理学或医学奖。这些免疫学方面的进展，都对后来器官移植领域的进步起到了重要的作用。

在 20 世纪 50 年代，外科医生的器官移植手术技术虽然也在不断摸索中渐渐提高，但手术效果却没有明显改善。反反复复的失败终于使人们明确地认识到，移植器官所保持的生物机能如何，并不完全取决于外科条件和专家们是否有精湛的手术技艺。在外科技术成熟的前提下，移植器官是否能够存活，关键在于能否恰当地抑制受者与移入的异体器官和组织之间的相互排斥反应。外科学只靠一把刀包打天下的时代一去不复返了，它的进步越来越依赖于理论上的更新和突破。

因为意识到了由免疫机制导致的排斥反应的存在，医生们便开始了小量免疫抑制剂的使用。虽然这时的免疫抑制措施还远称不上完美，但经过这样处置后，移植的肾脏已可以短期存活。在 1951 年至 1953 年进行的肾移植中，受者最长存活时间为五个半月。

　　需要强调的是，肾移植之所以能够被实施，有一个重要的前提就是人工血液透析技术的出现为肾衰竭的病人赢得了等待手术治疗的时间。这项技术最初由科尔夫发明，经由许多人的改进，逐渐成为部分肾衰竭病人的续命之道。美国医生约翰·帕特南·梅里尔（John Putnam Merrill，1917—1984）是血液透析治疗肾衰竭这一理念的重要贡献者和推广者，基于科尔夫的设计，梅里尔为布里格姆医院制造了一台血液透析机。在20世纪50年代中期，美国人工器官学会宣布血液透析已不再是实验性的探索，而是一种可常规实施的治疗手段，这表明在当时透析治疗肾衰竭的技术已日臻完善。但包括梅里尔在内的很多医生都很清楚，透析治疗不过是缓兵之计，要彻底解决肾衰竭的问题，还得靠肾移植，这条路尽管风险巨大，可还是得有人硬着头皮在探索中前进。

　　1954年12月，一个偶然的机会改写了这一进程。

*

　　罗纳德·哈里克（Ronald Herrick）在那时绝对想不到自己会在医学史上留名，他只是一心想挽救理查德·哈里克（Richard Herrick）的生命。这对双胞胎兄弟感情甚笃，一起长大一同参军，在兄弟二人服完兵役，准备回到家乡马萨诸塞州开始新生活时，弟弟理查德却被诊断出患有慢性弥漫性肾小球肾炎而住进医院，并很快进展到肾衰竭的地步。

　　家人都意识到病危的理查德命不久矣，此时罗纳德却向医生提出，只要能够挽救弟弟的性命，他很愿意捐出自己的一个肾——那时的人们已经知道，健康的人在只有一颗肾脏的情况下也能正常生活。但是医生告诉他说：这是不可能的，对排斥反应的免疫抑制方法还不成熟，肾移植还不能作为治疗终末期肾脏疾病的常规方法。但是梅里尔随后就想到：罗纳德和理查德既然是同卵双胞胎，那么理论上，在他们之间进行肾脏移植，发生器官排斥的概率应该会小很多。也就是说，罗纳德的建议并不是情急之下的异想天开。

于是，由梅里尔领衔的、包括外科医生约瑟夫·爱德华·默里（Joseph Edward Murray，1919—2012）等人在内的手术小组成立了。在手术实施之前，这一医疗团队进行了大量细致的准备工作。为确保哈里克兄弟的确是同卵双胞胎，他们还亲自到波士顿警察局核对两兄弟的指纹。

不知道哪个神通广大的记者居然从警察局提前得到了线索，把哈里克兄弟即将接受器官移植手术的消息刊登在报纸头版头条，令两兄弟在一夜间成为美国家喻户晓的人物。这也将梅里尔等人推向了风口浪尖。热切的期待与尖锐的批判相伴而来，不期而至的舆论关注把这次手术逼得没有退路了，他们只能成功不能失败。事实上，纵使手术成功，这些医生们也难逃批评家们的口诛笔伐。在这一手术成功 50 年之后，尚健在的外科医生默里向媒体表示："除了技术上的问题外，还有道德范畴的问题需要处理。有人认为器官移植是对身体的亵渎，这些批评者始终认为自己是在替天行道，批评我们根本不应该拿人体来做试验。我希望大家明白，我们没有鲁莽行事，我们并非在没有接受过任何训练的情况下，就胡乱上场打棒球。"默里就这一次肾移植手术与当地其他医生、神职人员和政治领袖等关心这一手术的人，进行了热烈讨论和激辩，最终获得马萨诸塞州最高法院签署的特别法令来批准该手术的实施。

尚方宝剑已拿在手，可毕竟此前并没有严格意义上成功的病例，这次手术究竟将是什么结果，可能绝大多数关注手术的普通人心里也没底。默里早期曾尝试用尸体肾脏移植来治疗病人，但屡遭失败，当很多同行纷纷放弃这一领域研究时，默里仍坚持自己的目标，继续以狗为实验动物来探索肾脏移植，同时在临床展开相关研究，逐渐完善了肾移植技术。令人不解的是，处于整个事件旋涡中心的哈里克兄弟却反应较为平静。直到多年以后，当时作为供体的罗纳德·哈里克已经年逾古稀，他还能清晰地回忆起当年的情景，他说："我有一种很强烈的预感——这次手术一定会成功。虽然此前器官移植手术从来未曾获得成功，但是他们对自己的研究很有把握。"

术前准备还在有条不紊地进行着，毕竟，双胞胎兄弟只是在理论上发生排斥反应的概率很低，事实上果真如此吗？为了验证这一猜测，手术小组先在他们兄弟之间进行了皮肤的移植试验。果如所料，排斥反应没有发生。

其实默里以前在军队医院救治烧伤病员时就发现，皮肤移植手术后，不同供体皮肤移植后排斥反应强度存在差异，结合大量病例观察，默里推测皮肤接受者和提供者之间遗传背景越接近，移植后的排斥反应越弱。他的上级医生 J.B. 布朗教授（J.B.Brown）早在 1937 年时就完成了同卵双胞胎之间的交叉皮肤移植，发现两人的移植皮肤均可永久存活。也就是说，哈里克兄弟之间的手术，大可不必担心排斥反应的出现了。因此，默里认为只要手术技术过关，他们即将进行的肾移植手术成功的概率就很大。

1954 年 12 月 23 日，在哈佛大学布里格姆医院的手术室里，手术小组用了五个半小时完成了这一历史性的手术。由于此前周密的准备及前期学者们不懈的探索，手术的成功似乎已是瓜熟蒂落、水到渠成了，哥哥罗纳德的预感变成了现实，手术后的理查德顺利康复。在手术后的 8 年时间里，理查德一直健康地活着，1963 年 3 月 14 日他死于心梗发作。而作为供体的哥哥罗纳德则一直活到了 2010 年，以 79 岁高龄去世。

我觉得还有必要提及的是，出乎所有人的意料，理查德在术后住院的恢复期间，居然与照顾自己的护士克莱尔·伯克塔·赫里克（Clare Burta Herrick）一见钟情。大难不死日，抱归美人时。原来克莱尔是该病房的护士长，因为家乡在遥远的加拿大新斯克舍省，圣诞节日期间没有什么安排，所以她主动申请留下来照顾理查德。这一来二去，两人之间竟萌生爱意，并最终结为连理，还生了两个女儿。其中一个女儿长大以后继承母业，做了肾脏透析中心的护士。这个很有趣的插曲，为这一医学史上的著名事件平添了一抹温情，也算难得的美谈。

这次手术成功之后，又相继出现成功者。不过，同卵孪生者间需要进行器官移植的数量毕竟有限，大多数肾衰竭病人并没有遗传背景完全相同的供体存在，默里后来也尝试过非亲属间或从尸体获得肾脏进行的移植手术，但大部分都未成功（当时的成功率不足10%），看来，也只有组织配型和免疫抑制方面有重大突破，器官移植这一事业的发展障碍才能被彻底清除。

虽然困难重重，但梅里尔与默里等人仍然继续进行着有关研究，哪怕是尝试也为将来的治疗提供了重要借鉴。梅里尔一生荣誉无数，被后世尊称为"肾病学之父"，1984年，他获得了哈佛大学的荣誉退休教授奖。遗憾的是，也就是在这一年他死于一次划船事故。1990年，默里因在器官移植方面的贡献，与另外一位在细胞移植方面有突出贡献的学者共同分享了这一年的诺贝尔生理学或医学奖。

至此，仅在本章节的故事中，就已经有7人6次获得诺贝尔奖。

一直到1967年第一例人体心脏移植出现之前，医学界对抗排斥反应的治疗虽然有了一些进步，但总的来说仍然不太令人满意。因此，当时很多在外科技术实力上可以完成人体心脏移植的中心，迟迟无人敢迈出这关键性的一步。但是美国人绝对想不到，一个昔日只是被美国老师视为医学生的南非人，居然抢先完成了这一足以令任何外科医生扬名立万的创举。很多美国人简直要气冒烟儿了，有人干脆愤怒地直斥其抢跑。

不了解整件事情来龙去脉的话，恐怕很难理解美国医生的指责，为什么克里斯蒂安·伯纳德这位南非医生会让美国人那么不服气呢？

*

1922年，伯纳德出生于南非的一个小镇，这里距离滨海城市开普敦仅6小时的车程，这座小镇上有两所教堂，一所供白人使用，另一所供有色人种使用，他的父亲是有色人种教堂的牧师，其收入只有白人教堂牧师的1/3，母亲是该教堂的琴师，他在家中排行老三，是家里4个儿子当中最聪明的一个。由于有4个孩子要抚养，这个家庭并不宽裕。

其实伯纳德本来还应有一个跟自己年纪相仿的哥哥亚伯拉罕

（Abraham），但亚伯拉罕在不到 4 岁的时候生病死了，伯纳德是在长大以后才知道这位哥哥当年其实是死于先天性心脏病，他看到过母亲对着那位哥哥留下的唯一一张照片偷偷地哭。伯纳德那个年纪当然不知道先天性心脏病是什么，他只是特别想知道为什么没有人能阻止这样令人心碎的死亡，为什么爸爸的祷告也不起作用。

由于贫困，伯纳德小时候甚至曾赤脚参加长跑和踢球，居然也能取得不错的战绩。完成基础教育之后，他获得了去开普敦大学医学院求学的机会，上大学期间他住在已婚的大哥家里，为了给家里省钱，他每天都步行数英里去医学院，风雨无阻。他在医学院不算是最突出的学生，学业只算中游。1946 年，自医学院毕业以后，他取得了医师资格，在一个叫作塞拉斯的葡萄园实习，给一个家庭医生当助手。就像很多年轻的医生感觉到的那样，伯纳德认为病人们喜欢他的程度超过那个老大夫。如果一切顺利的话，伯纳德会成为一个受欢迎的家庭医生也未可知，但是最终他却因为跟老大夫合不来而被赶了出来。看来这条道是走不通了，伯纳德不得不另谋出路，于是他重返开普敦。

在开普敦大学，他开始主修普通外科学，并以小肠闭锁为研究方向申请教职。在这期间，他结识了格鲁特·斯库（Groote Schuur）医院的护士露伊婕（Louwtjie），与其建立了家庭，并生了两个孩子。他的动物实验做得不错，取得了预期的成功。可惜，由于某种"潜规则"的存在，他的教职申请失败了。有知情者私下里给了他这样一个解释：他根本不可能申请成功，因为他让子女进入了讲英语的学校，这被认为是希望子女有朝一日可以离开南非。要想在南非医学界取得较高的地位，他的孩子就必须讲南非语①。

1956 年的一天午饭过后，伯纳德在停车场遇到了一位刚从美国明尼

---

① 南非语（Afrikanns）原本是一种在南非所使用的荷兰语方言，由信仰基督新教的欧洲移民以及被"荷属东印度公司"带到南非的契约工人和奴隶所共同发展出来的。

阿波利斯回来的大夫约翰·布洛克（John Brock）。据布洛克讲，因为此前在那里学习的南非医生阿兰·塔尔（Alan Thal）表现出色，所以明尼苏达大学的欧文·奥根斯汀教授对南非的医生评价极好，希望再次有像塔尔一样优秀的南非医生能去接受培训，布洛克认为也只有伯纳德符合这样的要求了，于是问伯纳德是否愿意去。伯纳德还在为申请失败的事窝火呢，一个改变他人生轨迹的重大机会就出现了，这真是"塞翁失马，焉知非福"。当晚他与妻子简单商议之后，便决定去美国发展。

通过前面的讲述，我们已经知道，明尼阿波利斯的明尼苏达大学在当时是心脏外科发展的前沿阵地，一系列重大技术进步均在此发端。在外科掌门人欧文·奥根斯汀的开明领导下，那里涌现了一批杰出的外科人才，出现了第一次低温下心脏直视手术、第一次人体交叉循环心脏手术、心肺机的重大技术改进、第一次便携式心脏起搏器的临床应用……不过当时的伯纳德可并不知道这些，他还没有做心外科大夫的打算，他甚至连明尼阿波利斯在美国的什么地方都还不知道呢。

直到多年以后伯纳德也一定会记得他与塔尔相遇的那个决定他命运转折的午后，他在功成名就之后所写自传中记下了临别时塔尔的一句话："在那里，你每天都会见证医学进步的历史"。事实上，伯纳德可不仅是见证了历史，他把自己也活成了这段医学历史进程的一部分。

最初，伯纳德在明尼苏达大学还是在进行普外科方面的学习和进修。他一边在实验室继续研究肠闭锁，同时还在手术室给奥根斯汀当助手。

他刚到达明尼苏达大学时，向奥根斯汀提出打算攻读博士学位以便返回南非以后能够成为一名专科医生，奥根斯汀认为这大概需要 6 年，但也许伯纳德可以在 5 年内做到。不料伯纳德对这个说法完全不领情，他直白地说："抱歉教授，我没有那么多时间，我已经结婚成家，还有孩子，我需要养家糊口，可又没有什么钱，所以我必须在两年内完成学业。"

奥根斯汀觉得这根本不可能，在生理学或病理学的基础学习上需要花费一年的时间，之后在临床服务两年，最后在实验室里做两年的论文，再加上掌握两种外语，通过考试。这怎么算也得五六年时间。

　　但伯纳德坚持认为自己能够做到，可以多项任务同步进行，奥根斯汀带着深深的疑惑勉强同意了他的计划，最后他问伯纳德："把时间压缩到这个程度，那你还有时间睡觉吗？"伯纳德长舒了一口气回答说："我可以不睡那么多。"

　　由于这些年伯纳德并没有什么收入，他又想在这么短的时间内完成学习任务，在美国的日子当然不会舒坦，但自小穷困的他似乎有着异乎顽强的生命力，这一点让美国医生们颇为震惊。他的住处离医院大约有两英里的距离，为了省下交通费，他往返其间只靠一双腿，这脚力恐怕已在上大学期间就锻炼出来了。为了赚些额外的收入，他甚至还在晚上给其他病人当护工，在社区帮邻居们铲雪，知情后的邻居们都觉得非常不可思议。其他美国的医生同行都认为干这些低级的活也太有辱医生的尊严了吧。但伯纳德却认为，自己的尊严不在于此，而在于当妻儿来美国团聚时，作为丈夫和父亲，他要给他们一个稍微像点样的家，他起码要给这个暂时租住的房子添置几样家具。妻儿的到来，一度给在异国拼搏的伯纳德以短暂的温暖，不过遗憾的是，他的妻子无法适应在美国的生活，所以经过短暂的停留之后，她就带着孩子回到了南非，临走时还与伯纳德发生了争吵，她甚至希望丈夫中断学业跟她一起回家。

　　伤心欲绝的伯纳德选择孤身一人继续在异国寻梦，心无旁骛地投身于医学研究工作中，希望尽早学成归家团聚。有一天他经过一个手术室的门口，无意间向里面看了一眼，当时里面进行着一台心脏外科的手术，正缺人手，就招呼他刷手上台帮忙。心脏手术的场面震撼了伯纳德，他后来说，那种感觉就像一台机器连接着整个外科世界的未来，他做出了人生中至为关键的一个决定——转行心脏外科。只因在这无意中看的一眼，心脏外科的历史将要被加速了。

　　如果说之前被家庭医生赶出、在开普敦大学受挫都是他被动接受命运的驱使，那么这一次转向，则完全是他主动的选择，虽然这个契机仍是很偶然的。他跟奥根斯汀提出放弃目前普外科的工作，想去心脏外科学习，奥根斯汀起初对这一要求不太高兴，最终还是同意了。在心脏外科刚刚开始于明尼苏达大学兴起的时候，很多最初慕名来看奥根斯汀手术的医生都纷纷转去看心脏的手术。作为已经成名多年的外科学大宗师，奥根斯汀如果是一个心胸狭隘的人，很可能会对这批新兴的少壮派加以打压。可事实是，那些关键性的进步都是在他的支持下完成的，甚至日后发生在南非的第一例人体心脏移植手术，也与奥根斯汀的一个慷慨之举有关。作为当家人，奥根斯汀常把自己比作后勤司令，要为年轻人的发展提供足够的阳光雨露。这对一个新兴学科的发展来说，是多么弥足珍贵。

接下来的几个月，伯纳德开始跟着李拉海等人在心脏外科学习，学习如何使用心肺机。凭着扎实的外科基本功、过人的天资以及不懈的努力，渐渐地，他可以参加一些心脏手术了，有时候甚至可以独立完成一些操作。但心脏外科毕竟是一门风险极高的专业，伯纳德又是一个新手，他在手术室的日子不太可能风平浪静。

有一天，伯纳德在为一个 7 岁的孩子做心脏手术时，误伤了心脏外壁，血开始向外喷涌。他顿时慌了手脚，没有先以手指压迫止血，而是试图用止血钳钳夹，结果反而扩大了破裂口，监护器上显示的血压数值一路下跌……作为上级医生的李拉海发现问题后，飞速刷手，上台，止血，可孩子的心脏却再也没能重新跳动起来。在心脏外科手术中，某些关键时刻必须在极短的时间内做出最恰当的反应，伯纳德的这一失误导致一个也许有救的幼小生命就此夭折。

尤其恐怖的是，这一低级失误的全程都被患儿的父亲在手术室上方的观察区看得清清楚楚，抢救失败后，伯纳德还向上望了一眼，正看见那位绝望的父亲愤怒地瞪着他摇头……伯纳德吓得够呛，来到李拉海的办公室，甚至不敢坐下，他充满懊悔地说："这可怎么办，我无论怎么做也无法挽回这个孩子的生命了。"李拉海问道："你有没有从这次事件中学到东西？"伯纳德回答："学到了，这种情况应该先用手指压迫止血，再做后续处理。"

李拉海说："这就足够了，我理解你的懊悔和恐惧，因为我也曾犯过类似的错误，但明天又将是充满希望的新的一天，我仍然充分信任你的能力，你将迎接新的考验。明天的手术，仍由你来操作。"

这样的打击，可能很多外科医生在成长过程中都曾经遇到过，相当一部分人从此一蹶不振永远告别了外科。伯纳德的幸运在于，他遇到的老师是李拉海，他后来在自传中写到这次对话时，再次表达了对李拉海的感谢："谢谢您给我以平复心理的机会，谢谢您理解我的失误，谢谢您理解我对成功的渴望。"

除了这次惨剧对他的心理造成的打击之外，他在学习期间还患上了严重的关节炎，这对于一个需要手指等小关节精确动作的外科医生来说是极具破坏性的，但伯纳德却顽强地坚持了下去——或者说关节炎饶过了他，至少暂时是如此。到了 1958 年 2 月，仅仅两年多一些的时间，伯纳德就通过了德语和荷兰语两门外语的考试，通过了病理学的学习，并以肠闭锁方面的研究获得了外科学博士学位，同时以动脉瓣膜方面的研究攻取了另一个硕士学位，并有幸获得了美国 NIH 的资助。除此之外，伯纳德还利用周末的时间进行了有限的游学，有幸结识了当时明尼苏达大学之外几位顶尖的心脏外科医生，包括梅奥医学中心的约翰·韦伯斯特·柯克林、得克萨斯的丹顿·阿瑟·库利和麦克·埃利斯·德贝齐。

学业完成后，何去何从又成了一个问题，奥根斯汀祝贺伯纳德完成学习时，还不无幽默地问了一句："你到底是利用什么时间睡觉的？"他诚挚地表达了希望伯纳德留在美国继续发展的愿望，经过了两年多的学习，明尼阿波利斯已经让伯纳德有了归属感，他也知道或许留在美国会有更光明的前程，但他更清楚的是，他的根不在这里，他还是要回南非。

不过，谁也没想到这个仅仅在美国学习了两年多的年轻医生，会在回国之后搞出那样大的动静。按照伯纳德自己的说法，奥根斯汀基本上就是将其视为一个医学生而不是外科同道。为了帮助伯纳德回到南非以后顺利开展心脏外科的工作，临分别前，奥根斯汀向华盛顿方面为其申请了

10000 美元（一说为 6000 美元），用以购置一台心肺机带回南非，但这一慷慨决定后来让美国一些外科医生懊恼不已。

像所有的成功者一样，伯纳德名动江湖之后，经常被人问及成功的要素是什么。他回答说："机会，想象，能力，运气。"很多有过欧美学习经历并有一定能力的年轻人，回国以后非但得不到重用，甚至可能遭到打压，伯纳德却没遇到这些。在开普敦的格鲁特·斯库医院，外科主任詹尼·H. 劳教授（Jannie H. Louw）在焦急地等待伯纳德的回归，可因为一个动脉瓣膜的研究，伯纳德的归期比预定时间又迟了 4 个月，劳教授并不是担心伯纳德会中途变卦不回来了，他的焦急另有原因。

伯纳德将在格鲁特·斯库医院开展心脏手术的消息不胫而走，如果他能够取得成功，那么这家医院将是整个非洲医疗界第一所能够开展心脏外科手术的医院。但在伯纳德回来之前的 9 个月，也曾有一位医生从美国购置了一台心肺机，但未经充分训练，就急于求成。在这位医生把这台机器与病人连接起来之前，他只是把水灌进去测试了一下它的机械性能是否可靠，结果造成了一场不可收拾的悲剧，病人的血流得满地都是，心脏病自然是没治好，人也白白死掉了。这次失误让劳教授大为光火，他下令，在伯纳德回国之前，任何人不允许再开展心脏手术。

伯纳德回到开普敦之后的第二天清晨就去了医院，劳教授问："心肺机呢？"伯纳德说："两周以后能到，现在还在船上。"劳教授说："我相信你能把事情做好，先前的事情估计你也听说了，能说说你的计划吗？你打算如何在咱们医院开展心脏外科手术？能确保万无一失吗？"伯纳德说："首先，我们要组建一个心外科团队学习使用心肺机，然后进行动物实验，等大家都能熟练掌握这个流程了，才能在人体开展心脏手术，整个准备时间，大约需要 2 个月。"

劳教授心里有了底，积极地帮助伯纳德筹办心脏外科实验室，组建科室团队。

当心肺机终于运抵开普敦并在医院里组装完毕时，伯纳德对团队成员说："大家要记住，只有我们当中的每一个人都正确地执行操作，才能保障病人安全地活着，但有任何一个人出现差池，就会让病人丧命，我们现阶段的准备工作，就是为了避免发生这样的不幸。"

经过严格规范的训练，伯纳德带领团队顺利地开展起心脏外科的手术，在 20 世纪 60 年代他们发表了一系列优秀的论文，范围包括先天性心脏病、动脉瘤、心脏瓣膜等。随着常规心脏手术的逐步开展，伯纳德的野心也逐渐开始生长，他要证明自己有实力栖身于世界顶尖心外科医生的行列，让昔日美国的老师也对自己刮目相看。

回到南非以后的伯纳德又先后 6 次出国学习，当然，去美国的次数最多。1966 年，当决定要做心脏移植这一手术时，他心里清楚，对于他来说，手术技术方面已经没有太大问题了，关键是如何抗排斥。为此，伯纳德在美国里士满的弗吉尼亚医学院跟大卫·修姆（David Hume）学习了 3 个月。在那里，修姆为他提供了可观的薪水，并让其在肾移植的过程中学习如何处理供体、如何处理排斥反应等细节。那时，理查德·洛厄（Richard Lower，1920—2008，这位和前面讲输血那一章节中的先驱同名同姓）是弗吉尼亚医学院的心脏外科主任，此人是继 1912 年获得诺贝尔生理学或医学奖的亚历克西斯·卡雷尔之后，又一位在实验外科学方面有极高造诣的外科医生，是心脏外科学发展史上一位举足轻重的人物。洛厄当时已经能开展动物的心脏移植手术，而伯纳德正是在这个阶段的学习中，有幸观摩了一次洛厄在狗身上做的心脏移植手术。这也是开展心脏移植手术之前，伯纳德唯一一次与心脏移植直接有关的学习经历，此前他并没有看到任何人做过此类手术。本来伯纳德要进行心脏移植手术的计划是严格保密的，可不知道什么原因，他的一位助手无意间说漏了嘴，告诉洛厄说："你知道吗，伯纳德准备回南非以后开展这个手术的。"洛厄只是耸了一下肩，心想，开什么国际玩笑啊，我还没做成呢。

孰料，仅仅 4 个月后，洛厄所认为的国际玩笑就变成了万众瞩目的现实。这件事可能真的让洛厄纠结了很久。直到 2008 年 5 月洛厄去世时，《纽约时报》的纪念文章还提到他一生对心脏外科的贡献，说他为人类第一例心脏移植术的成功铺平了道路，并解释说他之所以没有早期施行人体心脏移植，是因为顾及供体受体组织不相容等云云。

这次从里士满学习归来后，伯纳德开始组队准备心脏移植的手术了。他们首先完成了一例肾脏移植手术，为的是打开局面，让南非在伦理及法律层面认可器官移植。幸运的是，南非当时针对器官移植供体的法律还是较为先进的，如果有两个医生判定一个病人脑死亡，那么他就可以作为供体提供心脏、肾脏和肝脏，但有权宣布病人脑死亡的医生不得从事器官移植的工作。这次肾移植手术做得很成功，病人术后存活了23年。伯纳德在晚年经常提起此事，他开玩笑说："我是这个世界上做肾移植效果最好的外科医生，我的肾移植病人术后23年存活率为100%。"

之后，伯纳德一面高调对外界宣称自己在瓣膜外科方面开发了许多新的技术，一面反复进行动物实验，完善心脏移植的技术细节，秘密地为人体心脏移植做筹备。美国人对此一无所知，事实上就连他的顶头上司——格鲁特·斯库医院的院长也不知道他的具体计划。好一个"明修栈道，暗度陈仓"！

当伯纳德完成了第48例心脏移植的动物实验之后，他觉得自己有把握开展人体的心脏移植术了，但他需要心内科医生为他推荐一个合适的病例。

但没想到心内科主任瓦尔维·谢利勒（Val Schire）教授直接表达了反对意见，他问伯纳德："你凭什么觉得你有把握进行人体心脏移植？就凭你在狗身上做的实验？"

挨了当头一闷棍，伯纳德感到非常沮丧，没有谢利勒教授的推荐，他的计划根本进行不下去，但他不想放弃这个有可能扬名立万的机会，于是在经历了短暂的踌躇郁闷之后，再次坚定了主意，他相信精诚所至金石为开，只要有足够的耐心软磨硬泡，就不信谢利勒教授不松口。

1967年11月的第一个星期，伯纳德进入动物实验室看到自己的弟弟马吕斯·伯纳德（Marius Barnard）正在和助手做一例狗的心脏移植术，他对在场的各位正式宣布："兄弟们，这是我们最后一次做心脏移植的动物实验。"马吕斯不解地问："哥，难道我们就这么放弃吗？""怎么可能放弃！"伯纳德兴奋地解释说，"就在刚才，谢利勒教授叫我过去，他认为有一个病人如果不做心脏移植的话，结局是必死无疑，也许推荐给我们尚有一线生机，我们的机会来了！"

那位被选中的病人叫路易斯·华什肯斯基（Louis Washkansky），以今天的标准，他绝对不符合心脏移植的要求，病得太重了。这名 55 岁的病人是一名白人，他患有冠心病合并心脏衰竭，同时还有糖尿病和外周血管疾病。这个家伙年轻时是一名举重运动员和业余拳击手，"二战"时曾在军队服役，退役后做了推销员，他身材高大，头脑聪明，喜欢赌博、吸烟、喝酒、热爱生活，性格外向，有强烈的求生欲。他一直试图在妻子面前保持男子汉气概，装作一切都还好，病成这样还偷着抽烟，几乎是垂死之人了还不忘与护士调情。

1966 年 4 月时，内科医生已经认为他活不过几个月，可是这个顽强的家伙居然晃晃悠悠地又活了一年多。他依旧是垂死的状态。1967 年 9 月，他已经出现了严重的呼吸困难与水肿，肿胀的下肢甚至必须钻孔引流缓解水肿。他无法睡觉，只得坐在椅子上，让水肿液顺着腿流到盆子里，皮肤也几乎变成了黑色。这样垂死的挣扎简直就是一个噩梦。患有心脏病而还活着的情况，病情最重也不过如此了。

当伯纳德见过华什肯斯基和他的妻子，并提出说为他换一个新的心脏的建议时，病人对手术可能要面对的凶险稍微表现出了一丝恐惧，对于是否接受这样一次破天荒的手术犹豫不决，这时，伯纳德对病人提出了一个后来被所有外科医生拍案叫绝的比喻："如果你被一头狮子追到了一条河边，你跳还是不跳？不跳你肯定会丧命于狮子之口，可跳之前，你又发现河里还有鳄鱼，但只有你选择跳进河里，才有机会躲过鳄鱼，活着游到对岸，这当然是一个两难的困境，可如果不是因为你病的这么重，你原本是不必在这样的两难之间做选择的。"华什肯斯基最终同意了这个方案，但他的妻子事后曾表达了当时的良心困境，因为给病人留下的时间已经不多了，决定接受心脏移植也就意味着，为了尽快得到心脏供体，他们每天都在希望有一个无辜的人死去……

在这次手术之后，有一种批评的意见是，伯纳德向病人兜售了虚假的希望，诱导病人同意了这次风险极高的手术，伯纳德反驳说："南极的风，只能吹向一个方向，就是北方；濒死的病人，只有一个念头，就是活下去的希望。"

病人敲定了，心脏供体的选择要依赖神经外科医生来提供，伯纳德将自己的计划告知了神经外科的同行，让他们帮忙留意合适的脑死亡供体。在手术实施前 3 个星期，他们等到了一个供体，但是伯纳德放弃了，因为这是一个黑人。在当时的南非，种族问题十分敏感，如果病人和供体中有一个是黑人，则他们极可能被攻击为用黑人做人体实验，这是捅马蜂窝的事。关于这一点，谢利勒教授也曾反复告诫他们千万不能触雷，因此他们还得继续等待。但华什肯斯基的病情愈加严重了，死神在步步紧逼。事实上，即使在器官移植已相对多见的今天，这种受体在等待合适的供体出现前就死亡的情况也非常多见，伯纳德很担心他会失去这次机会。

1967 年 12 月 2 日下午，这原本是一个寻常的星期六的下午，对于爱德华·德威尔（Edwards Darvall）这样一个四口家来说，也没有觉得这一天有任何异常。离圣诞节还有些日子，但开普敦城里的商家已迫不及待地开始做准备了，空气里弥散着节日的气息。爱德华的女儿丹尼斯·安·德威尔（Denise Ann Darvall）25 岁，妻子玛格丽特·安·德威尔（Margaret Ann Darvall）53 岁，这母女俩感情好得就像姐妹，她们无论到哪里、干什么事情都在一起，他的儿子基思（Keith）14 岁。儿女双全，一家四口，其乐融融，多么安逸的庸常岁月，像所有的普通人一样，爱德华认为平淡的日子会一直这样一天天继续下去。

丹尼斯开着新车载着一家四口去访友，路上他们一直唱着一首老歌，这首歌丹尼斯以前教过弟弟基思，直到很久之后，爱德华看到家里的钢琴，还会想起女儿一边弹琴一边教小儿子唱这首歌的情景。车在路边停下，因为他们要为朋友带一个蛋糕，商场就在马路对面，"我们去去就来，爸爸，就买一个蛋糕哦。"丹尼斯和母亲下车去马路对面的商场，爱德华和儿子留在车里等她们回来，"爸爸，"基思说，"我敢说这两个女人一定会耽搁好一会儿，嘿嘿。""我看也是，"爱德华说，"这地儿这阵子估计挺忙，她俩选好了东西还得排队呢。"

丹尼斯和母亲确实是在排队等候，等到她们买完蛋糕从商场出来准备过马路时，时间是当天下午的 3 点 45 分，"爸爸你看，妈妈和姐姐她们出来了。"马路对面的父子俩看着她们准备走回来，可惜，她们却再也没能到达对面，一场突如其来的车祸，让爱德华永远失去了妻子和女儿……

他简直不知道自己是怎么来到医院的，妻女都是血肉模糊，其状甚惨，到医院之后，先是被告知妻子已经没救了，女儿也情况危急，厄运骤降，爱德华的世界天旋地转，一片黑暗。"爸爸，要不你先回家？留我在这里等消息吧。"基思对爱德华说，"家？没有人的家，我回去干什么呢？"爱德华不走，哪怕是又一个不好的消息，他也要等。

晚上 10 点多，医生从手术室走出来，爱德华认为，这也许是让自己看女儿一眼，但医生却说："我们……可以跟你谈一下吗？"爱德华知道最后的时刻到了，"我们做了一切所能做的事情，但还是救不了您的女儿，脑科专家说，已经没有任何希望了。"

"你们，就只是要跟我说这些吗？"绝望的爱德华问道。

"哦，不，不止这些，如果您不介意，可以让您的儿子和其他亲戚先出去吗？我们有一事相求。"

爱德华让儿子和几个亲戚先出去，"好吧，还有什么事？"

"我们确实救不了您的女儿了，"医生说，"她伤得实在太重了，但是医院里有个濒死的男人，如果您允许我们用您女儿的心脏和肾脏，我们就能救他一命。"

此时的爱德华回忆起有一回自己的生日，女儿在蛋糕上做了一颗心，并写下了"爸爸，我们爱你"，他还回忆起女儿从银行拿回的第一周的薪水就给自己买了一件浴袍。关于女儿的往事一幕一幕浮现，此刻就要诀别，这是他这位父亲最后一次能为女儿做的事了，她从前总是那样的乐于付出，如果现在是医生问她是否愿意献出心脏，如果她还能为自己做决定，她会怎么回答呢？爱德华看着医生温和慈悲的眼神，他明白，这位医生其实很想救自己的女儿，很希望她可以活，但女儿没有活过来的机会了……如果拒绝了这位医生的要求，那么那位濒死的男人也将失去存活的希望，爱德华的灵魂能安静吗？

他仿佛听见了女儿在责怪自己："爸爸，为什么您不答应医生的请求呢？为什么您不让他们去帮助别的病人继续活下去呢？"

4分钟过后，爱德华对医生说："好吧，既然你们救不了我的女儿，那么就尽力去救那个男人吧。"

医生拿出准备好的表格，爱德华颤抖着签了同意书，在签字的那一刻，他已经没有任何犹豫，手的颤抖是因为巨大的悲痛，而不是在同意医生利用女儿的心脏这一点上还有所迟疑，"这总好过让女儿的心脏和肾脏也一起化作灰。"爱德华对自己说。

除了心脏以外，丹尼斯的肾脏则被移植给了一位黑人男孩——这在种族主义问题还十分严重的当年的南非尤其难得，而爱德华在签署同意书的时候就已经被告知了，如果他不同意将女儿的肾脏移植给一位黑人，那么医生就不可以那样做，但仁慈的爱德华没有介意。

在此事经由媒体报道以后，一位陌生人写信给爱德华说："我是一位截瘫病人，您的义举深深感动了我，我原本没有下定决心死后将自己的角膜捐献给眼库、尸体捐给医院做解剖研究，但您仁慈的牺牲则推动我必须那样做，我相信，在这个世界上的其他角落，也一定有许多人会像我一样，因您的人道牺牲而做出和我一样的抉择……虽然我已经近10年不能离开轮椅，但如果能有幸邀请您来拜访我，我一定会尽地主之谊。"

另一边，华什肯斯基先生在获知已有心脏捐赠者之后的两分钟内，再次表示愿意接受这一手术。

还在睡梦中的部分移植小组成员分别接到了电话，纷纷忙不迭地赶来，甚至有人穿着睡衣出现在医院，还有人汽车半路抛锚，一路连滚带爬地上了山，等到了格鲁特·斯库医院时已经狼狈不堪地上气不接下气。马吕斯在接到哥哥的电话时，正在家里和妻子庆祝他们的结婚16周年纪念日，可如此重要的手术，他怎么能缺席？撂下电话，他也忙不迭地赶来医院。

华什肯斯基被推往手术室，在这个他期待许久的重要时刻终于到来之时，这位强人开始有些发抖了。过去有一位经历过重大手术的拳击手曾经对他说："这种感觉就像是还不知道敌手是谁时便被推上了拳台。"华什肯斯基在被麻醉前的最后一句话，是紧张地问伯纳德："作为我的主刀医生，你就相当于我以前做拳击手时的经纪人，请你告诉我，我们的敌手是谁？""它是狂野的死神黑桃J，"伯纳德答道，"对付它，我只有一张王牌——红心K。"（红心K的英文是the King of Heart。）

丹尼斯的心脏停止跳动后，又等了3分钟，确定其心脏不会再跳动起来之后，医生们开始迅速开胸建立体外循环，为切取这枚健康的心脏做准备。与此同时，隔壁的手术间里，华什肯斯基也被打开胸腔，准备建立体外循环。两边的手术必须在时间上密切配合，才能达到最佳效果。可就在为华什肯斯基建立体外循环的操作过程中，一个意外差点使全部的努力功亏一篑。最初，伯纳德打算在大腿根部的股血管处插管建立体外循环，以方便胸部的手术操作，但由于粥样硬化的存在，病人的血管条件实在太糟糕了。体外循环的回路不通畅，压力检测显示急速升高。这时如果发生血管破裂，大量的鲜血将喷涌而出，这个手术也就提前结束了。危急中，伯纳德果断排除险情，重新在胸腔主动脉处建立体外循环，挽救了这第一次心脏移植手术。（一些有关外科医生的影视剧中，出现手术过程中鲜血溅了医生满身满脸的情况，就大致是这样。没有亲身经历过这样的场景，很难理解当时的凶险，真可谓千钧一发，分秒必争，一个闪失就可能令这次手术彻底失败。除了心脏外科之外，别的外科专业确实罕有这种情形。）

伯纳德来到供体的手术间，此时丹尼斯所处的情景一定会让所有古典的哲学家困惑不已，非生亦非死，这是一处由现代科学技术维系的此前无人抵达过的遗忘之原，此时若停掉呼吸机和其他必要的药物等高级生命支持系统，丹尼斯的全部生命迹象都将停止。伯纳德执刀的手因过度紧张而出现了抖动，这毕竟是一场很可能要写进医学史的重大手术，背负着那么多人的希望，凝聚着那么多人的汗水，伯纳德稳了稳心神，果断利落地切取了丹尼斯的心脏，放入冰盆，走了 31 步，将这枚心脏拿回主手术间交予助手。

从此时起，这颗心脏将不再流淌丹尼斯的 Rh 阴性 O 型血，那么它能否承担其循环华什肯斯基的 Rh 阳性 A 型血的重任呢？

2000 年 9 月 15 日，当伯纳德再次回忆起这次手术时，他说："我记得最清楚的是当我将华什肯斯基的心脏切掉时，那是我生平第一次看到一个'活人'空荡荡的心包腔，只留有部分心房的外壁。我忽然意识到，到了这个关头，真的已经没有回头路了……"

相比于华什肯斯基宽阔的胸膛，丹尼斯的心脏是显得小了点，本来女性的心脏就比男性的小，而病人的心脏又已经严重扩张，因此将丹尼斯的心脏置于华什肯斯基的胸腔之内，那种不匹配的程度，就好像我们在大街上看到的那种大胖子男人和娇小女人手牵手的组合。

伯纳德有条不紊地将丹尼斯的心脏与华什肯斯基的几条大血管分别吻合在一起，与其默契配合的助手，一位是罗德尼·休伊森（Rodney Hewitson）医生，另一位则是他的兄弟马吕斯。这些基本操作，伯纳德兄弟二人早已烂熟于胸，无数次动物实验的演习，正是为了今天这一刻的实战。吻合完成以后，最关键且最激动人心的时刻到了：这颗被移植的心脏能否重新跳动起来呢？

一位曾参与了该手术的医生说，当时的情景就像打开了汽车的点火器，伯纳德只轻轻一拍，这个心脏就开始跳动起来了，激动不已的伯纳德气喘吁吁地说："上帝啊，它开始跳了！"但更多的材料显示，事情并非如此顺利。当丹尼斯的心脏第一次开始在华什肯斯基的身体里跳动起来之后，伯纳德命令停掉心肺机。可此时病人的血压开始直线下降，心脏越跳越慢，他们不得已又重新启动心肺机，待心跳恢复正常，血压平稳之后，再次关掉心肺机。同样的情况又出现了。伯纳德真的开始怀疑这次手术能否成功了。不过，谢天谢地，第三次尝试停掉心肺机时，这颗心脏终于没有令大家失望，顽强地恢复了规律的跳动，可以推动着华什肯斯基的血循环流动了。伯纳德后来这样描述当时的情形："麻醉医生约瑟夫·奥辛斯基（Joseph Ozinsky）对血压的读数简直是进入我耳畔动人的音乐，'血压现在 50 毫米汞柱，现在 55，现在 60，现在 65，现在 70，80 啦……'"眼见着胜利在望，伯纳德瞄了一眼手术室的钟，当时是 6 点 24 分，他把戴着手套的右手伸向对面的助手说："罗德尼，我们做到了！"罗德尼也同样伸出右手与伯纳德轻轻一握，但不无忧心地说："也许我们高兴的稍微有点儿早。"

经过了一整夜的奋战，手术在 1967 年 12 月 4 日早上 7 点结束了。伯纳德走进休息间喝了一杯茶，紧绷的神经感觉稍微有一点儿放松，一位同事过来摸了一下他的脉搏，那一分钟达到了 140 次……伯纳德这时才拨通了院长的电话："院长，我完成了一例心脏移植手术。"院长在睡意蒙眬中接起了电话："嗯？在狗身上完成的吗？""不，是人。""我……你怎么才告诉我！"

这么早被电话铃声弄醒，院长显然是不太高兴，这么大的事，作为院长他居然一直被蒙在鼓里，火不往上撞才怪。伯纳德撂下电话，驱车回家。不过，好戏才刚刚开始，这次手术造成的影响，仿佛在医学界上空升起一团蘑菇云。

正像当时学术界多数人估计的一样，心脏移植的难点和关键并非手术技巧，而是术后处理。手术虽然结束了，但华什肯斯基心衰的情况能否得到缓解，他到底能在术后存活多久，甚至，他是否会在手术当天就突然死亡……这些问题，恐怕包括伯纳德本人在内，整个手术团队都只能走一步看一步。

伯纳德在 1969 年出版的自传体小说《一生》（*One Life*）中，用了 64 页的篇幅事无巨细地记录了这次手术后 18 天的情景，但我们只能简而述之。华什肯斯基离开手术间时，身上从上到下一共有 18 根管道和连接线，包括胃管、心包引流管、胸腔引流管、颈静脉管、尿管、心电监护……如果恢复过程顺利，这些管道和连接线会逐个移除。

华什肯斯基在术后 1 小时后就恢复了清醒，术后 36 小时吃了一个鸡蛋，这个开端似乎还不错。但伯纳德的手术小组哪敢有丝毫松懈，毕竟排斥反应仿佛一柄高悬的利剑，不知何时它就将落下，之前所有的努力都将被斩碎。伯纳德在里士满的所学，悉数被用在了华什肯斯基身上，伽马放射线的照射，泼尼松和硫唑嘌呤①两种药物的口服，反复地采血、验尿、检测各种酶学指标……手术后的前 5 天令华什肯斯基难以招架，他说："……这些针每时每刻都在我身上，我快被折磨疯了！"

与此同时，新植入的心脏确实显示出了强大的作用。华什肯斯基心衰的情况明显好转，他排出了大量的尿液（尿液的形成是循环的血液经肾脏滤过的结果，尿量是一个监测心功能极关键的指标）。3 天之后，华什肯斯基腿上的水肿就开始渐渐消退，术后第六天他开始有了欢笑，感觉自己有可能出院与家人团聚。医生查房时，他说："我感觉太好了，我能自由呼吸了，我的心脏修好了。"这个场景真是有趣，他说的是"我的心脏"而不是"她的心脏"也不是"我们的心脏"，很显然，那颗心脏已经确确实实地在为他工作泵血了，他感受到了重生的希望，甚至跟护士约好了，等他出院以后，要一起跳舞，护士被他逗笑，脸上的口罩都移位了。

伯纳德当时在记者招待会上说，如果情况继续好转，病人将在 3 周后出院回家。

---

① 硫唑嘌呤用于防止器官移植中的排斥反应，是美国的格特鲁德·B. 伊莱昂（Gertrude B. Elion, 1918—1999）和乔治·H. 希钦斯（George H. Hitchings, 1905—1998）发现的，他们因为发现药物治疗的重要原理与另外一位英国人共同获得了 1988 年的诺贝尔生理学或医学奖。

应该说到此时为止，在外科操作的技术层面上，这一次心脏移植手术是成功的。这也说明针对心衰这种心脏疾病终末期的情况，心脏移植将可能是一个有效的选择。相信所有的人都希望华什肯斯基能继续康复，顺利出院。可惜这种美好的愿景最后没能成为现实。

术后第九天，病人出现了胸痛，胸部 X 线片发现其肺部有阴影。对于华什肯斯基来说，当移植后的心脏能够在他的体内正常跳动，可以维持血流动力学平稳之后，最大的两个威胁：一为排斥反应，二为感染。可当时还没有办法准确地鉴别这两种情况，更要命的是，这两种情况的治疗互为矛盾。病人出现排斥反应时，应该加大免疫抑制药物的剂量；而出现感染时则应该减少乃至停掉免疫抑制药物。这好比在你必经之路的左脚和右脚前面肯定会有一处是陷阱，走对了过关，走错了掉坑。就在这样一个关键的时刻，伯纳德不幸迈错了脚。他认为这个阴影提示病人已经出现了排斥反应，为华什肯斯基加大了免疫抑制的力度。可是，他错了。

华什肯斯基的情况变得越来越糟糕，他绝望了，知道自己不能回家过圣诞节了。1967 年 12 月 22 日，那颗来自丹尼斯小姐的心脏在华什肯斯基的胸膛内跳动了 18 天之后，终于因缺氧而渐渐衰弱，最后停止了跳动。为了避免这最后的结局，伯纳德可谓倾尽全力，即便华什肯斯基已没有了求生的欲望，不能再进食之后，他不顾反对为其插入了胃肠营养管；甚至当华什肯斯基确已死亡、心脏不再跳动时，伯纳德仍不愿意放弃，他带领几个助手想把病人重新放在心肺机上。此时，另外一个医生终于崩溃了，大声喊道："天哪，你是不是疯了？华什肯斯基已经死了，临床死亡了！"伯纳德这才罢手。

第二天，伯纳德主持了尸体解剖。

第三天，尸检的结果让他懊恼不已，病人的死因是肺部感染不是排斥反应，他错误的判断导致错的处置，事实上加重了感染，加速了病人的死亡。稍能令人慰藉的是，那颗心脏没有问题。

伯纳德想通过这样一个手术扬名立万的意图是显而易见的，他很希望引起媒体的关注。这次手术之后，他每天都不厌其烦地对记者进行病情简报，甚至让一个电视报道小组拍摄了华什肯斯基与儿子的第一次对话。这一不同寻常的手术，当然极大地吸引了公众的目光，在南非，伯纳德的事迹被当作一个了不起的成就而广为传颂，甚至连政府信息办公室都加入到对这一事件的宣传之中。华什肯斯基死后，伯纳德更是飞往美国，高调地出现在数家媒体面前，甚至将自己与记者的一次谈话灌制了唱片。当然，这历史上第一张以外科医生为主角的唱片，销售情况并不怎样，尽管他在很多地方受到的礼遇如同披头士乐队一样。

多数美国民众想当然地认为伯纳德的手术是一个非凡的壮举，在技术方面登峰造极，但群众的眼睛并不总是雪亮的。因为大多数媒体和公众都对医学背景了解甚少，以至于不能准确理解正在发生的一切，大家总是对医学奇迹和名人轶事比专业复杂的技术细节更感兴趣。不幸的是，这样的窘境，即使在今天也没有明显改善，面对凶险而致命的重大疾病，媒体总是急于满足公众对医学突破的渴望，这势必导致新闻报道失实和追求轰动效应以及医学的急功近利和行为草率，这样的例子尤其在近些年已屡见不鲜，比如国内就有人不顾技术和伦理的障碍，公然通过媒体宣布打算实施人体头颅移植，幸而此事最后只是变成了一场闹剧。

同样是针对这一次手术，美国医学界内部就呈现出两种截然不同的反应，可谓毁誉参半。一方面，一些美国医生认为，这位南非医生之所以能占得先机，还不是由于美国医学界对他的培训。甚至有人说伯纳德的手术只是"花架子"，更有人旧事重提，将批评的矛头指向奥根斯汀，认为在多数美国医生长期默默地努力准备做第一次心脏移植的关键时刻，其慷慨地赠予伯纳德一台心肺机是错误的。另一方面，得克萨斯的德贝齐却盛赞伯纳德的这次手术突破了医学关卡，具有极大的象征意义。明尼苏达大学医院的李拉海更是对这些批评者反唇相讥，认为这些人自己研究不在行，批评的艺术倒是很高明，自己在事业上受挫，只好自封批评家……最有意思的祝贺来自丹顿·阿瑟·库利，他在电报中说："祝贺你第一个完成了心脏移植，但我将会是第一个完成百例心脏移植的术者。"

这一番争吵，真是够热闹的，可真的如李拉海所言，那些批评者自己在学术方面都不行吗？非也。在伯纳德的批评者当中，至少有两位在当时的医学界是极负盛名的，他们是1956年诺贝尔生理学或医学奖的获得者安德烈·弗雷德里克·考南德和沃纳·福斯曼，如果不是他们早年的努力使心脏造影术成为现实，那么很多心脏疾病的诊断就不能实现，而心脏外科的出现更是要大大地延迟了。正是考南德痛斥伯纳德枪声未响就抢跑，说仅仅为了显示在技术上是可行的，就冒险做人体心脏移植手术是不道德的。福斯曼则从伦理学的角度批评了心脏移植的那种令人毛骨悚然的场面：两组外科医生在相邻的手术室里工作，其中一组人马持刀在等待一个年轻人的死亡……

回顾心脏移植的历史时，伯纳德终究是一个绕不过去的人物。他因这次手术而名动江湖之时，不过44岁，这个年纪就能在医学界尤其是外科领域享有如此的声誉实属不易。但并非每一个同样努力的人都能如此幸运，当伯纳德在万众瞩目中春风得意风光无限时，有一位更早的先行者却在黯然神伤，他就是密西西比医学院的詹姆斯·哈迪（James Hardy，1918—2002）。他在4年前就试图完成心脏移植手术，但因为那次失败，他被医学界法学界伦理学界及公众一顿炮轰。反观今日伯纳德所享受的种种美誉，他不禁感慨万端，4年前的一幕幕又清晰地浮现出来。

1964年，像多数国家和地区一样，美国还没有确立脑死亡的概念，这就意味着哈迪若想要完成人体心脏移植，除了需要一名可作为受体的病人外，还必须有另外一个人死得恰到好处。也就是，在受体开始开胸准备接受心脏移植的当口，供体恰好刚刚心跳停止，医生们才能在当时立刻将其尚可供移植的心脏取出。哈迪意识到，事到临头，这种时间上的契合很可能无法实现。为了不错失这一次移植的机会，他做了一个备选方案，买了3只黑猩猩，即一旦在万不得已没有人类的心脏供体时，则启用黑猩猩的心脏供体。结果是这一备选方案却变成了现实。可惜，这颗黑猩猩的心脏被移植之后，仅在病人的体内跳动了大约 1 小时，没能使病人活着被推出手术室，来自灵长类动物的异种器官造成的排斥反应毕竟是太强烈了。

由于这是第一次人体心脏移植的尝试，其在术前就引起了广泛的关注。哈迪手术失败的消息一经传出，尤其是当众人知道他将黑猩猩的心脏移植给人体并遭到失败之后，各方面的批评声音如暴风雨般袭来。一夜之间，哈迪与密西西比医学院成了众矢之的。在各式各样的质疑与批评的声音当中，甚至还出现了不少添枝加叶的谣言。这些恶毒但是不乏低级噱头的谣言，经过大众的发酵传播与媒体的夸张放大，迅速演变成了一个个离奇诡谲的传说。不过这些传说在处于旋涡中心的哈迪看来可一点儿也不好玩。

有一天，被这种种批评摧残得焦头烂额的哈迪，接到了一位朋友自休斯敦打来的电话，对方开门见山地问道："我说哈迪老兄，你到底干了些什么？我们这儿的报纸上说，你把一个活人的心脏移植给了一只黑猩猩？"……几天后，在纽约召开的一个国际器官移植学会上，应邀前往的哈迪开始演讲之前，有一个家伙突然窜到麦克风前说："在你开始演讲之前，我得先弄清一件事情。听说你们是把一个黑人装在一个笼子里，把一个黑猩猩装在另一个笼子里，然后开始手术。有这回事吗？"

经过这次打击以后，沮丧的哈迪放弃了所有进一步探索人体心脏移植的计划。4 年后，当一个籍籍无名的医生在南非完成这一壮举并因此迅速在国际外科学界蹿红时，哈迪恐怕只能仰天长叹了。

其实美国医学界对伯纳德的这次手术之所以不那么服气，恰是因为在美国能够出色完成这一手术的大有人在，除了哈迪，还有斯坦福大学的诺曼·爱德华·沙姆卫（Norman Edward Shumway，1923—2006）、弗吉尼亚医学院的洛厄，以及前面我们提及的数位业已成名的心脏外科大师。如果我们从伯纳德的这次手术仔细回溯，看看这些技术究竟源自何处，不难发现以下事实：心脏外科方面的基本功，包括心肺机的使用，无疑来自明尼苏达大学医院的李拉海和梅奥医学中心的柯克林等人；伯纳德此次手术的方法"标准原位心脏移植技术"则是 20 世纪 60 年代由洛厄和沙姆卫在斯坦福大学创立的。值得一提的是，沙姆卫的住院医师培训也是在明尼苏达大学完成的，而就在他的住院医师阶段将要结束时，伯纳德才开始由普外科培训转入心脏外科。那时的沙姆卫绝对想不到，这位来自南非的不起眼的学弟，有朝一日会同自己成为一时瑜亮，竟先于自己完成了心脏移植手术。

沙姆卫在研究中发现，在心脏移植的操作中，离断那些为数众多而又十分纤细的神经，是不必太小心的，因为并不需要把那些神经再重新连接上，重要的是，心脏有独立于神经系统的起搏点，能自动激起心跳并产生节律。标准原位心脏移植技术包括从左心房中部离断（而不是完整地切取整个心脏），保留受体多根肺静脉与左房后壁的连接，并于相应的半月瓣（主动脉瓣和肺动脉瓣）上方切断大动脉。这种方法简化了操作，吻合可靠，因此很快得到众多学者的认可。

"标准原位心脏移植技术"的名称看似很寻常，但这一术式的确立也是吹尽狂沙始到金的结果，个中曲折难以尽述。比如，1946年至1958年，一位痴迷器官移植的苏联学者弗拉季米尔·德米科霍夫（Vladimir Demikhov，1916—1998）就曾尝试过24种心脏移植技术（共进行了250次心脏移植的动物实验），但没有一个具有突出的优势，全部都被淘汰了。此君甚至在20世纪50年代还完成了惊世骇俗的狗头移植，制造了世界上第一条双头狗。这且不表，单说就在德米科霍夫的心脏移植手术技术还不太完善的时候，伯纳德就于1960年和1963年两次拜访过他。而在那个时期，由于语言及其他障碍，这位苏联学者的研究还不太为美国医生所熟悉，他以俄语写成的专著直到1962年以后才被翻译成英文。这样说来，伯纳德想完成人体心脏移植的这一野心，最迟在1960年时就已经显露出来了。如果美国医学学术界的专业情报工作能做得再到位一些，也许就不会被伯纳德"抢得胜利的果实了"。

痛斥也好，盛赞也罢，无论学术界当时如何评价伯纳德的这次手术，这扇铁门终究已被撬开，人体心脏移植在万众瞩目中艰难地开局了。1968

年，伯纳德完成了他的第二例心脏移植手术，该病人成为第一名术后出院回家的病人，他存活了 18 个月；沙姆卫也完成了美国第一例人体心脏移植。1968 年这一年，被后世的学者称为"心脏移植年"，由于伯纳德第一次人体心脏移植造成的轰动效应，很多人都耐不住寂寞纷纷杀入战团，挑战这一所谓的"极限手术"。仅在这一年，全世界就完成了 102 例心脏移植手术。但正如多数学者所担心的那样，人们对心脏移植的认识还很初级，供心保存、移植后器官排斥和感染等一系列问题还没有良好的解决方案。因此，这一年的手术结果多数是不能令人满意的，近半数的病人没能活过 1 个月。排斥反应的力量毕竟太强大了，仅靠泼尼松和硫唑嘌呤两种药物远远不够。

而最初开始实施这一手术所遭遇的伦理学法学方面的困境，也让医生们感到步履维艰。得克萨斯的丹顿·阿瑟·库利就遇到了这样一起令其哭笑不得的官司。他利用一个受枪击脑死亡的人做了心脏的供体，结果这一点被一位狡黠的律师钻了空子。这位律师在法庭上辩称，他的当事人并没有杀死被害人，被害人的死亡应该从其心脏停止跳动算起，而正是外科医生取走了他的心脏，因此，事实上是医生最终杀死了被害人，而他的当事人之谋杀罪名不能成立……这种显而易见混淆是非的辩护意见，居然真的被陪审团认可了，当然这与当时美国脑死亡及相关法律不完善有关。这等于是变相地将谋杀罪名扣到了库利头上。更可气的是，这名律师居然还安慰已经七窍生烟的库利："别担心，库利博士，我会让这个杀人犯受到惩罚的。"库利当时只当这名律师故意挑衅而已，随后他知道了这名律师所言非虚，原来他指的惩罚是用其天价的律师费，搞得这个事实上的杀人犯倾家荡产、一无所有。

由于前述种种困难，心脏外科医生们纷纷退却了，1969 年心脏移植完成了 48 例，1970 年的数量骤减为 16 例。很多医生开始批评这项技术，他们联合起来提议暂停心脏移植的临床应用，等到一些关键问题取得突破之后再重新开张。刚刚开启的心脏移植的大门似乎又要缓缓地关闭了。多数医学中心的心脏移植计划都已搁浅，整个 20 世纪 70 年代只有少数几家仍在坚持，他们是美国沙姆卫所在的斯坦福大学医院和洛厄所在的弗吉尼亚医学院，南非伯纳德所在的格鲁特·斯库医院和欧洲的两家医院。这期间伯纳德试图通过改进手术方式改善术后效果，但是他开创的那种术式根本没有被学术界接受；沙姆卫通过精心选择合适的病例，努力完善术前术后处理等诸多细节，提出了以心内膜活检的方法早期发现术后的排斥反应，这为日后的抗排斥治疗提供了良好的基础。但毕竟最核心的问题——抑制排斥反应方面没有重大突破，因此心脏移植术后，病人多难以获得长期生存。这十年惨淡的坚持，被后来的学者描述为"高端技术苟延残喘的十年"。事实上，整个器官移植领域均在这一阶段被一片悲观的气氛笼罩，无可奈何地陷入了僵局。

*

一件看似风马牛不相及的事，最终扭转了整个器官移植外科的窘境，这得从 1970 年一个瑞士青年的无心之举说起。

1970 年年初，一位瑞士的研究人员旅行至挪威的哈当厄高原。这是一处人迹罕至的荒凉之地，地面布满了各式形态的石头，他俯身将一小撮土壤装入随身携带的塑料袋——这一习惯在山德士药厂已维系了十余年，为的是通过筛选真菌代谢产物来寻找抗生素类药物。众所周知，当年青霉素的问世解决了大量的感染问题，受青霉素研发过程的启发，学者们纷纷将目光投向土壤菌群。他们坚信，神奇的土壤里一定还藏有别的什么霉菌，具有同样的神效。像这种大海捞针似的举动，每年在世界各地当以千万计，也许就在这位职员取样的同时，世界的其他角落也有人在做同样的事情，这只不过是一个盲选常规的一部分。孰料这一次俯身却非比寻常，拾起了千千万万病人的性命，拯救了穷途末路的器官移植学科，更是成就了山德士药厂开业历史上一段被广为传颂的药物传奇。

当年 3 月，在位于瑞士西部莱茵河畔巴塞尔市的山德士药厂，技术人员分离出了一种前所未见的真菌，并发现该真菌的代谢产物有抗真菌的作用，值得进一步研究。大量培育这种真菌样本并获取足够的代谢产物之后，研究人员将其命名为24-556（主要成分即环孢素，cyclosporin）。他们首先将24-556纳入一个测试抗真菌及抗细菌的实验体系，可遗憾地发现环孢素的抗真菌作用十分微弱，只对极少数的酵母菌有抑制作用，根本没有临床价值，在抗细菌方面更是乏善可陈。唯一可称作优点的地方，大概就是意外发现其细胞毒性很低，如果一个有效的抗生素同时具备这一优点的话，这自然将是一个很有前景的药物，可惜它在这方面基本没前途，环孢素一度被打入冷宫。

在前面的故事中，伯纳德应付心脏移植术后排斥反应的药物，只有泼尼松和硫唑嘌呤两种，但它们的副作用都很明显。硫唑嘌呤抑制排斥反应的同时，也抑制骨髓生发新的血细胞，泼尼松更是会引发包括骨质疏松在内的一系列并发症，这两类药物都将使病人感染的概率大大增加。这也是外科界无论怎么努力，也无法突破器官移植术后长期生存这一瓶颈的主要原因。有没有一种药物既能抑制排斥反应，又没有严重的副作用，不影响病人正常的抗感染能力呢？这个世界上的万物，没有哪一种东西是专门为人类而设计存在的，环孢素已出现在人类的视野里，但是它居然恰好真的符合器官移植领域的特殊要求，这是苍生之幸还是科学发展到一定程度的必然结果？后来科研人员对环孢素的认识开发和应用，虽然处处离不开科学的设计和方法，但纵观整个过程，实在看不出多少"必然"的影子，假如因为在抗生素领域并无前途，环孢素从此被科学家彻底忘记，消失在历史的长河中，也是情有可原的事。

1962年，山德士的科研人员曾经在某真菌的代谢产物中发现一种抑制排斥反应的药物卵假散囊菌素（ovalicin），它有强大的抗排斥反应的作用。遗憾的是，它在临床试验阶段失败了。因为它的细胞毒性太大，抑制了排斥反应也严重打击了人体。应该说这是一次失败的尝试，但因为这一失败而建立起来的相应的实验手段筛选措施却被保留了下来，而这些正是促成环孢素横空出世的重要原因。1970 年夏天，山德士药厂免疫实验室主任桑多尔·拉扎瑞（Sandor Lazary）离开公司去大学教书，让-弗朗索瓦·博雷尔（Jean-François Borel）接替了他的职位。当时一项药物综合筛选项目正在运行，环孢素正是因为这一项目起死回生。博雷尔将 24-556 纳入该项目之后，意外地发现这一低细胞毒性的物质居然具有抗排斥反应方面的潜力，也即在其发挥免疫抑制作用的同时，又不像硫唑嘌呤那样影响其他体细胞增殖。这不正是抗排斥反应所需要的理想药物吗？用博雷尔的话来说，"真是完美得令人难以置信"。这等喜从天降，让博雷尔兴奋得几乎要晕过去了，他感觉到自己已经站在了一个开发革命性药物的关口，环孢素呼之欲出。

但随后的事情却不像预想中那般顺利。由于给药方式、吸收途径等问题，这一激动人心的结果在后来的实验过程中重现性不好。"屋漏偏逢连夜雨"，恰在此时，公司的战略方向也发生了调整，免疫学不再作为公司重点的发展方向。虽然那些年免疫学在基础研究方面突飞猛进，但临床应用方面却进展有限，尤其是当时器官移植领域刚刚起步就遭遇重创，公司看不到为这个方向的研究投入能有什么可观的回报，而环孢素要想通过 FDA 的批准至少还需要 2.5 亿美元，又兼当年卵假散囊菌素在临床试验阶段的失败让公司赔得肉疼。这些原因导致公司高层几乎要放弃对环孢素的研发。环孢素面临着第二次被打入冷宫的命运，搞不好将会万劫不复了。

为了保住环孢素，博雷尔等人巧妙地与公司上层周旋，建议将环孢素转向当时山德士的主要研究领域——炎症。也是环孢素命不该绝，它在炎症领域确实有所斩获，有关环孢素的研究也因此得以向纵深发展——环孢素的结构被确定，并可以人工合成。1976 年，第一篇有关环孢素抗淋巴细胞（淋巴细胞与排斥反应有关）的研究论文发表，博雷尔为第一作者，H. 斯坦荷林（H. Stähelin）为第四作者。斯坦荷林是山德士药理部的负责人，博雷尔所负责的免疫实验室也是整个药理部的一个组成部分。在对环孢素临床前期的研究过程中，他们二人曾有过密切的协作，也正是由于他们对环孢素的坚持，才有了后来器官移植外科的枝繁叶茂。为验证药物的安全性问题，博雷尔和斯坦荷林甚至还亲自作为试药志愿者。可惜，在环孢素名声大噪之后，这两位却因为荣誉归属的问题一度展开了笔仗官司，争得不可开交。甚至一直到20多年以后的2001年，山德士公司的新任管理层还责成一个调查组，就环孢素研发的主要贡献者问题撰写文章说明情况。

其实环孢素的出现是由一系列因素促成的，这包括团队的合作，薪火相传的科学方法，还有机缘巧合的运气，甚至那些99%的失败的探索和尝试等都是必要的组成部分。严格说来，环孢素的出现，功劳属于大家。

这些纷争暂按下不表，且说说这环孢素是如何很偶然地进入临床试验阶段的。一直到博雷尔1976年发表论文时为止，山德士公司仍然没意识到环孢素有什么市场价值，他们不想在这个药物上继续浪费钱了。有一天博雷尔接到了剑桥大学一位教授的电话，他称看到博雷尔的论文之后，对环孢素很感兴趣，想用来做一些器官移植的动物实验。博雷尔回答道："我们已经不生产那个东西了，但是我可以到实验室看看还有没有剩余，如果有，我就把那些都给你。"

1978年10月，在罗马召开的第十七届国际移植协会大会上，报告厅被人群挤满，甚至过道里都站满了人，移植医师们在倾听剑桥大学罗伊·约克·卡恩（Roy Yorke Calne）教授的历史性的报告。他介绍了将环孢素用于一些肾移植病人的临床治疗情况，单独使用环孢素可有效预防排斥反应。后续的研究又证明，环孢素联合硫唑嘌呤与激素可更显著地改善器官移植的预后。这时山德士的上层才意识到环孢素是这么一个宝贝药物，于是迅速开始商业化生产。

为心脏移植的事业已经苦苦支撑了十余年的沙姆卫等人，盼望这一药物的出现盼得眼睛都绿了，环孢素之于他们真可谓"久旱逢甘霖"。曾记否，就在伯纳德打破了心脏移植这一禁区之后，众多在外科技术上有此实力的心脏外科医生一哄而上，发现很多难以克服的困难之后又一哄而散。就在那段心脏移植处于低谷的历史时期，只有沙姆卫等少数团队还在坚持。

在环孢素出现之前，沙姆卫的团队坚持每月做一例心脏移植，虽然可以做得更多，但他们没有那样做。这个事实上心脏移植领域的第一人，精心地处理每一位病人，为的是积累足够的经验。这一阶段的心脏移植，已经不再能吸引公众的注意了，风头似乎已被伯纳德占尽。沙姆卫对此毫不在意，他甚至觉得让伯纳德去吸引媒体的注意力，更有利于自己的研究团队默默进行扎实的基础研究。沙姆卫确实干得漂亮，甚至在可以应用环孢素之前，他已经能把心脏移植术后的 5 年生存率提高到 40%，这在当时是绝无仅有的。

卡恩教授的报告当然引起了沙姆卫的注意，他让同事利用一次和博雷尔一起在瑞士达沃斯滑雪场滑雪的机会接上了头，搞到了环孢素开始进行动物实验。1980 年 12 月，美国 FDA 特别批准沙姆卫用环孢素进行人体临床试验。结果，一年的术后生存率居然就达到了 90%。而 1968 年时，102 例心脏移植术后一年生存率仅 19%，甚至有半数的人连一个月都没活过。环孢素在心脏移植领域里刚一亮相，就彻底征服了众学者。1983 年，在环孢素经历了十余年千转百回几度沉浮之后，终于通过了美国 FDA 的认证，修成正果。它的出现使整个器官移植领域摆脱了低谷，进入了一个快速发展的阶段。它对心脏移植的改变尤其明显，将几乎要关闭的心脏移植的大门重新打开。心脏移植以一个崭新的面貌重新崛起，再一次在世界范围内掀起高潮，移植的病例数由 1975 年的 23 例，上升到 1983 年的 172 例，1985 年的 710 例，1986 年的 1421 例，1999 年的 2477 例……迄今为止全球注册登记的心脏移植总例数已达到 8.9 万例次。每年，在世界各地 225 个医学中心，有超过 5000 例心脏移植手术，美国仅 2010 年就完成了 2333 例。先进国家的一些医院已将心脏移植列为常规手术病种，术后 5 年生存率可达到 73.1%（男）和 67.4%（女）。

纵观这段历史，我们不难发现，其实包括 1968 年由伯纳德掀起的第一波心脏移植高潮在内，这两次高潮事件都与沙姆卫有莫大的关系。遗憾的是，伯纳德尽管当年抢尽了风头，之后在事业上却没有精进。在 20 世纪70年代，伯纳德一直处于传媒的关注当中。他成了飞机上的常客，往返于国际名流之间，他的名字甚至与某化妆品广告公司联系在一起。几年后，他的关节炎恶化，侵犯了他的手关节，他做不成手术了。无可奈何，一代名医的职业生涯过早地开始一路下滑，他再也无法赢得学院派医生的尊重了。

1987年，65岁的伯纳德第三次结婚，娶了一个年纪上可以做他孙女的模特。这段婚姻在13年后终结，他还和很多著名的美女传出过绯闻，比如意大利女演员、摄影记者、法国女歌手等。2001年9月2日，这位传奇医生到塞浦路斯度假，结果病发辞世，走完了他多姿多彩的一生。

对于伯纳德，沙姆卫认为他是一位名副其实的先行者，可惜在最初的几例心脏移植之后，没有继续在心脏外科方面全力投入，在别的方面分散了太多的精力。看起来，对这样一位师弟也是他一生的对手和竞争者，沙姆卫颇有惺惺相惜之意。尽管在当年美国的许多同行对伯纳德很是不服（其实他们现在也不服，在很多美国心外科医生的专著中，他们宁可将1964年哈迪那次手术视为人体心脏移植的第一次，可我们知道，那一例事实上相当于病人直接死在了手术室里），但在最初阶段的心脏移植，就病人的平均术后存活时间而言，在美国医界却无人比伯纳德做得更好，比如沙姆卫在1968年1月5日实施的心脏移植，病人存活了15天，艾德里安·坎特罗维茨（Adrian Kantrowitz，1918—2008）在1968年1月9日做的心脏移植，病人仅存活了十个半小时……如果我们意识到这一成绩都是伯纳德在综合条件和团队实力远不如美国的南非实现的，就会更觉得称奇了，他确实做到了"青出于蓝而胜于蓝"。也许伯纳德本该有更大成就，抑或这样五色斑斓恰便是伯纳德最佳的人生选择。

关于伯纳德的死因，虽然尸体解剖表明他死于严重的哮喘发作，但当时媒体却多报道他死于心脏病。真是成也媒体，败也媒体。难道说为了符合修辞上的"美感"或旁观宿命的"文学趣味"，就得编排一个曾经名动天下的心脏外科医生猝死于心脏病吗？他去世的新闻又像33年前那次手术一样引起了传媒界的极大关注，因为他曾对南非的种族隔离政策发出过不同的声音，甚至因此得罪了本地的当权者，就连当时南非的总统曼德拉也公开表达了哀悼，所谓人生辉煌，莫过如此。

在《一生》（*One Life*）的扉页中，伯纳德写道"献给华什肯斯基和德威尔"。在人类历史上第一次成功的心脏移植手术之后，主刀医生名满天下，被永久地载入了医学史，但年龄永远被定格在 25 岁的天使一样的女孩丹尼斯·安·德威尔和其仁慈的父亲爱德华也应该被写入人类的记忆。在丹尼斯的葬礼上，所有的人都为这一义举而动容，伯纳德当时因还要照顾移植术后的病人华什肯斯基而没能参加这次葬礼，但他的弟弟马吕斯则来到了葬礼现场。"想想看，"马吕斯说，"这位女孩已经浴火成灰，而她的心脏却仍然活着。"

我一度误以为心脏移植应该是整个心脏外科史上最后的故事，集中了人类最顶尖的科技与智慧，是心脏外科辉煌的顶点。可是正当我即将写完这一篇章时，却发现事情到此并没有完结。众所周知，心脏供体短缺的问题目前尚无法完全解决，很多适合心脏移植的病人就在等待供体的过程中，绝望地走向死亡。还有一个此消彼长的变化是，汽车安全性的提高也使心脏供体的数量减少了，伦理上，我们也不能顾此失彼，为了开展心脏移植就盼着无辜的人出车祸。为此，科学家们开始寻找终极的替代办法，这其实才是心脏外科发展史上的终章——人工心脏，又一段令人惊叹到瞠目结舌的医学传奇。

12

命悬一线，终极挑战

——人工心脏的故事

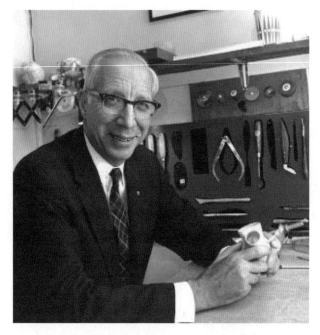

威廉·约翰·科尔夫（1911—2009）

图片来源：http://mms0.baidu.com/it/u=3197852841,3359014673&fm=253&app=138&f=
PNG?w=254&h=250

心脏遭遇外伤，可以缝合修补；心脏生而存在畸形，可以矫正重建；传导通路出故障了，可以用心脏起搏器；冠状动脉狭窄了，可以搭桥、装支架；瓣膜失去功能了，可以行瓣膜修复和置换；当整个心脏功能彻底无从挽救了，还可以行心脏移植，心脏外科似乎已经发展到了非常任性乃至无所不能的地步了，那么，这个领域的挑战已经到了尽头了吗？

远非如此。

虽然在理论上心脏移植似乎给终末期的心脏病病人提供了一个一劳永逸的解决办法，但在现实世界里，所有的资源都是匮乏的，尤其是像人类心脏这么宝贵的资源，相比于不断增多的心衰病人，显然是远远不够的，面对死神的从容收割，面对心脏移植的杯水车薪之困，人工心脏的思路自然会引起医学界有识之士的重视。

这一设想的原理是，用在解剖学上和生理学上能完全代替自然心脏的机械装置，来帮助这些病人度过等待供体的时间，甚至干脆将其完全永久地植入人体代行心脏功能。虽然体外循环技术的从无到有，扫清了人工心脏这一设想的理论障碍，既然心脏是一个保障血液单向流动的肌肉泵，那么，又有什么理由要怀疑人工心脏的可行性呢？不过，心脏毕竟是个极为复杂的器官，自然界花了千百万年才使心脏达到最佳状态，对人类而言，设计一个人工心脏，需要克服的技术难点多得超乎想象。整个过程乃是科学技术、生物工程方面的极大挑战，不可能经由个别人的努力，就使这一设想轻而易举地走向现实。大量科学家、医生、工程师都曾为这一设想付出过艰辛的努力。

1979 年，中国的体外循环先驱叶椿秀访美，在美国的犹他州立大学实验室中，威廉·约翰·科尔夫（Willem Johan Kolff，1911—2009）知道中国学者叶椿秀曾在非常艰苦甚至是基本封闭的环境下研究人工辅助循环，也许是出于鼓励，他从裤袋里拿出一把极为普通、木工所用的瑞士军刀，在叶椿秀眼前晃了晃，并一字一句地说："我就是用这把刀制作第一个人工心脏的。"

科尔夫居然把研制人工心脏的过程说得如此轻描淡写。不过，他更著名的一句话是："心脏既然能长出来，就一定能被造出来。"好一个举重若轻！

那么人工心脏究竟是怎样被研制出来的呢？我们不妨从科尔夫的经历来做一番简单的了解。

＊

对于公众来说，人工心脏可能还是个较为陌生的概念，不过若要提到人工肾，即人工血液透析装置，恐怕不知道的人就少之又少了。从某种意义上来说，这两项发明均出自科尔夫之手，科尔夫的一生就是一个神话般的传奇。

生命，是整个宇宙中最神奇的造物，因此生命存续的每一分钟都无比珍贵，在自然状态下，很多疾病都可以轻而易举地取人性命，重要器官的衰竭一度被视为不治之症。有这样一个人，他在童年时目睹过很多病人的死亡，于是他就幻想长大以后能发明一种机器阻止人的死亡，这样的幻想可能在很多人第一次失去至亲时都会在头脑中一闪而过，但这个人在长大以后，居然把这一幻想变成了现实，他就是科尔夫。

1911 年 2 月 14 日，科尔夫出生于荷兰莱顿，他的家族乃是古代荷兰的名门望族。他的父亲雅各布原是一名全科医生，1916 年成为结核病疗养院的主任。据说他小时候并不想当医生，因为他在父亲所在的医院里目睹了太多病人的死亡，他不愿看到人们死去。也有人说正是因为科尔夫在少年时目睹了父亲救治病人的艰难，所以才想学医以助父亲一臂之力。在一次采访中他曾说："后来，我学医、制造医学仪器的目的就是要阻止人们的死亡。"1930 年，他进入莱顿大学学医。

莱顿大学是荷兰王国历史最悠久的高等学府，也是最具声望的欧洲大学之一，科尔夫在医学院的 8 年里得到了许多名师的指点。1938 年他在格罗宁根大学的附属医院找到了一份工作，在伦纳德·波拉克·丹尼尔斯

（Leonard Polak Daniels）手下做住院医师，丹尼尔斯是当时西欧著名的医生，以善于激发住院医师的天赋、鼓励他们以非常规手段解决医疗问题而著称，这样的言传身教对科尔夫影响巨大，如果说科尔夫日后的巨大成就是一棵参天大树的话，那么也许在此时，这个树种就已经种下了。

1938 年 10 月，科尔夫眼睁睁看着一位叫简·布鲁宁（Jan Bruning）的年轻病人在挣扎中死去，而自己只能和布鲁宁悲伤的父母一样无计可施，这让科尔夫无比沮丧，明明只要每天在他的血液里清除 20 克的尿素他就能活下来，为什么我们做不到？科尔夫想，如果能找到一种方法，可以清除掉在这名病人血液中积聚的有毒废物，他的生命就可以暂时维持，直到肾功能恢复正常。这跟 1930 年马萨诸塞州的不眠之夜对吉本发明人工心肺机的启示多么的相像！从此科尔夫就开始了对人造器官的不懈追求。

在简·布鲁宁病死后的几天内，科尔夫一头扎进关于肾衰竭的文献中，在他的导师丹尼尔斯教授的支持下，他开始与格罗宁根大学生物化学教授罗伯特·布林克曼（Robert Brinkman）博士合作，努力创造肾透析装置来净化血液，以延长肾衰竭病人的生命。

不过，这项研究从一开始就让科尔夫承受了巨大的压力，当地的医生同行们对这一研究充满了怀疑、蔑视和愤怒，那些庸碌之辈无法想象，以科尔夫这般年轻的医生怎么可能实现这一前无古人的奇迹，就连欧洲和美国顶尖的医学机构都还没能发明出来血液透析装置呢！

科尔夫设计了一个实验：在肠衣中灌满血液，排出空气，添加肾脏的代谢废物——尿素，然后，在盐水槽里快速地摇晃肠衣。由于肠衣的半透膜性质，像尿素这样的小分子可以穿过细胞膜，而较大的血液分子则无法通过。5 分钟后，所有的尿素都转移到了盐水中。很难相信，这便是人工肾的最早雏形。

到 1939 年，科尔夫和布林克曼设计制造了几种类型的人工肾脏，它们在实验室中运行良好，但还不适合给病人使用。

1940 年 5 月 10 日，荷兰遭到纳粹德国的入侵，科尔夫的研究受到了严重的干扰。作为一名爱国者，科尔夫不愿与德国人合作，因此他不得不转移到海牙一家医院工作，在艰苦而简陋的环境下，继续进行人工肾的研究。在战争期间，这一研究曾几度中断，因为他同时也在为荷兰抵抗组织工作，并利用医生身份为部分犹太人提供庇护。在这期间，科尔夫先后断断续续治疗了 16 位肾衰竭的病人，由于早期版本的人工肾性能尚不可靠，空气栓塞、肠衣破裂漏血等问题还时有发生，这 16 位病人都没有活下来。

1945 年 9 月，一位名叫索菲娅·沙夫施塔特（Sofia Schafstadt）的 67 岁女病人被家人送来找科尔夫求治，在当时所有的治疗措施都已罔效的情况下，她已出现肾衰竭和败血症，进入昏迷状态，其他医生判断她也许只有几小时的生命了。

此时，距离科尔夫第 16 次应用人工肾治疗肾衰竭失败刚刚过去 14 个月，也就是说，科尔夫已经历了十六连败。这位如此危重的病人又将是什么结局呢？索菲娅的家人抱着最后一线希望找到科尔夫，同意科尔夫使用这个性能还不稳定的人工肾挽救他们的母亲。

整个透析过程，科尔夫几乎没有离开病人的床边，经过一整晚的折腾，人工肾从索菲娅的体内清除了 60 克的尿素，次日下午，病人从昏迷中醒转，几个小时后她的肾脏开始排尿，几天后她的肾功能已恢复到接近正常。

这位历史上第一个经由人工透析救治成功的人，又侥幸多活了 7 年。其实在为她救治时，科尔夫还顶着另外的压力，因为在德国侵占荷兰期间，她是一位纳粹合作者，这个身份多遭人恨啊，战后的荷兰人自然会把对纳粹者的愤怒转移到这些合作者身上，在科尔夫决定为其治疗时，有人曾劝他说："不如让这个作恶多端的女人死掉算了，为什么要救她？"作为一个荷兰人，当强敌入侵时，科尔夫选择不合作；但作为一名医生，他却会认真对待每一名病人。他说："任何医生都没有权力决定他的病人究竟是好人还是坏人。"

而今，人工透析技术已经成为挽救肾衰竭病人的常规手段，数以千万计病人的生命因之得到了延续。毫无疑问，仅凭此一项功绩，科尔夫也足以不朽。然而他的成就却未止于此，或者说，他的辉煌才刚刚开始。

科尔夫早期的经历除了人工肾之外，他还在海牙建立了欧洲第一个血库，这个血库至今仍在使用，因为这个创举，他获得了红十字会颁发的卡尔·兰德斯泰纳奖章。另外，他还救助藏匿了从纳粹集中营逃到他们医院的 800 多人，真可谓侠肝义胆、功德无量。

1947 年科尔夫受邀赴美东海岸各州进行了 3 个月的学术演讲，1948年科尔夫赴美接受 Amory 奖，这是美国学术界对科学与艺术成就的最高认可的奖项。这一年，他还去费城杰斐逊医学院拜访了正在研究人工心肺机的吉本，那时吉本已经在体外循环领域奋战了 17 年，距离吉本第一次成功地应用心肺机进行房间隔手术还有 6 年。吉本的研究工作给了科尔夫极大的启发，他隐约萌生了设计制造人工心脏的想法。这两次美国之行，让科尔夫眼界大开。

在荷兰，没有工业体系资助科学研究，而在美国，这是常态。另外，在美国一个医学研究者可以专心全职地在大学做教学和研究，不需要再通过行医治病来养家糊口。

1949 年春，科尔夫收到美国克利夫兰医学中心的邀请，后者希望他能在这里做专职的医学实验研究，次年 3 月，科尔夫抵达美国，在这里他将走向人生和研究事业的巅峰。

在克利夫兰医学中心，科尔夫与弗兰克·梅森·曾根、唐纳德·埃弗勒进行了很多合作，设计了第一个可供临床使用的人工心肺机。为了解决心脏手术时心脏还有跳动这个问题，科尔夫查阅了大量文献后发现，英国学者唐纳德·梅尔罗斯（Donald Melrose）曾报道过将柠檬酸钾注射进冠状动脉可以使心脏停跳，科尔夫等人重复了这一研究，并设计了可以让人的心脏在手术时停跳并在术后恢复跳动的方法。1956 年 3 月 17 日，由埃弗勒主刀为一个 17 个月大的患儿进行房间隔缺损修补的手术，科尔夫负责体外循环，这是克利夫兰医学中心第一次使用科尔夫设计的膜式氧合器的体外循环机进行心脏手术，也是医学史上第一次实现使用柠檬酸钾让心脏停跳再复跳。这个患儿术后恢复顺利，15 天后出院。

自此，克利夫兰医学中心开始在心脏病的治疗方面名声渐起，后来又因阿根廷医生勒内·赫罗尼莫·法瓦洛罗的加入，这家医学中心在心肌血运重建领域率先取得突破，仅仅数年之间，克利夫兰医学中心就由一所小型的私人医院成长为举世知名的心脏医疗中心，如今这家医学中心每年进行的心脏手术达数千例。

科尔夫逐渐成为一位炙手可热的学术明星，世界各地有许多心怀抱负的研究者来到他的门下学习，结果，科尔夫实验室原本南腔北调的英语，最后统统变成了荷兰口音的英语。

1955 年春天，美国成立了人工器官协会，科尔夫当选为第一任主席，在美国仅用了 5 年的时间，科尔夫就坐上了全美人工器官领域的第一把交椅。

在协会成立的会议上，大家主要讨论了人工肾透析、体外循环等热门话题，像人工心脏之类的想法，只有科尔夫等少数与会者有所提及。在当时，人们在内心深处还残留对于心脏的敬畏，哪怕是对一个濒死于心衰的病人，也许最好的方式是让他自然死去，如果用人工心脏来延续他的生命，岂不是僭越上帝的角色？但此时春风得意、踌躇满志的科尔夫，已暗暗下定决心要以毕生之力去挑战这一无比艰难的任务：造出人工心脏，挽救心衰病人。

1957 年，科尔夫和一位 35 岁的日本研究者阿久津哲造（Tetsuzo Akutsu，1922—2007）合作，用了 6 个月几乎全天候的努力，开发出一种有 4 个腔室的人工心脏，该装置通过使用循环液压产生脉动流，外观上看起来很像人的心脏。1957 年 12 月 12 日，他们将一条实验犬麻醉后连上体外循环机，在体外循环机的支持下，将这枚人工心脏植入实验犬的体内，当体外循环终止之后，人工心脏继续维持了 90 分钟的血液循环。4 个月后，科尔夫和阿久津哲造在美国人工器官协会的第四次会议上报告了这次试验。与会的同道们对这一试验大都持审慎的态度，但有些人在几个月后也加入到人工心脏研究的大军中来了，在美国之外，也有一些团队做了一些尝试。

比如阿根廷医生多明戈·桑托·李奥塔（Domingo Santo Liotta，1924— ）在法国里昂完成外科方面的训练之后，就对人工心脏研究产生了兴趣。1958 年，他回到阿根廷之后，就在科尔多瓦国立大学建立了自己的研究团队，他和自己的兄弟萨尔瓦多（Salvador）以及一位意大利退休工程师托马斯·塔利亚尼（Thomas Taliani）制造了早期的人工心脏，并利用狗和小牛做了数百次实验，实验结果在当时看来非常乐观，因此，学院的院长就建议李奥塔将自己的研究在美国人工器官学会的会议上发表。当李奥塔带着自己的论文出现在大西洋城的会议现场时，科尔夫意识到这个年轻人必将会在这一领域有所成就，于是便极力邀请他来美国克利夫兰医学中心。科尔夫最终成功地将李奥塔招至麾下，1961 年，他们即报告了在狗体内植入人工心脏的实验结果，李奥塔由此在美国的学术圈崭露头角。

其后，李奥塔又先后与得克萨斯州休斯敦贝勒医学院的德贝齐和丹顿·阿瑟·库利合作，继续在人工心脏的研究领域披荆斩棘。但李奥塔的这段脚踩两只船的研究经历，也间接引发了现代医学史上一场著名的纷争。

1962 年，李奥塔团队报告了主动脉瓣手术后心源性休克病人首次临床使用人工心室的病例。这种最初的辅助装置是连接于左心房与降主动脉之间，由阀门、导管内的气动驱动、管状活塞泵组成，以确保单向流动。该装置支持病人在术后存活了 4 天，随后病人死于肺炎和多器官衰竭。

受到这些临床报告的结果以及令人信服的大型动物实验的鼓舞，美国NIH 于 1964 年建立了人工心脏计划，数家机构先后签约，共同探讨机械心泵工程的可行性。这些机构包括：犹他州立大学的科尔夫团队（科尔夫于 1968 年离开了克利夫兰医学中心）、贝勒医学院的德贝齐团队、宾夕法尼亚州立大学的威廉·皮尔斯（William Pierce）团队、克里夫兰医学中心的尤金诺斯（Yuki Nosé）团队等，按照设想，这些人工血泵不仅可作为急性心衰恢复期的过渡性治疗，也可作为血液循环的是永久性替代。1966 年，德贝齐第一次使用气动左心辅助装置（相当于半个人工心脏，仅辅助左心室的收缩），在心脏手术后支持病人 10 天。

从时间线上我们不难看出，人工心脏的研究其实与体外循环及心脏移植的研究是彼此交错的，但南非开普敦的伯纳德于 1967 年进行的第一次人类心脏移植手术，无疑对人工心脏的研发起到了极大的催化作用，随着心脏移植研究及实践的推进，医学界迅速意识到血液循环的辅助装置可以作为找到供体心脏之前的过渡支持手段。1969 年，库利及其同事报告了第一次临时使用全人工心脏（李奥塔设计），使病人过渡到了心脏移植。正是这次手术，使库利与德贝齐彻底决裂，在长达 38 年的时间里连话都不说一句。

这一场纷争，要先从库利与德贝齐的相遇说起。

德贝齐在新奥尔良的杜兰大学获得医学学位，在杜兰大学医学院高年级期间，他在著名血管外科医生奥尔顿·奥克斯纳（Alton Ochsner）博士的实验室工作，奥克斯纳成为指导德贝齐医学事业早期发展的导师，在 1932 年至 1942 年，两人发表了大量科学文章，其中就包括关于肺癌与吸烟之间关系的第一篇论文。我们今天当然已经知道吸烟有害健康，但由于利益集团的干扰和阻挠，这个结论的揭示过程其实非常艰难，这个故事我们在此且不细讲，各位只要知道德贝齐也是参与揭露吸烟危害的最早期的研究者之一就可以了。

1931 年，23 岁的德贝齐还在医学院时，就设计了一个用于输血的滚轮泵。这一发明后来成为吉本心肺机的血泵的主要部件，也就是说，早在心外科黎明来临之前，德贝齐就已经参与到这段伟大的历史进程当中去了。他在外科住院医师阶段，还发明了输血针、缝合剪刀和结肠造口的操作钳。

1948 年德贝齐到休斯敦的贝勒医学院就任外科主任，负责卫理公会的医院的外科工作。当时的贝勒医学院远没有今天的名气，以至于这家学院最初两次向德贝齐发出邀请都被德贝齐拒绝了。德贝齐就任以后，贝勒医学院的外科事业开始逐渐发展。1951 年，在霍普金斯医院完成培训的库利也加入了贝勒医学院。这两人度过了一段密切合作、比翼齐飞的美好岁月，尤其是在体外循环技术发展的关键时期，德贝齐与库利的贝勒医学院团队，成为继明尼苏达州的柯克林（梅奥医学中心）和李拉海（明尼苏达大学医院）之后，又一个完善设备技术使心脏手术成为常规手术的团队，他们联手共同开创了许多手术方式。

正所谓合久必分，随着库利的进一步成长，一山难容二虎的趋势越来越明显了。1960 年，库利离开了德贝齐所在卫理公会的医院，投奔到了几百码之外的圣卢克医院（后来库利在那里建立了得克萨斯心脏研究所）另立山头了，但在名义上库利仍然算贝勒医学院的人，行政上仍属德贝齐管辖，因此李奥塔在 1962 年关于人工心脏的文章，还是与库利和德贝齐共同署名的。

但 1969 年发生的事情，让库利与德贝齐之间的嫌隙再也没有弥合的可能了。

随着库利的出走，李奥塔也表现出对德贝齐的不满意，他认为德贝齐在人工心脏方面投入的精力严重不足，制约了这一项目的发展。其实，德贝齐对于人工心脏的人体应用尚有顾虑，他认为现阶段不应急于临床推广，相比于全人工心脏，德贝齐认为以左室支持系统（即半人工心脏）为主要研究方向更有前途。他虽然隐约意识到了库利和李奥塔的野心，但还是没料到他们敢不经学院的允许就擅自迈出人体试验这关键的一步。

想当初李奥塔离开科尔夫转投德贝齐团队，看重的是德贝齐在争取官方的科研投入方面的能力和许诺，但没想到德贝齐的兴趣只在辅助循环方面，对全人工心脏的临床应用信心不足。为了争取到研究全人工心脏的机会，李奥塔反复向德贝齐提出申请，最后搞得德贝齐不胜其烦，明确表态说："关于全人工心脏这个事情，你不要再来烦我了。"

屡次碰壁的李奥塔对人工心脏的热情仍然不减分毫，可再折回科尔夫团队可能要被昔日的同僚笑话了，那就只好看看库利那边对人工心脏有无兴趣。

1968 年 12 月，李奥塔来到圣卢克医院库利的办公室，与其谈及了自己对全人工心脏研究的设想。库利之前做过的 4 例心脏移植，病人都死于排斥反应，那么如果在得到供体之前，先用人工心脏桥接过渡，同时给予免疫抑制药物，是不是就可能降低病人在接受心脏移植之后的排斥反应了呢？最后，他们决定，如果有适当的病例，他们将使用全人工心脏作为桥接过渡——这一款全人工心脏是李奥塔在阿根廷期间设计的，与李奥塔在贝勒医学院的研究并不是一回事。

1969 年 3 月，库利收治了一位特殊的病人哈斯卡尔·卡普（Haskell Karp），男性，47 岁，于 1969 年 3 月 5 日因进行性冠状动脉阻塞性心脏病、心肌纤维化及完全性心传导阻滞入院。卡普曾有心肌梗死病史，并多次因心律失常、充血性心力衰竭及急性心肌缺血住院。心导管检查证实为广泛弥漫性冠状动脉阻塞性疾病及弥漫性左心室运动障碍、左心室室壁瘤。

这么严重的情况，任何传统的治疗方式恐怕都难以奏效，库利认为只有心脏移植才有可能救他一命。像很多被写入医学史的病人一样，卡普的求生欲极强，在医院的 1 个月里，每当他听见救护车的声音，他就会问："这……是我的供体？"在从未经历过濒死考验的人看来，为了自己能够活命，每天都在盼着有一个人死于非命，多少有些残忍，可是谁又能对一个在绝境中仍抱有求生欲望的人苛责什么呢？

时间一天天过去，还是没有等来合适的供体，但卡普的状态已经越来越糟，他的心脏像一个失去弹力的气球，已经没有维持正常血液循环的能力了，库利竭尽全力想救活他，也许切除掉病人的室壁瘤，缩小其心室体积，还能部分地恢复病人的泵血功能。

库利意识到这将是一次风险极高的手术，一旦手术后病人无法脱离心肺机，那么除心脏移植外，病人根本没有活路，但目前难以在短期内迅速找到合适的心脏供体，那么在室壁瘤手术之后、心脏移植之前就只能以人工心脏维持生命。卡普夫妇没想到居然要面对这么大的风险，他们在刚住院的时候根本没想到还要进行心脏移植。4月2日，库利让同事拟定了一份针对这次手术的特殊的手术同意书，4月3日下午，库利向卡普夫妇做了详尽的交代，包括室壁瘤术后病人无法脱机，必要时紧急人工心脏植入，以及后续的心脏移植等情况，为了这一线生机，病人及家属表示同意这个计划。

1969年4月4日，库利为这位病人进行室壁瘤手术后，由于病人的心功能无法恢复，病人果然无法脱机，停掉体外循环的话，病人当即就会死去。在当时那个历史条件下，如果是别人遇到这种情况，很可能会直接走出手术室，对病人家属说，我们尽力了，但很遗憾，我们救不活你的亲人……谁又能说什么呢？

但库利想到如果最后搏一下，说不定能创造奇迹，于是，一切按计划进行。

以库利为术者、李奥塔为助手（三助）的手术团队，将一枚人工心脏（李奥塔型）植入了卡普的体内，植入手术完成后，卡普脱离了体外循环机。但由于当时的人工心脏需要和体外一个很大的控制台相连接，还是会严重限制病人的活动，但有了人工心脏的支持，起码可以让库利团队先喘口气，然后的问题就是寻找心脏供体。

人工心脏植入完成之后，库利将科尔夫等几位在人工器官领域举足轻重的研究者请来一起讨论下一步的诊疗计划，科尔夫首先对这一手术表示了赞许，认为这是医学史上里程碑式的进步，同时，他不无忧虑地提醒库利，需要注意德贝齐对此事的反应。还有一个特别有意思的细节是，科尔夫甚至提出要请几位纳瓦霍人（美国最大的印第安部落）朋友"跳大神"来保佑库利和李奥塔平安，在巨大的压力之下，就连顶尖的科学家都会剑走偏锋出昏招。科尔夫最后说，一旦德贝齐对此事发难，他也会通过公开的途径发声以示支持。

科尔夫的态度，让库利和李奥塔大为感动，跳大神这种事，库利未必会当真，当务之急在于，一定要尽快找到心脏供体。

人工心脏植入手术以及库利急需一枚心脏供体的消息，迅速出现在各大报章媒体的头条，库利对公众解释说，这款人工心脏并不是按照永久植入人体来设计的，如果不能在短时间内找到心脏供体，这个病人只有死路一条。

这样的新闻无疑是爆炸性的，库利在当晚就接到了一个电话，得克萨斯州东部一位女性在分娩过程中出现了脑栓塞，目前只靠呼吸机维持生命，她的脑电波已是一条直线，家属愿意捐出她的心脏以挽救卡普的生命，或者说，挽救库利的职业生涯。

卡普与库利现在都要面对一个危险的时刻了。

库利迅速做出安排，准备执行心脏移植手术，同时开始给卡普使用免疫抑制剂以预防在心脏移植后出现的排斥反应，可就是这一操作，为最后的不良结局埋下了伏笔，因为当载着供体的急救车来到圣卢克医院时，供体的心跳居然已经停跳多时了，由于缺乏相关的经验，急救车上的工作人员没有意识到应使供体的心脏一直保持跳动直到开胸取心。

公众对这一治疗进程保持着密切的关注，这次供体的心脏意外提前停跳的消息迅速传播开来，甚至有人打电话来说，他们愿意在医院附近自杀，这样就可以让医生取走他们的心脏去救人了，人类的热情，有时候居然会疯狂到这种令人难以置信的程度！

让别人自杀来做心脏移植的供体显然是胡闹，在第一次供体捐心失败之后，库利再次获悉，曼彻斯特一位女病人在被医生宣布脑死亡之后，她的亲属同意捐出心脏以挽救卡普，库利的同事立即乘飞机到达曼彻斯特。也许是好事多磨吧，这枚人类供体心脏的获取过程也是险象环生。

4月6日12点25分，他们与这位脑死亡的病人（带呼吸机支持）及她的大女儿一起乘飞机返回休斯敦，可在飞行90分钟的时候飞机居然出现了故障，只能中途紧急降落，之后又转机再次出发，经过这一折腾，病人的心脏又像前一个供体一样出现了一次骤停，倘若供体的心脏在飞机上就出现了停跳，那么前面的许多努力都将付诸东流了，好在经过复苏，心脏又恢复了跳动。

当这位脑死亡的病人被推进圣卢克医院的手术室，李奥塔设计的那枚人工心脏已经不负众望地在卡普的胸腔中进行了 64 小时的循环支持，也就是说，这一次的人工心脏植入，实现了预先的目的，为最终的心脏移植赢得了宝贵的时间。

不过，非常遗憾的是，费尽这么大周折，当库利为这个病人实施心脏移植术之后，病人虽然一度出现了好转的迹象，但由于先前过早地使用免疫抑制剂，病人出现了急性肺炎和肾衰竭，还是在术后 32 小时之后死去了。

尸检结果提示，病人死于假单胞菌导致的肺感染。

此期间正在华盛顿国家心脏研究所的会议上的德贝齐，对休斯敦发生的这一切还不知情，当从与会的同道那里了解到库利的这次手术之后，感觉犹如五雷轰顶，气炸了，他觉得你们怎么敢瞒着我做这样有违伦理的手术？

震惊和尴尬之余，他火速飞回休斯敦开始调查，他认为库利未经授权使用该设备，违反了联邦法规并危及贝勒医学院的管理。

1969 年 10 月 14 日，美国外科医师学会的主席威廉·波克·朗米尔（库利在霍普金斯医院进行住院医师培训期间的掌门大师兄，朗米尔当时是外科总住院医师，在前文中我们提到他们二人曾共同参与了布莱洛克主刀的那一次"蓝婴"手术）也对库利进行了谴责，负责开展人造心脏的研究的贝勒医学院和国立卫生研究院下令进行调查。

更让库利焦头烂额的是，卡普的遗孀，原本在病人死亡之后，对库利的治疗表示了理解和感谢，但由于大量的媒体由最初的支持赞扬转变为批判苛责，这个女人也开始转变了态度，1971 年 4 月，她和 3 个儿子将一纸诉状递上法庭，发起医疗事故诉讼，向库利和李奥塔索赔 450 万美元。

因为这次莽撞的手术，库利一下子陷入了四面楚歌的境地，如果调查结果对库利不利，同时再输掉诉讼，库利很可能不仅要断送外科生涯，还可能有牢狱之灾。

事情的结果很有戏剧性，首先，作为此案的关键证人德贝齐，在指证库利有罪的关键时刻，拒绝出庭，同时贝勒医学院对此事的调查报告未对外公布，作为政府一边的国立卫生研究院的调查结果也不知所踪。

由于证据不足，病人家属的指控于 1972 年 7 月被联邦法院驳回，家属提出上诉，1974 年 4 月，美国最高法院维持了最初的判决。也就是说，在法律层面，库利没有被判定有罪。

但经过此事之后，库利与德贝齐的裂痕彻底无法弥合了，库利虽然侥幸没有输掉官司，但也觉得受到了羞辱，于是索性辞去了贝勒医学院的职务，彻底单飞。而德贝齐则始终不肯原谅库利的行为，他认为，库利在未经自己或贝勒医学院批准的情况下，擅自从前合伙人的实验室拿到一颗人造心脏并将其植入病人体内，是盗窃，是背叛，这种为了在第一次使用全人工心脏的手术竞争中胜出的铤而走险，是不道德的"幼稚行径"。

虽然德贝齐被库利的这一行径气得够呛，但他终究不舍得将库利这位昔日的战友送进监狱，在事后多年的一次采访中，记者再次提及德贝齐为何没有在随后的诉讼中作证，他解释道："尽管我怨恨他的作为，但我不认为复仇会解决任何问题。我不愿意见到竞争对手被判有罪，我理解他希望能成为外科史上第一个在病人身上使用人工心脏的人，如果不是他的野心膨胀得使他丧失了理智，我实在难以理解他的做法。我的意思是说，一个人千万不要因为被野心绑架而陷入困境。"

但库利对自己当年的那次手术也从来没有表示过后悔，他认为，如果时光倒流，他还是会做同样的选择。毕竟，那位病人曾对回归正常生活抱有极大的信念，而库利在当时就是想成全他的愿望。

库利回忆说，一位律师曾经在一次庭审期间问过他是否认为自己是世界上最好的心脏外科医生。"是的。"他回答道。库利认为在当时自己每年进行的心脏手术比德贝齐或其他任何人都多，如果自己不是"第一次植入人工心脏的合适执行者"，那么谁又有这个资格？

库利确实是一位极度自信，甚至有些狂妄的外科医生，英国心外科医生斯蒂芬·韦斯塔比（Stephen Westaby）（柯克林的弟子）曾在自己的回忆录中引用过库利的一段话："成功的心脏外科医生是这样的人——当别人要他说出 3 位世界上顶尖的外科医生时，他很难说出另外两位是谁。"

至于自己为什么会没有输掉那一场看似毫无胜算的诉讼，库利认为，也许是自己的爱国主义情怀发生了作用，在法庭辩论中，库利除了强调自己在当时只是想救人之外，他还为自己使用人工心脏提及了另外一个理由："苏联人也在人工心脏领域虎视眈眈，我不想输给他们，毕竟，在航天领域他们已经占了上风。"

库利之所以会想到航天领域的例子，可能跟他的一位航天员朋友有关。

吉恩·塞南（Gene Cernan，1934—2017）曾于 1969 年及 1972 年两次飞往月球执行任务，1972 年，塞南随美国"阿波罗 17 号"太空船登上月球，并在月球表面上做了人类历史上最后一次的步行，成为到目前为止最后一个在月球留下足印的人。在塞南看来，他与库利都是在未知领域探索，一个破解了月亮的神话，一个证伪了灵魂的居所。在当今这个世界上，无论哪个领域，走在人群前端的探路者都不多，他们向前走的每一步，都拓宽了人类认知的界限。后来，塞南可能还对库利与德贝齐两人的关系走向发生了影响。

看起来，至少在表面上，库利没有公开承认自己之所以没有输掉官司的关键是德贝齐不肯作证，至于他心里究竟是怎么想的，随着德贝齐与库利的先后作古，已经没有人能知道答案了。

这两位可称当时最顶尖的心外科医生的纷争，引发了人们极大的关注，不止在医学界，甚至普通民众也非常热烈地讨论在这一事件过程中到底孰是孰非，他们二人还因此上了一次《时代》杂志的封面。

虽然库利的这次远说不上成功的手术引起了不少非议，科尔夫对此却给予了较高的评价，他在 1969 年 7 月 14 日的一篇文章中评论道："得克萨斯州休斯敦在 4 月 4 日进行的这次人工心脏的植入手术，是医学史上的一大进步，库利、李奥塔他们利用一枚机械心脏，让病人在等到心脏移植之前，维持了 64 小时的生命，虽然经过心脏移植术后的病人最终还是不幸死去了，但重要的事实是，这一手术证明了人工心脏是可以在人体内代行心脏功能的。"

经过这一事件，李奥塔夹在二人之间左右为难，后来也只能离开美国，他在西班牙又建立了一个实验室继续人工心脏的研究，并与美国的一些医疗机构有合作。最后他衣锦还乡，在阿根廷建立了医疗中心，还成为该国医政界的领袖，官至卫生部长，还曾率队在 1973 年访问中国，这已是后话。

当时的第一代体外心室辅助装置仅能提供几天的替代支持。这些早期的血泵由于不合理的机械设计、电源不足和创伤性接口的影响，容易产生溶血和血栓。即使成功地过渡到心脏移植，也使移植术后的生存时限大打折扣。

德贝齐在 1977 年的一篇文章中，也表达了对人工心脏研究的悲观情绪，他认为已经没有继续做试验的必要了，健壮的牛也许能承受植入一颗人工心脏，可是如果给一个终末期心衰的病人植入人工心脏，岂不是等于间接杀了他吗？这样的情绪跟心肺机研究受挫时的外科界的流行情绪简直如出一辙，这一观点，几乎就是病态心脏无法承受体外循环的翻版。

但库利依然野心不死，1981 年 7 月 23 日库利与阿久津哲造将一个型号为 Akutsu Ⅲ 的人工心脏植入一位 26 岁的严重心衰病人。这一次植入，也是事到临头逼不得已，病人因为冠状动脉粥样硬化行搭桥手术，但术后无法脱离心肺机，与 12 年前的情形极为相似。这一回，人工心脏撑了 55 小时，病人在 7 月 25 日得到了心脏移植的机会，但遗憾的是，由于移植术后的革兰阴性菌感染以及肾脏和肺部的并发症，病人于 8 月 2 日死亡。

这一时期，美国人的平均寿命开始上升，心衰的病人逐年增多，面对死神挟心衰而来的咄咄逼人的攻势，由于几乎没有足够的心脏供体可供移植，医学界对人工心脏的研究更为关注了。除了前述美国的几家研究机构外，还有其他多个国家的团队也已经开始了人工心脏的研究项目，阿根廷、澳大利亚、中国、捷克斯洛伐克、法国、德国、意大利、日本、苏联都想在这一领域与美国一争高下，好一个千帆竞发百舸争流的热闹气象。

为了在这一领域最终拔得头筹，美国国立卫生研究院发布了一系列举措，以开发更好的组件技术，用于耐用的人工心脏。这些在科学家、工业界和政府之间的开创性合作举措，终于在 1982 年的犹他州立大学开花结果。

*

犹他州立大学的人工心脏团队在 1982 年时已是科尔夫团队的地盘了，现在我们再回过头来看看科尔夫团队是如何取得这次成功的。

我们在前面说到，科尔夫离开荷兰到了美国之后，在克利夫兰医学中心如鱼得水，在人工器官领域一路高歌猛进，然而木秀于林风必摧之，在美国医学界越来越耀眼的科尔夫，与克利夫兰医学中心的矛盾也逐渐显现出来，一方面科尔夫与行政官僚系统冲突不断，另一方面来自其他同僚的嫉妒也令人烦恼，因此，科尔夫的研究经常受到不必要的干扰。

所谓功到雄奇即罪名，科尔夫团队于 1960 年到 1967 年在降低透析治疗费用方面取得了重大进展，很多透析治疗已经可以在病人家里完成，同时在他的协助下，克利夫兰医学中心还完成了 125 例肾移植。

面对这些无可争辩的成绩，克利夫兰医学中心官方虽然对科尔夫表示了公开的祝贺，但私下里却厌倦了他总是想给病人省钱又在人工心脏研究领域拼命烧钱的策略，于是一系列小动作和背后捅刀的操作开始悄悄酝酿，科尔夫在克利夫兰的日子开始不那么好过了。

1967 年年初，一家基金会本来计划给科尔夫 100 万美元以帮助他在克利夫兰医学中心建立"人工器官和移植中心"，作为医院领导层的欧文·佩奇教授（Irvine Page）居然从中作梗，鬼使神差地搅黄了这一计划。

经过这一事件，科尔夫对克利夫兰医学中心彻底心灰意冷，觉得是时候离开了。

不过，值得玩味的是，佩奇教授作为高血压研究领域的专家，正是因为在其多年的医疗和研究工作中发现严重的恶性高血压病人经常会合并肾脏衰竭的问题，才想到他山之石可以攻玉，邀请人工肾的发明者科尔夫来美国，科尔夫以自己在克利夫兰创造的巨大成就证明了佩奇果然没有看走眼，而最终佩奇居然因为一己之私逼走了正在科研领域不断攀升的科尔夫，真是"成也萧何，败也萧何"。

此时的科尔夫早已羽翼丰满名满天下了，试问天下谁人不识君？举目四望，踌躇满志，此处不留爷自有留爷处。

1967 年 7 月，56 岁的科尔夫带着几位追随者来到盐湖城的犹他州立大学重新开辟战场，进行艰苦的二次创业。他知道，如果他想在人工心脏领域取得突破的话，首先需要的就是人才。在这里，他又迎来了两位对其事业极为重要的年轻合作者——威廉·C.德弗里（William C. DeVries，1943— ）和罗伯特·考夫勒·加维克（Robert Koffler Jarvik，1946— ）。

德弗里的父亲同科尔夫一样也是荷兰移民，但德弗里从未见过父亲的模样。他刚刚出生，还在进行住院医师培训的父亲就遵从祖父的意愿上了战场，6 个月后在战斗中牺牲。不久其同在军中的外祖父也牺牲了。他的家中瞬间损失了两位成年男子，两个悲伤的女人把全部的希望都寄托在了小德弗里身上。后来他们搬到了盐湖城，德弗里 4 岁时，母亲再嫁。幸运的是，继父是个极好的人，以至于德弗里几乎从未将其视为继父。他很小就注意到自己跟其他几个哥哥姐姐的姓不一样，可母亲也不愿意多说生父的事。

德弗里成年以后也像其生父一样选择学医。在进入犹他州立大学医学院的第一年，德弗里无意中听了一次讲座，这次讲座真正改写了他的一生。演讲者是当时因发明了人工肾透析装置而名满天下的科尔夫，讲座的主题恰是人工心脏。德弗里完全被吸引了，为了听完两小时的讲座，他甚至不惜翘了一次解剖课。

演讲结束后，德弗里对科尔夫说："这是我有生以来听到的最有意思的事，如果可能，我愿意跟您一起工作。"由于人工心脏的研发过程极为艰苦，且前景十分不明朗，因此多数听众对此兴趣并不大，看到这位年轻的医学生有这样的志向，科尔夫显然非常高兴。他对德弗里说："如果你有兴趣，可以在暑假时到克利夫兰医学中心看看，也许会有适合你的工作机会。年轻人，你叫什么名字？""德弗里。""哦？听起来你好像是个不错的荷兰小伙子啊，你被录取了。"（德弗里是荷兰最常见的姓氏）

当年暑假，德弗里即赶赴克利夫兰，在科尔夫的团队里开始工作，那时科尔夫已经同克利夫兰医学中心渐生嫌隙，正在筹划离开，这便是德弗里与科尔夫最初的接触。

1970 年从犹他州立大学医学院毕业后，德弗里开始在杜克大学接受外科住院医师的培训。时光荏苒，9 年的学习积累之后，德弗里觉得自己可以振翅一飞了，当他找到外科主任戴维·萨比斯顿（David Sabiston）提出找工作的事时，不料早有一个位置已等待他多时。萨比斯顿说："你已经有了一份在犹他州立大学的工作。"原来，自当年别过之后，科尔夫并没有忘记自己这个后辈荷兰同胞，在德弗里完成医学院的学业之后，他便给萨比斯顿打电话说："我有个学生要到你那里去做住院医师的培训，但是 9 年后，你必须把他给我送回来。"

此时的科尔夫团队早已今非昔比，这个由内科医生、外科医生、工程师、化学家和其他专家共近 200 人建立的团队，正兵强马壮，他们已经在动物身上一次次成功地完成了人工心脏的实验。当年，德弗里最初同科尔夫一起工作时，他们只能让实验动物在接受了人工心脏的植入实验之后存活几十个小时；而当他十多年后归队时，实验动物已经有存活将近一年的纪录了，这让德弗里异常兴奋。而加维克正是这个充满希望的优秀团队中重要的一员，他于 1971 年加入科尔夫的战队，成为人工心脏研发方面的一员主将。

加维克虽然后来因为在人工心脏方面巨大的成绩而被载入医学史册，但他的求学经历却并不顺利，甚至因为学习成绩不够好，差一点儿与医学事业失之交臂。加维克最初在纽约的雪城大学（Syracuse University）进行工科专业学习，后来由于父亲（一名普外科医生）死于一次心脏病发作，加维克遂决定转而学医。可由于他在雪城大学时的成绩太糟糕了，在美国根本没有进入医学院的机会，因此他不得不远赴意大利的博洛尼亚医学院继续求学。可因为学习成绩差吃过大亏的加维克，似乎依旧没有吸取之前的教训，不肯乖乖地做个死记硬背苦学的标准医学生。他脑子里总是充满各种奇怪的想法，用德弗里评价他的话来说："他的思想总是放荡不羁的。"比如，当医学院的老师让他说出视网膜的 12 层结构名称时，他却说："这真是一无是处的问题，我又不想做眼科医生，为什么要浪费脑子记这种东西？"老师在听到这个回答时，一瞬间竟觉得这位同学也许被爱因斯坦附了身，据说爱因斯坦曾经说过这样一句话："我从来不记忆和思考那些词典、手册里的东西，我的脑袋只用来记忆和思考那些还没有载入书本的东西。"

老师觉得加维克的回答很有道理，于是就尊重了他的选择，很不客气地给他打了个最低分："F"。医学院第二年的通过性考试，自诩"天才"的加维克也顺理成章地挂了。

在意大利也沦为差生的加维克，眼看着连毕业都有困难了，岂料天无绝人之路，此时科尔夫恰好去意大利讲学，看中他的工程学背景，给了他一次工作机会，加维克的人生就此改写。

加维克后来甚至根本没有进医院实习过，更谈不上参加住院医师的培训。虽然后来他自己说，他觉得做医学工程方面的科研人员会比当医生赚钱多，这看起来更像是一个成功者事后的找补，先打枪后画靶子当然百发百中，各位不妨想想，以他当年的德行，哪家医院愿意接收这么一个"混混"医学生来实习？

世有伯乐，然后有千里马。

在科尔夫的团队，加维克和德弗里的配合可以说相得益彰，加维克经常会有一些天马行空的思路，可是他却不知道如何在动物身上实验这些想法，而德弗里缜密的思维习惯正好弥补了加维克的不足。

包括加维克和德弗里在内，科尔夫麾下众人可谓各有所长，比如科尔夫团队的动物实验顾问唐·奥尔森（Don Olsen），他是犹他州本地人，原来经营一家兽医诊所，他的技术专长是给牛做手术。科尔夫认为，不同于一般的外科医生，奥尔森作为兽医的经验对实验动物的术后恢复和护理将有非常大的帮助，在奥尔森加入团队之后，对试验牛的大量"标准化手术"提出了改进，此后，植入人工心脏的动物存活的质量更好了。

20 世纪 50 年代到 70 年代，正是心脏外科蓬勃发展突飞猛进的 20 年，这得益于这个时代涌现了一大批诸如科尔夫这种拥有远见卓识又能脚踏实地的实干家。"君子性非异也，善假于物也"，科尔夫总是能充分整合各种资源为我所用。比如他所设计的人工心脏是由压缩空气驱动的，而这一设计思想却是受到了航天动力学方面的启发。当他还在克利夫兰时，美国国家航空航天局在当地有一处空气动力学研究中心，科尔夫仔细研究了他们的空气脉冲系统之后，将其原理移植到了人工心脏的设计当中。

到了 80 年代，科尔夫已经在人工心脏这个领域奋战了 20 多年，这期间人工心脏装置经由包括科尔夫在内的大量研究者的不断改进，性能日趋优秀，尤其以加维克综合前人若干改进方案之后设计的加维克 7 号[①]人工心脏（美国犹他盐湖城，科尔夫医学公司）最为出众。

它使得动物平均存活时间由过去的几天增加到几个月，不少动物体内植入了加维克 7 号以后，存活时间可超过 9 个月。

由于在动物实验上不断取得不错的效果，德弗里开始琢磨物色一个合适的病人进行人体试验。作为人工心脏研究领域的领袖，科尔夫在这时反而有些犹豫了，因为整个计划几乎就是个烧钱的过程，一旦人体试验结果不令人满意，美国国立卫生研究院很可能会不再给予资金方面的支持，这会使这项事业遭到重创。

正所谓无巧不成书，历史的真实里也充满这种极富戏剧性的邂逅，彷徨中的德弗里在这时恰好遇到了因首例人体心脏移植而成名的南非医生伯

[①] 这并非加维克的第七次改进，在这之后的一个人工心脏被其命名为加维克 3 号，这俩数字到底什么意思只有上帝和加维克自己知道。加维克的思维总是这样神出鬼没。

纳德，他们进行了一次长谈。历史仿佛在重现，人工心脏即将进行人体试验之前的情景，与当年那么多人观望人体心脏移植的情景何其相似。当年，沙姆卫、洛厄及库利等人分明已经具备了心脏移植的实力，可就是不敢越雷池一步，伯纳德说："我的历史贡献就在于这临门一脚，现在，该你了。"

最终德弗里说服了包括科尔夫在内的研究人员，他们向 FDA 递交了试验申请，并于 1982 年夏天获得了批准。

为了争取到心脏外科界的支持，科尔夫还曾派奥尔森去得克萨斯州的休斯敦拜访心脏外科的两大巨头德贝齐和库利，虽然德贝齐和库利在 20 世纪 80 年代的关系还非常紧张，但他们都对科尔夫团队即将进行的人体试验表示支持。

至此，进行人工心脏人体试验的主要障碍似乎都已经被排除了，不过，选择何种病人进行这一开创性的手术，可不是一个小问题，搞不好就可能陷入舆论批评的旋涡，甚至惹上官司。

由于这一手术计划在很大程度上仍属于人体试验的性质，尤其考虑到库利团队在 1969 年的前车之鉴，在伦理层面，科尔夫团队不得不慎之又慎，选择人工心脏植入的病人标准必须十分严格。经过团队充分的讨论，结合犹他州立大学医学中心的建议，他们最后敲定有两种类型的病人可考虑做全人工心脏植入：

第一种类型是那些希望做心脏手术的病人，如果这些病人术后不能脱离人工心肺机，生命一般将在手术室里结束，如果事先取得这类病人的同意，就可以在必要时进行全人工心脏的植入。为了让批评者无从下嘴，他们还提出，现场应由两位心脏病学专家共同判断病者的预后，确定是否已经用尽一切药物手段仍无效。如果一致同意需用人工心脏，才可以将病人的心室切除，再植入人工心脏。

毕竟开弓没有回头箭，手术操作一经启动，就没有回头路可走了。

第二种可予以考虑的病人类型是无法通过常规手术治疗的、晚期心力衰竭的心肌病病人，病情进展缓慢，药物治疗无效，最后还要经一个由 6

位成员组成的委员会进行分析，取得一致意见，才算通过。

这类病人的年龄应在 18 岁以上，必须有一个安定的家庭环境，有可靠的亲人陪伴照顾，最为重要的是，病人能意识到自己的病情，并能用正常的心智理性面对疾病，对使用人工心脏可能带来的益处和风险有充分的思想准备，在健康条件方面，除原发病（指心脏本身的疾病）以外，不能有其他严重的问题，比如感染、肾衰竭、癌症、肝病、肺气肿等。

由此我们不难看出，科尔夫团队在这次手术前的考虑，几乎已经到了天衣无缝的地步，病人的病情、家庭、精神状态以及其他医疗条件，凡是当时想得到的，统统纳入伦理标准，只有全部符合者，才能确定作为人工心脏植入对象。最后，术前正式充分告知病人及其家庭可能会遇到的风险和植入人工心脏后引起的生活上的改变。如果患方经与医生上述讨论后仍同意参与这项研究，就请他在"手术同意书"上签字表示同意接受植入人工心脏的手术。

＊

德弗里最终选定了一名叫巴尼·克拉克（Barney Clark）的病人。

时间是 1982 年，这位 61 岁的病人患有严重的特发性心肌病，他是一名退休口腔科医生，当时已经病得很重了，束手无策的心脏内科医生情知回天乏术，便将这个病人推荐给了德弗里。这么严重的病人，在当时已不符合心脏移植的标准（直到 20 世纪 90 年代，大部分医院对年龄超过 60 岁的病人都不考虑心脏移植），那么对于病人来说，是坐以待毙，还是冒险搏命试一下最新的技术？

为了向克拉克解释清楚这次手术可能对病人生活造成哪些影响，德弗里甚至把他带进了实验室观看他们如何在动物身上进行试验。克拉克看后认为，那些动物比自己强壮得多，自己要是被这么折腾一番必死无疑（这倒是和德贝齐在 1977 年的判断不谋而合），绝无生还的机会，还不如就此不治，顺其自然等死呢，于是他拒绝了这次手术。

但一个月后，克拉克却改变了主意折返回来，决定接受这次手术，他意识到自己快不行了。

然而，他之所以最终决定接受这次手术，却不是因为他认为这次手术能够有效延长他的生命，而是做好了接受手术失败的准备。他说，希望通过这次手术，德弗里能够学到一些东西积累经验，之后，在将来的某一天能够通过这项技术真的拯救其他病人。

克拉克本身就是医生，又经过了一个月的思考，他当然十分清楚术后他可能要面对的东西，那些可怕的并发症也许要比死亡本身更令人恐惧，但他还是决定接受这次手术了。这种明知山有虎偏向虎山行的勇气实在令人钦佩。

在 1999 年 6 月 3 日的一次访谈中，德弗里写道："我们为他做手术那天是 1982 年 12 月 1 日，跟伯纳德进行第一例人体心脏移植是同一个日子……"其实，德弗里把两次手术的日子都记错了，伯纳德的手术日期是 1967 年 12 月 3 日晚到次日晨，而德弗里这次手术的日期则是 1982 年 12 月 2 日。

德弗里之所以会把这个日期记错，除了接受访谈时距离那次手术年代过久之外，也可能跟当时制订的手术计划有关，因为德弗里原计划是在 1982 年 12 月 3 日进行这个手术，这个日子还真有可能是团队有意挑选跟伯纳德那个手术在同一天（洋人也为了图个吉利？），但当病人来到犹他州立大学医学中心时，病情已十分危重，多源性室性早搏越来越多，阵发性室心动过速愈加频繁，这些都是可能致命的，因此，病人在原定手术日期的前一夜即 1982 年 12 月 1 日晚 10 点半被紧急送入手术室。

1967 年，第一个接受心脏移植的病人华什肯斯基在术后存活了 18 天，而第一个接受人工心脏植入的病人克拉克则存活了 112 天，那颗人工心脏在病人体内一共跳动了 12 912 499 次。这在当时绝对是个无可争议的医学奇迹了，但对于克拉克而言，这 112 天却是如噩梦般的痛苦，因此我无法认为他比华什肯斯基更幸运。他的身上出现了一系列并发症，求仁得仁，在众多因为各种机缘巧合而被载入医学史册的病人中，克拉克无疑是为数不多非常值得后人敬重的一位。

绝大多数医生或病人终其一生也没机会经历如此意义深远重大的手术，读者们不妨随我一起看看克拉克在术后都发生了哪些并发症：

1982 年 12 月 1 日晚 10 点半病人进手术室，次日晨 7 点半病人手术结束进入重症监护室（ICU）；

12 月 4 日，因肺大泡破裂二进手术室开胸修补，节外生枝（因病人术前就存在慢性阻塞性肺气肿）；

12 月 7 日傍晚，病人全身抽搐，后有惊无险；

12 月 14 日，因二尖瓣支架断裂，三进手术室更换心室；

12 月 26 日肺血管阻力突然增高（非肺栓塞所致，经紧急处置好转，团队惊出一身冷汗）；

1983 年 1 月 18 日因鼻出血四进手术室，进行上颌骨和蝶颚骨动脉手术结扎和鼻中隔矫形手术，又一次节外生枝；

2 月 13 日应激性溃疡消化道出血（应激性溃疡泛指休克、创伤、手术后和严重全身性感染时发生的急性胃炎，多伴有出血症状，是一种急性胃黏膜病变）；

3 月 2 日，吸入性肺炎（指意外吸入酸性物质，如食物、胃内容物等刺激性液体后，引起的化学性肺炎，严重者可因呼吸衰竭致死）；

3 月 22 日，假膜性肠炎（一种急性肠道炎症，易发生在大手术和应用广谱抗生素后，其实质是肠道内菌群生态平衡失调）；

3 月 23 日，病人肺血管阻力再次突然增加，抢救无效，病人陷入休克，死亡。

作为一名外科医生，我经常会因为一些常规手术后病人恢复的不顺利而倍感煎熬，此中艰难不足为外人道，克拉克在术后经历的这些即使经由德弗里以冷静的笔触写进医学论文，作为后人的我在静夜读来仍不免热泪盈眶，这一系列并发症，在手术后接踵而至，按下葫芦浮起瓢，死神就在众人眼前徘徊挥舞着镰刀狞笑，医生们固守着一个注定要失去的阵地拼命抵抗，这样的抗争到底值不值？

德弗里在事后发表的文章中总结说：

病人在术后出现的问题大多数与术前就存在的基础疾病有关，并不是由全人工心脏引起的反应，病人在这次手术的前一年，就已经有肺动脉高压、慢性阻塞性肺气肿、轻度肾衰竭、大量腹水和充血性肝大。尸检证实，人工心脏内及其周围无感染，血细胞成分与心室衬里之间无明显炎症反应，心房和各瓣膜无血栓形成，外周循环无明显栓塞。

首例永久型全人工心脏植入人体获得不少重大成就，我们可以证明：第一，全人工心脏可以植入人体胸腔内，而不引起主要血管的堵塞；第二，全人工心脏可使生命延续一个长时间（至少112天），而无明显的全身或局部的感染；第三，病人能够接受全人工心脏，对噪声和永久性连接驱动装置无怨言，并且毫无不舒适和疼痛感；第四，植入全人工心脏后，病人的中枢神经系统可以不受干扰，并保持其较高的活力，而这一点是无法在动物实验中进行评价的。

本例手术的成功表明，采用这种装置作为晚期心脏病的治疗手段是可行且必要的。为此，犹他州立大学医学中心全体工作人员衷心感谢病人及其家属。

不出我们所料的是，这次非同寻常的手术，又使媒体很是热闹了一番，只不过相比于15年前伯纳德受到的追捧，这一次手术团队受到的苛责明显要多一些，比如说《纽约时报》就撰文批评说："克拉克度过了'112天死一般的日子'"。但在媒体的焦点之外，那些常人难以想见的艰辛，公众就不怎么热衷了。动力学问题、保护血液有形成分不被破坏的问题、能源问题、生物相容性的材料问题、随人体生理需要的可调节问题……每一个问题的背后都是无数人的付出，若没有疯子一般的执着，很难想象科尔夫是怎么带着自己的人马一路走过来的。

皇天不负有心人，因为这次开创性的手术，科尔夫、加维克、德弗里被永久地载入了医学史。对了，还有那一颗凝结了众人心血的、被命名为加维克 7 号的人工心脏。有人说，人工心脏的荣誉属于科尔夫，我想，科尔夫本人根本就不介意这些，否则他也不会不止一次用合作者的名字命名这些医疗产品。若非这样的胸襟，他也无法统领这样一个富于创造力的团队，完成这样一个看似不可能完成的任务。

媒体对同一事件的兴奋时间总是很短，因此加维克 7 号后来更为辉煌的战绩反而不怎么为大众所知——1984 年，第二例永久植入加维克 7 号人工心脏的病人威廉·J. 施罗德（William J. Schroeder）存活了 620 天，最后死于肺炎；第六例植入加维克 7 号人工心脏作为桥接过渡、之后等到心脏供体的病人，在接受心脏移植术后活了 5 年；第七例这样的病人，活了14 年多……

美国 FDA 统计了 10 年中 95 名植入加维克 7 号人工心脏病人的数据，有 79% 的病人成功地等到了合适的心脏供体，并获得了较好的移植术后生存期。2001 年，美国 FDA 又批准了一种名为 AbioCor 的人工心脏，其可用于永久地植入人体，而非只作为心脏移植前的过渡手段。现在，仅美国每年即有 3000 多名病人需要植入人工心脏。随着人工心脏向小型化、耐用性强及低阻力发展，其将来有可能像人工心脏起搏器一样得以广泛应用。

一战成名之后，德弗里收到了来自世界各地的大量信件，他意外地在一部分信件里开始了解自己的生父。因为这些来信者中有不少是父亲当年的战友，他们在信中讲述了许多父亲的事，德弗里甚至还在一次学术会议中巧遇父亲当年的战友。后来他的继父去世，母亲说："现在我可以告诉你关于你生父的事情了。"可那时的德弗里发现，他对生父的了解居然已经远超过母亲的记忆和讲述了。2000 年 12 月 29 日，德弗里成为一名中校军官，并于 2002 年 1 月 18 日完成军官基础课程培训，成为美国历史上完成该培训的人中年龄最大的。德弗里先学医又从军的经历，也许正是在冥冥之中受到了父亲的指引，这个事实上德弗里并未见过面的父亲，原来早已为其规划好了一个精彩的人生。

加维克如愿以偿地成为生物医学工程方面的翘楚，他成立了自己的公司，该公司后来生产的一种人工心脏被其命名为加维克 2000。2000 这个数字，可能又是由于加维克的某种偏爱，并不是试验过 2000 次的意思，谁知道呢？不过，我们无须怀疑的是，正如他当年所说的那样，他确实比这个世界上绝大多数医生收入都高得多。

与前代的人工心脏不同，加维克 2000 这种心泵是通过叶轮的高速旋转产生离心力，使血液源源不断地流动，而不是产生搏动，也就是说，植入这个装置之后，非但医生不再可能通过听诊器听到病人的心跳，病人本身也不会感觉到自己有脉搏了，这又是对传统观念的一个挑战。

后来的研究证明与传统的脉冲泵相比，旋转血泵具有几个明显的优势，从心室到主动脉驱动连续的血流，由于没有体积位移变化使旋转泵运转时几乎无声，这对病人及其护理人员的侵扰较小，这一点在公共场所尤其重要。尽管由于脉冲压力较小而没有可触知的脉搏，但这些装置对最严重的心衰病人却产生了前所未有的心功能改善效果。同时，由于这种心泵体积较小，也将使术后的恢复时间和住院时间更短。

目前，加维克 2000 植入术后的最长存活纪录是 8 年。这次手术在英国完成，术者是维斯塔比。病人在术后背着电池背包度过了一段接近正常人的生活，最后死于肾衰竭。但这个存活纪录差一点儿被一个不知深浅的毛贼给中途毁掉。

这个病人有一天正在逛街购物，一个混球误以为他的背包里有什么值钱的玩意儿，抢过来就跑，结果这一拉扯，使背包里的电池连接线与病人头部的电源连接插孔瞬间脱离——这相当于普通人的心跳骤停，这个毛贼抢到背包之后听到了背包里发出的刺耳的断电警报声，吓得只能扔掉背包跑掉，幸好附近的路人帮忙接回了电源，病人才没有因为断电而死。

早期的人工心脏因为需要一个较大的操控台，所以病人的活动范围受到了极大的限制，而这种能够背着电池包满世界跑就方便多了，只不过病人必须得牢记定时更换电池，晚上将身体与电源相连充电，维斯塔比在他的回忆录中就提及一个叫吉姆的人工心脏植入后的病人，因为外出旅行，忘记带备用电池，结果在玩得忘乎所以时断电而死，当时是他接受人工心脏植入术后的第三年。

为了解决外置电源的不便，科学家又研究出无线能量传输技术（也叫经皮能量传输技术），这就极大地减少了需要安装于人体内部的供电系统的体积和重量，减少了病人伤口感染的风险，提高了病人的生活质量。

而今，随着人工心脏及其他人工辅助循环设备的进步，晚期心衰病人除了心脏移植外，又多了一项治疗选择。医学科学的进步和医疗技术更新仍未完结（也许永远也不会完结），只是对于有些连基本医疗保障都没有得到满足的地区，应用人工心脏还是太过遥远且奢侈的梦。

这些故事，我们可能还要再讲许久也不会讲到尽头，我们且在有生之年拭目以待。但每个人的生命终究有个尽头，哪怕像德贝齐和库利（库利团队曾完成过 11.8 万多例心脏手术）这样曾经无数次地帮助病人对抗死神的医生也终将死去，可是，他们死前和好了吗？

2016 年 11 月 18 日库利以 96 岁高龄去世时，他与德贝齐的恩怨再次成为被公众关注的话题，根据《休斯敦纪事报》等媒体的报道，德贝齐与库利在 2007 年达成了表面上的和解，此前，他们已将近 50 年没说过话。据说，美国外科界的高层，一直在试图制造机会让他们和解，这两人的矛盾也让一些慈善机构非常头疼，因为跟双方都是朋友，善款捐给谁好呢？

2007 年 10 月中旬，已经 99 岁德贝齐获得美国国会最高民用奖项的金质奖章，以表彰他多年以来的医学成就。在随后的 10 月 27 日，库利在圣卢克医院举行的库利心血管外科学会上，又颁发给德贝齐终身成就奖奖章。

会议录像显示，库利从舞台上走下来，俯身在德贝齐乘坐的电动轮椅旁说："一个人在一周内先后获得国会金质奖章和库利心血管外科学会的终身成就奖奖章，一定是一个沉重的负担。"

德贝齐说："美国造币厂制造的国会奖章可是纯金的哦，我希望库利给我的奖章应该也是一样的。"库利博士笑着回答道："我颁发的奖章是 14 克拉的。"

德贝齐当时还处于术后恢复阶段，2006 年他经历了主动脉瘤破裂的急诊修复手术，而这一术式正是半个世纪前他和库利联手开创的，在他们和解之后的一次访谈中，德贝齐还表示："如果当时我没找到乔治·努恩（George Noon）（德贝齐弟子）那样可信的外科医生，我可能会请库利来给我主刀，因为我对他的外科才能非常有信心。库利是我见过的最好的心血管外科医生之一，在那些开创性的时代，我几乎所有的第一次都与他有关。"

其实，多年以来，库利一直寻找与德贝齐和解的机会，根据库利的好友塞南的说法，库利打算在几十年的竞争与对抗之后与德贝齐和解的想法，可能跟美苏两国的航天员在冷战结束后成为好友有关。美苏之间曾激烈竞争且彼此之间充满敌意，可是到了最后，两边的航天人员还是在私下成了好友，惺惺相惜的英雄气，终究盖过了意识形态与家国的对抗。库利与德贝齐之间的矛盾再大，还能大过美苏之间的矛盾吗？

2007 年 1 月 16 日库利写了一封短信给德贝齐，他在信中说：

亲爱的麦克，首先，祝贺您奇迹般地战胜了病魔，顺利地从那次大手术中康复。随着岁月的流逝，我越来越渴望同您见面，我将要当面向您对我的生活和事业所产生的巨大影响表达诚挚的感谢。尤其是，我很感激您50 多年前为我提供的在贝勒医学院的工作和成长的机会，您的医德操守和工作热情激励了年轻的我，那些激情燃烧的日子已成为我无法抹去的美好回忆。为此，我大约在 10 天前曾到过贵府，您太太客气地接待了我，但她说您在睡觉，不便见客。如果您愿意见我，我随时恭候。

外科医生给公众的印象，往往是沉着冷静不易动感情的，心外科医生动辄要经历病人的生死考验，心灵更是早就习惯了必要的"残忍"和疏离，但当我在一个夏天的夜里从库利的自传《十万心脏》中读到这封信时，却不免老泪纵横，这两位昔日亦师亦友的亲密伙伴，何至于成为近 50 年一句话都不说的死对头呢？少年子弟江湖老，往事都已写进历史，德贝齐与库利这对老冤家在几步之遥的两家医疗机构里明争暗斗了几十年，共同促进了心脏外科的发展。而今，两人已双双进入垂暮之年，这样一封饱含深情的信，什么样的铁石心肠能不为所动呢？

在他们握手言和的那一天，库利告诉德贝齐，他很遗憾他们已经变得如此遥远，并希望他们在"竞争"和"小型战斗"中达成的"临时休战或停火"将成为永久性的协议。"我们两个老家伙为什么要把这种所谓的仇恨带到坟墓里呢？"

在人生所余不多的时光里，他们还有必要继续争下去吗？也许他们最后还要竞争一次寿命的长短吧，德贝齐活到了 99 岁，库利活了 96 岁，如果这个世界上真有天堂，那么当他们能在天堂重逢时，等待库利的也许是打出 V 字手势的德贝齐。

如果这两个老冤家在天堂还想打架，科尔夫想必也不会袖手旁观，一定会居中调停。江山代有才人出，医学界的青年才俊仍将继续在人工心脏领域呕心沥血，但当我们想起人工心脏的诸多故事时，请不要忘记那一串闪光的名字和他们不朽的伟业，如果你无法记住所有的人，那我希望你能记住他们当中的最伟大者——科尔夫。

作为生物工程、外科和内科领域杰出的学者，世界公认的人工器官之父，科尔夫在世界各地的大学里获得超过 12 项荣誉博士学位，荣获超过 120 个国际奖项，其中包括 2002 年的拉斯克临床医学研究奖。他一生致力于人造器官的研究，直到 1997 年 86 岁时才退休。2009 年 2 月 11 日，这位对当代以及后世医学贡献不可估量的巨人在家中去世，距离他 98 岁生日仅差 3 天。

"父亲是自然死亡的。"科尔夫的儿子特鲁斯如是说。

科尔夫的豪言犹在耳畔："心脏既然能长出来，就一定能被造出来。"

13

筚路蓝缕，以启山林
——永无终结的故事

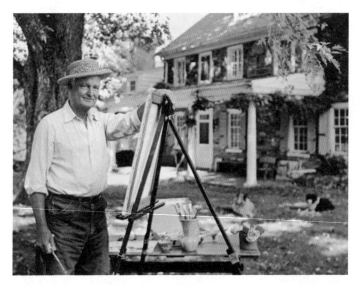

吉本的退休生活

图片来源：THERUVATH T P, IKONOMIDIS J S . Historical perspectives of The American
Association for Thoracic Surgery: John H. Gibbon, Jr (1903-1973)[J]. Journal of Thoracic &
Cardiovascular Surgery, 2014, 147(3):833-836.

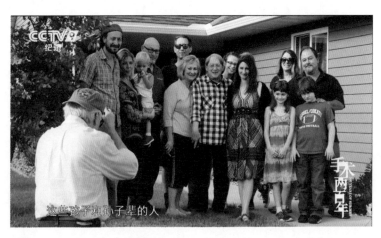

早期心脏手术的亲历者肖恩与家人，截图自央视纪录片《手术两百
年》，居中者为肖恩，这个镜头拍摄于 2017 年

图片来源：中央新闻纪录电影制片厂《手术两百年》，央视网，2019

心脏外科的发展进步仍在继续，甚至在人工心脏移植之后的技术更新也不乏精彩的篇章，比如在 2022 年 1 月 7 号，美国马里兰大学医学中心的巴特利·格里菲斯医生（Bartley Griffith）团队向 57 岁的病人大卫·贝内特（David Bennett）体内植入了一枚猪的心脏，直至本书完成校对即将付梓之际，病人业已存活超过 50 天。如果各位读者朋友还记得 1964 年哈迪医生进行的那次异种心脏移植，植入病人体内的那颗黑猩猩的心脏仅在病人体内跳动了 1 小时，就一定会同意这 50 天真的是一个非常了不起的纪录，我们祝大卫·贝内特能够顺利康复，愿异种器官移植技术早日走向成熟造福众生。

关于这次手术，有媒体朋友问道："如果异种心脏移植技术成熟，是否会推动医学伦理的极大变化？"

基于历史上的经验，像这样一个破天荒的手术，我们不难想象它可能引起的伦理争议，但我认为一旦异种器官移植在技术上的障碍被彻底攻克（人体对异种器官的免疫排斥和人畜共患病风险），伦理方面的阻力肯定就会被冲散，在必死无疑和拥有一颗猪心的选择面前，有几个人会选择死亡呢？

除了来自宗教神学方面的阻力以外，普通人排斥猪心可能跟一些古老的观念有关，即心可能代表情感情绪乃至灵魂，但从科学角度，心脏这一器官，它就是一个肌肉泵嘛。在心脏移植领域，也一直有移植了某人的心脏结果就具有了心脏供体者的某些性格的说法，不过这些统统是无稽之谈，早就被一些严谨的研究所证伪了。

所以，倘若未来的某一天，你真的需要一颗猪心来救命，真的不必担心自己术后会变得像猪一样笨，也不必担心自己在术后就失去了一颗会爱人的"心"，因为真正负责爱意的器官，是大脑。

当然，如此重大的手术，术中一些不可控的因素导致大脑的损伤是可能的，你确实有可能不像术前那么聪明，那也只是大脑受损导致的，那颗猪心是无辜的。

所以，我当然乐见这一技术走向成熟。无论是异种心脏移植最终取得成功，或者是人工心脏技术有了重大突破，都有可能是在同种心脏移植之外的，也是有效的解决心脏终末期疾病的答案。在现阶段，虽然同种心脏移植技术相对成熟，可不管怎么说，对于供体的家属来说，做出同意捐献器官的决定都是一个不小的折磨，即使相当一部分人生前原本就签署过器官捐赠的意向，可事到临头家属就是不同意的也比比皆是。

所以，回到前面的问题，倘若异种器官移植技术走向成熟，我相信在经过短暂的未必激烈的争议之后，该技术所能解决的伦理困境，肯定要远比它可能会导致的困境要多得多。

所谓天下无不散的筵席，心脏外科的故事，至此似乎已可以告一段落，是时候与读者诸君说再见了。然而，这些拓荒者的事迹留给我们的思考却不应该就此结束。

本书中提到的这些故事，以精彩程度而论，似乎各有千秋难分伯仲，若以对心脏外科发展的重要性而言，心肺机的发明无疑是最具里程碑意义的事件，也是笔者倾注感情最多的部分。除最初的"蓝婴"手术之外，几乎所有故事均与此直接相关，没有心肺机的出现，就绝无心脏外科的发展。在本书的终章，我们不妨先简单回溯一下这一时期的重要事件，并对几个主要人物的结局做一简单交代。必须要说明的是，这段时期对心外科的发展做过重要贡献的人，绝不仅仅书中提到的几位，且本书也非一本严格意义上的医学史专著，没有将所有贡献巨大的人物悉数收入。为了方便叙事集中线索，或仅仅是由于笔者的某种偏好，有些人物不得已忍痛割爱；甚至已经提到的这些大师，由于同样的原因，也未能将其全部贡献完整展现。

且从我们的第一位女主角开始吧。塔西格一生在小儿心脏病领域建树颇丰，她于 1954 年获得了美国拉斯克医学奖（当年的另外两位获奖者是布莱洛克和格罗斯，因为在先天性心脏病外科治疗领域的贡献，3 人在此同框了），1959 年成为了霍普金斯大学历史上第一位女性全职教授。但其最卓越的功绩还是参与创立了 B-T 分流手术。1986 年 5 月 21 日，塔西格在结束了一次会议之后死于一场车祸，那一天距离她的 88 岁生日只差 3 天。

作为现代小儿外科创始者拉德教授的第一门生，格罗斯因在 1938 年创立动脉导管结扎术而赢得了巨大荣誉。虽然他忽略了塔西格理论的价值所在，使塔西格转而和布莱洛克联手于 1944 年确立了 B-T 分流术，但仅凭动脉导管结扎这一项成就，便使格罗斯在世界小儿外科及心脏外科领域引领风骚达数十年之久。1954 年及 1959 年两次获得拉斯克医学奖（唯一一位两次获得该奖的人），1968 年，英国皇家医学会授予其丹尼斯·布朗金奖（Denis Browne Gold Medal，小儿外科领域世界最高奖，每年奖励一位国际名人，格罗斯是第一位获奖者，2000 年张金哲成为中国获该奖的第一人）。1975 年，格罗斯当选为美国国家科学院院士。他甚至在晚年病重期间也坚持参加各种学术会议，参与教学。1988 年 10 月 11 日，在马萨诸塞州普利茅斯的一家养老院，格罗斯安静地走了。

关于塔西格和格罗斯，还有一个非常令人震惊的细节很少被人提及，那就是塔西格耳朵不灵（真的很难想象她是如何听诊的），格罗斯只有一只眼睛好使（更无法想象他是如何完成那么多复杂的手术的），而这两个人在交流"蓝婴"的问题时，也确实出现了沟通不畅的问题，不知道为什么，这个他们二人彼此错过的故事，总会让我想起郭沫若与陈寅恪交流史学问题时，陈寅恪所撰的对联"郭聋陈瞀马牛风"，郭陈二人也是一聋一瞎。

阿尔弗雷德·布莱洛克因 B-T 分流术而扬名世界，一度成为当时最炙手可热的外科医生，他可以通过其影响力将门下的弟子送入任何一家其想去的医院。他一生弟子众多，其中以创立了得克萨斯心脏中心的丹顿·阿瑟·库利最为出色。布莱洛克晚年当选为美国国家科学院院士和美国哲学学会会员。

费雯·托马斯后来被授予约翰斯·霍普金斯大学荣誉博士学位，并担任外科实验室的负责人，他的贡献逐渐为医学界之外的公众所知，未做良医，却活成了传奇，他在晚年著有自传一本，电影《神迹》基本上较为真实又不失艺术地展现了托马斯不同寻常的一生。

20世纪40年代中期B-T分流术一枝独秀，许多人前来约翰斯·霍普金斯医院参观学习，比奇洛创新的激情在此被点燃，他发展了低温的理念。而比奇洛在学术会议上的实验报告又启发了刘易斯，使后者得以在低温的手段下完成了人类历史上第一次心内直视的手术。从封闭手术到直视下从容细致的心脏外科时代，低温扮演着重要的桥梁角色；而且，中度低温的应用、心脏停跳的诱导、深低温下阻断循环，也为体外循环的使用留下了宝贵的遗产。而在低温手段在心脏外科方面已取得优异的初步战果，很多外科医生驻足不前的情况下，吉本却在重重困难中，披荆斩棘，历尽20年辛苦，为心外科的发展迈出了至为关键的一步——将人工心肺机带入了临床实践。心肺机的出现，使心脏外科的进一步发展进步成为可能，于是瓣膜外科、冠状动脉外科相继出现并成熟，甚至心脏移植也在日后成为常规手术，而人工心脏则更是心肺机体外循环技术的直接延续和发展的结果。

比奇洛在一生中获得过25项国际及国家大奖，但是他最珍视的两项是加拿大勋章（1981年）和入选加拿大医学名人堂（1997年）。有趣的是，比奇洛对心脏起搏器做出了贡献，经由众多学者的设计改进，起搏器由大到小，由体外到体内，终于进化成一个活人无数的重大发明。而比奇洛自己在晚年时也受惠于这项发明，不然他不太可能活到90岁那样的高龄，这一点，与美敦力创始人巴肯的情形倒是极为相似。

虽然体外循环机的最终确立应用是由李拉海和柯克林等人完成的，所有文中提到的人物都在这一历史进程当中发挥了重要作用，但笔者仍然认为，若以功劳大小计，吉本是当之无愧的第一功臣。

作为一个外科医生，吉本最大的与众不同之处在于他对理论思维的追求。他认为，在现代要做一个杰出的外科学家，科学的头脑、扎实的理论基础、广泛的新知识，是比灵巧的双手更为重要的成功因素（事实上，吉本也拥有绝佳的手技，却绝少炫耀）。对基础学科知识的广泛涉猎，使他高屋建瓴，能够敏锐地发现当代医学所面临的最关键的挑战。惟其如此，吉本才能在近20年的时间里越挫越奋，默默地承受着世人的误解、讽刺和打击，成就了这样一番开拓性的伟业。

他的悲剧性在于，由于时代的局限，他第一次手术成功的价值并没有很快得到学术界的认可，其重要性是后来随着心脏外科的发展进步而逐步呈现的，他在1968年时才因为在心肺机方面的贡献获得当年的拉斯克医学奖，算是迟来的荣誉了。我们现在知道，该成就作为外科及医学上的一大进展，足以和麻醉、无菌术及抗生素的出现相提并论。多年以后，当诺贝尔奖委员会请克拉伦斯·丹尼斯与乔纳森·罗兹（Jonathan Rhoads）两位教授提交生理学或医学奖候选者名单时，两人不约而同地提名吉本为候选人。但遗憾的是，吉本已于1973年2月5日逝世，委员会以授奖于死者未有先例为由，拒绝接纳。如果吉本这样的成就都不能获得诺贝尔奖，我实在想不出在这之后还有任何外科方面的进步可以配得上这一奖项了。

但是这些遗憾也说明，心脏外科这种极具挑战性的探索，是不大可能由一两个天才就完成的，其过程注定不会是一帆风顺的。吉本呕心沥血20多年，中途因连续的挫败而消沉退却，使得李拉海和柯克林崭露头角。这也许恰如格罗斯错过了塔西格理论，而比奇洛止步于低温措施，这种看似机缘巧合的遗憾，背后却似乎隐含着某种必然的历史逻辑——心外科的发展史注定将是群雄逐鹿，不容任何人尊荣独享。

李拉海乃是笔者十分钦佩且最为喜欢的一个人物，似乎除"天才"二字之外无以形容其卓越。他的成功一方面是由于其不懈的努力和幸运；另一方面，也许是更为重要的，是他那敏锐的直觉或者说对事物本质的深刻洞察力。这种洞察力虽常常得益于对前人思维方式的突破，但又是一种似乎与生俱来的高级的创造性思维能力——那些头绪纷繁、表面上看来无从下手的难题，其背后往往隐藏着一个异常简单的解决方法。也许只有李拉海这样的天才，才能在当时军心动摇一片悲观的严峻形势下，以"交叉循环"这一天才构想扭转乾坤，中兴残局。

李拉海一生中曾获得包括拉斯克医学奖（1955年，与莫利·科恩等其他3位明尼苏达大学的同事因为在心脏外科方面的贡献共同获奖）在内的 90 多项大奖，但我个人认为最耀眼的名号莫过于"心内直视手术之父"。他确实在这一领域做出了不可替代的贡献。如果说吉本因为心肺机的发明，可称为心脏外科起源过程中当之无愧的第一号人物；那么李拉海由于创造了若干心内直视下手术的第一次，则可被毫无争议地称为第二功臣。同时，他还是一位出色的医学教育家，受其影响的心外科医生包括 40 多个国家的 150 多人。这些人都在心外科领域里各领风骚，最著名的一位是完成了世界上第一例人体心脏移植的南非外科医生伯纳德。

1999 年 7 月 5 日晚，李拉海在家中平静地死去，病因是肺炎。这个他一生的宿敌，害死了好多心脏手术患儿性命的疾病，也终结了这位王牌心脏外科医生的生命，80 岁的李拉海累了。2000 年，作家 G. 韦恩·米勒（G. Wayne Miller）将李拉海传奇的一生写成了一部书——《心脏之王》（*King of Hearts*），畅销至今。在其逝世后，丹顿·阿瑟·库利曾在纪念文章中写道："我由衷地向这位伟大的心脏病研究先驱的精神致敬，作为一名外科医生，他终将名垂千古。"由于文笔极佳而且长寿，库利差不多将先于他去世的第一代心脏外科先驱们挨个撰文纪念点评了一遍，以我所能查到的材料来看，这几乎是库利对同道的最高评价了。

从某种意义上讲，交叉循环这种近似疯狂的手术方式，与其说像个神话，不如说它更像一则寓言。它的出现，使一度濒临绝境的心脏直视手术研究没有中断，在这一事业的"生死关头"延续了整个心脏外科战队最关键的一口气，它昙花一现似的短暂成功，终于推动了体外循环机的进步成熟。它没有得到大范围的推广，没能持续存在太长的时间，完成了过渡任务之后，便迅速地在这一领域里消失得无影无踪，以至于今天的人们，甚至很多心脏外科的医生们，也对当年这样一段惊心动魄的往事不甚了解。

"1954 年至 1955 年，李拉海团队为存在复杂心脏畸形的 45 名儿童施行了直视下的心脏手术……有 28 名复杂的心脏畸形得到了治愈，45 名循环供体均得以存活……"对于这一段往事的叙述，有心的读者也许会读出弦外之音，笔者在此不惜用了曲笔。因为无力或已不忍再详尽地呈现这其中的每一次失败，笔者生怕读者会因绝望掩卷而去，于是匆匆煞了尾，"大跃进"似的从阴霾写到霞光。其实，在这期间，李拉海历经了常人难以想象的挫败，甚至一度无人为其推荐病人，手术室的护士也在背后称其为"手术室杀手"……最痛苦的时候，李拉海的追随者曾经困惑地问道："为什么我们的道路如此艰难？"他回答："当你冒险走进一片荒蛮之地时，就别指望眼前是一条坦途，须知，正确的决断来自既往的经验教训，而经验教训则来自错误的决断。"

2019 年中央电视台播出的纪录片《手术两百年》中有一个场景：一个阳光很好的午后，老爷子肖恩和老朋友在家里练吉他，他的妻子倚靠在钢琴边充满爱意地看着他，屋里响起乡村音乐……这个老爷子就是当年经历过交叉循环心脏手术当中的一位，而那次手术的供体就是一位与肖恩非亲非故的志愿者。作为这部纪录片的文本作者、联合编剧和策划，我在审片阶段看到这个桥段之后大为惊讶，我问导演："你们是怎么找到这个人的？"直到这部纪录片正式播出时，我看到这里也不免激动得热泪盈眶，想想这是多么神奇的事，肖恩若不是生活在美国最前沿的心脏外科研究中心明尼苏达州，若没有碰上李拉海，若没有愿意作为供体的无畏无私的志愿者，生命早已在 60 多年前终结。

我在接受《Vista 看天下》的记者梁静怡关于此片的采访时说："什么是生命？生命就是两段无穷黑暗中间一刹那的光明。生命有多美好，就有多易逝，它就像一根蜡烛，没有现代医学时，这根蜡烛可能刚点到一半，就被一阵风来给吹灭了，现代医学能帮助这个蜡烛尽量烧到头。李拉海挽救了一个人，成就的是这个普通人平凡也多姿多彩的一生，也成就了这么一个大家庭，他们每个人又做了一些对这个世界有影响的事，哪怕是对世界没有影响，他们只是完成了他们自己非常平庸的一生，但他也有自己经历的那些喜怒哀乐，这就很了不起。生命本身很神奇，每一个生命都值得奋力拯救。"

在差不多同一时期，除李拉海外，付出巨大代价的人还有许多，比如一位不太被医学史研究者提及的加拿大学者威廉·T.穆斯塔德（William T. Mustard，1914—1987）。他利用猴子的肺进行体外循环做心脏手术，结果连续12个病人都死掉了，死亡率100%。其中只有一个在术后活过了15天，其余的大都死在手术台上。这些病人当中，年纪最大的不过11岁。

抚今追昔，感慨良多。从1628年哈维发现血液循环，到1982年德弗里完成人工心脏的植入，300多年倏忽而过。人类世界的杀戮与征战几乎没有片刻停歇，但由于无数科学家的艰难探索，有关生命科学的观念、理论技术与方法仍可以在战火的间隙中不断更新，薪火相传的科学精神也不曾有丝毫改变。大自然总是十分吝啬自己的秘密，不会轻而易举地让我们窥破，人类向征服的方向每走一步，都将付出巨大甚至惨痛的代价，关乎生命的秘密尤其如此，科学的入口与地狱的入口彼此毗邻。为了心脏外科的发展，无数病人付出了生命，多少医生学者耗尽了青春。历史记住了最终成就辉煌的人的名字，但那些为了推动人类健康事业进步，付出过心血甚至生命的籍籍无名的普通医生和寻常病人，也应得到世人的尊敬。

其实，每一位医生心中都有一块墓地，墓地里有医生为在自己面前死去的病人树立的墓碑。

多年以来，在吉本的心中一直有一个名字让他挥之不去，这个人的名字是伊迪丝·S，在体外循环技术成熟之后，吉本多么想亲口告诉伊迪丝的亲人，在他看守伊迪丝的那一夜之后，他用了近20年的时间找到了可以救她性命的手术方法。可惜，由于年代久远，在那所医院里已经找不到她的病历记录，直到1973年吉本去世，这一夙愿也未能达成。

玛丽一直记挂着丈夫的遗愿，继续寻找着伊迪丝的联系方式，皇天不负苦心人，1974年，丘吉尔教授的遗孀在整理丈夫的遗物时，意外发现了有关伊迪丝的信息，于是将这份材料交给了玛丽。玛丽找到了伊迪丝当年留下的地址和其丈夫的电话号码，但事到临头，玛丽却迟疑不决，电话的那一头会有人接听吗？她的家人会谅解当年的失败吗？前思后想了几个月之后，玛丽终于鼓足了勇气拨了那个电话，接听电话的是一个女人，她是伊迪丝的女儿，玛丽表明了身份，说自己就是 44 年前照顾过她母亲的那位医生的妻子，不料对方冷冷地说："我当然记得那个害我母亲丢掉性命的医生，我不想见你也不想跟你说话。"说罢就粗暴地挂断了电话。她的家人果然没有谅解自己的丈夫，玛丽想要完成丈夫的遗愿，既然电话沟通不畅，她便按照那份资料上的地址又写了一封长信，在信中她详细地解释到，在 20 世纪 30 年代，那样的手术是不可能取得成功的，但她母亲的死，后来促成了人工心肺机的研制成功，这一进步迄今已挽救了数以千计的性命……信邮寄出去之后，仿佛石沉大海，没有任何动静，直到 6 个月之后，玛丽才收到一张明信片，卡片上写道："虽然只言片语难以表达我对你们夫妇伟大善举的感谢，唯寄这张卡片聊表寸心。非常感谢你们的工作，如果我的父亲和哥哥在世时也能知道这个消息就好了。"

时至今日，先天性心脏病外科也还独一无二地让人们对整个学科保持着最初的敬畏感，原因可能是打开一个孩子的心脏进行手术，仍让人觉得是不可思议之事。这或许是因为心脏手术的成败攸关生死，其结果决定了患儿的生命之树能否继续生长，生命之花能否如期绽放；又或者是由于心脏外科的成熟比其他外科分支都要晚——心脏外科就是在某些今天仍在开拓的先驱们的职业生涯中艰难发展起来的。面对先天性心脏病患儿及其家庭，心外科医生首当其冲地肩负着手术治疗的第一重任，这是我们类所有职责中最重要的一种——对后代那种深刻原始出于本能的认同和责任感。

令人感到五味杂陈的是，当下也许是先天性心脏病治疗领域一个极其重要的发展关头，可世界上某些地区却通过采用产前超声诊断先天性心脏病，而后对患病胎儿实施流产，以避免先天性心脏病患儿的出生……这恐怕是第一代心外科先驱所始料未及的情景。

在成人心脏外科领域，除了本书中已提到部分外，还有主动脉外科和心律失常外科我没有写成独立成章的故事，虽然也做了相当多的准备工作，但终因水平不济而放弃，这恐将成为一个无法弥补的遗憾了，在此需要再次向各位读者朋友解释的是，本书呈现的远非心脏外科历史的全貌而只是弱水三千中的一瓢而已。

瓣膜外科领域的竞争，可谓异彩纷呈，好多突破都是分别有不同的人独立实现的，有一个我们不愿意相信的事实是，一些关于科学伟大发现和技术发明的故事，往往都存在不止一位主角，在科学史上留名的，通常都是那个有能力说服世界相信自己想法的人，而不是率先提出这个想法的，正如社会学家罗伯特·莫顿所言："天才并不是唯一的思想之源，只是更高效的思想之源。"这里的高效一词，指的应该是传播效率方面的高效，茶壶煮饺子倒不出来是不行的。在医学的历史上，我们会发现很多创意发现和发明都是同时有许多人独立进行的，为什么会有这样的现象？其实就是时代决定命运，时势造就英雄，一个时代的科学、经济、生活水平决定了这个时代的人可能会做哪些事。马克·吐温说："进入了这个时代，大家都在做着这个时代的事。"无论是妮娜与斯塔尔在人工瓣膜方面谁是第一的争议，还是贝利、哈肯与布罗克在"瓣膜外科的奇迹之年"1948年的齐头并进，诠释的都是这一规律。

关于贝利，还有一个关于他的事迹（我不确定是否可算功绩）在前面的章节没有直接提到，早在低温下心脏直视手术出现之前的8个月，也即1952年1月11日，贝利就用盲法成功地修补过一例房间隔缺损，但代价是，前9例都失败了……

法瓦洛罗这位悲情的阿根廷医生，其命运的起伏跌宕与家国情怀像极了希腊神话里的悲剧英雄，即使我们明知道他那些违背经济规律的理想主义作为是不可能成功的，可仍然幻想着他有一个美好的结局，可惜残酷的现实不是神话，大厦将倾之时，并不会有一个从天而降的超级英雄力挽狂澜，将主角从困厄的绝境中解救出来，我们只能无助而悲愤地听闻枪响，而后看见血流满地。

在医学的历史上，只有先驱才有可能被记住，但我以为先驱不应该单指研究者或医生，也应该包括最早期勇敢的病人，他们有可能被延长的只是毫无质量充满痛苦的生命，也可能继续过一段相对质量高的生活，然后再次迎接死亡，比普通人还要多死一次。哲学家说，我们生活中所有美好的体验，都应当以秒来计算。从这个意义上来说，所有对美好生命的延续，都值得付出万分努力。这也回答了，为什么在有些人连普通疾病都看不起的情况下，还有人在研究人工心脏这么昂贵的救命技术。公众所难以理解的是，医疗技术要取得进步，往往不是靠最直接的方式，而是首先设立一个高难目标——比如制造人工心脏，从而为创新工作提供强大动力，鞭策全球的科学家尽一切努力促进发展，最后改进医疗技术，从而使大多数的普通人受益。回顾本书中最核心的故事，吉本决定制造心肺机的最初目的只是解决肺栓塞的难题，但最终的结果却直接催化了整个心脏外科的成熟，开创了一个外科新时代。还记得 1939 年那位最初讥刺吉本的外科医生是怎么说的吗？"在我看来这简直就是儒勒·凡尔纳式的幻想"，有趣的是，这位外科医生大概不知道，科幻大师儒勒·凡尔纳本人恰恰也说过："但凡人能想象到的事物，必定有人能将它实现。"吉本的成功，再次成为了儒勒·凡尔纳这句箴言的注脚。

列夫·托尔斯泰说："再伟大的事业也会逝去，不留痕迹。但美丽的神话，却能流传千古。"这一群人的事业不是神话，而是仿佛昨天刚刚发生过的奇迹，我相信它终将在某些人的心中牢牢地刻下痕迹，直到多年以后，你一定还会在某个特殊的时刻忽然回想起当初合上本书时那种激情难抑又怅然若失的复杂心境。

这是一组值得反复玩味的故事，这是一段充满艰辛和血泪的人类拓荒史，对于外科医生而言，没有什么比手术失败更令人感到沮丧、绝望和痛苦的事情了，可本书中却集中揭示了那么多例原本不为人知的惨败，那得是拥有何种强大内心的人才能做到屡败屡战百折不回？回顾心内直视手术起源时，即使天才聪慧如李拉海者，其情绪上仍不免带有强烈的时代印记：

无数的失败、失望、挫折和障碍，天然的，人为的。唯一的解决办法是混合了坚持与固执的信念。

参考文献

[1] 巴林.血液循环学说的奠基者:为威廉·哈维逝世300年周年纪念而作[J].明逸,译.生物学通报,1958(7):51-54.

[2] 贝尔纳.实验医学研究导论[M].夏康农,管光东,译.北京:商务印书馆,1996:103-113.

[3] 波特.极简医学史[M].王道还,译.北京:清华大学出版社,2016:107.

[4] 陈海泉.Carpentier瓣膜修复术:第二个十年[J].国外医学.心血管疾病分册,1991(4):12-13.

[5] 丁兆习,毕玉顺,吴琦.奇静脉的应用解剖学观察[J].四川解剖学杂志,1998(1):23-25.

[6] 郭继鸿.心电图史(一)[J].临床心电学杂志,1998,7(1):35-37.

[7] 郭晓强,刘宪峰.器官移植之父:默里[J].科学(上海),2013,65(2):48-51.

[8] 郭照江.哈维启示录:纪念哈维发现血液循环390周年[J].医学与哲学(A),2006(8):65-66.

[9] 哈维.心血运动论[M].何西,译.南京:江苏人民出版社,2011,(61):143.

[10] 海尔曼.医学领域的名家之争[M].马晶,李静,译.上海:上海科学技术文献出版社,2008:1-17.

[11] 洛伊斯.医学史[M].刘学礼,等译.上海:上海人民出版社,2009:174-177,206-218.

[12] 孟旭.现代成人心脏外科二尖瓣修复理念[M].北京:北京出版社,2005:2.

[13] 敏江.环孢素在器官移植应用的新发展[J].国外医学情报,1989(4):3.

[14] 潘斯,石大璞,喻琳.《医学伦理案例精选》——医学伦理的、哲学的、法律的及其历史背景的案因分析——克里斯蒂安·伯纳德(Christiann

Barnard)的首例心脏移植手术[J].中国医学伦理学,1996(3):22.

[15] 潘文志,周达新,葛均波.心脏瓣膜治疗的3.0时代[J].中国医学前沿杂志(电子版),2016,8(5):37-40.

[16] 塔克.输血的故事:科学革命中的医学与谋杀[M].李珊珊,朱鹏,译.北京:科学出版社,2016:191-207.

[17] 翁渝国.心脏移植的临床实践2003—2005[J].中国心血管病研究杂志,2003,1(1)—2005,3(1).

[18] 颜宜葳,张大庆.我国第一座血库的建立战争环境下一项医学新技术的转让,接受及影响[J].科学文化评论,2006(1):67-82.

[19] 叶椿秀.体外循环溯源起及其启示[J].中国体外循环杂志,2003,1(1):1-3.

[20] 易见龙.军队署血库成立之经过[J].中华医学杂志,1945,31(6):449-453.

[21] 臧旺福,田海.对心脏移植几个问题的再认识[J].器官移植,2010,1(4):197-199.

[22] 张健群.心脏外科手术札记[M].北京:中国科学技术出版社,2010:191.

[23] 赵桐茂.卡尔·兰斯坦纳和他的学术思想:纪念ABO血型发现100周年[J].上海免疫学杂志,2000(2):65-68.

[24] 甄橙.小小体温表[J].中华医史杂志,2006(1):6.

[25] 中国生物医学工程学会体外循环分会.中国体外循环50周年纪念集[M].中国生物医学工程学会体外循环分会,2008:103.

[26] 《中国组织工程研究与临床康复》学术部.让昨天告诉今天:心脏移植的发展和现状[J].中

国组织工程研究与临床康复，2009，13（31）：6011-6012.

[27] 左汉宾，冯显威. 现代心脏外科学的开拓者: 吉本 [J]. 医学与哲学（人文社会医学版），1988(9)：49-50.

[28] ACKERMAN T. Change of heart Renowned surgeons Cooley and DeBakey put their decades-old feud to rest at awards event[EB/OL]. Houston Chronicle,(2007-11-07)[2021-08-01]. https://www.pressreader.com.

[29] AIDA L. Alexis Carrel (1873-1944): Visionary vascular surgeon and pioneer in organ transplantation[J]. Journal of medical biography, 2014, 22(3)：172-175.

[30] AIRD W C. Discovery of the cardiovascular system: from Galen to William Harvey[J]. J Thromb Haemost, 2011,9 Suppl 1：118-129.

[31] AKUTSU T, KOLFF W J. Permanent substitutes for valves and hearts[J]. ASAIO Journal, 1958, 4(1)：230-234.

[32] ALEXI-MESKISHVILI V V, BÖTTCHER W. The first closure of the persistent ductus arteriosus[J]. The Annals of Thoracic Surgery, 2010,90(1)：349-356.

[33] ALEXI-MESKISHVILI V, BÖTTCHER W. Suturing of penetrating wounds to the heart in the nineteenth century: the beginnings of heart surgery[J]. Ann Thorac Surg, 2011,92(5)：1926-1931.

[34] Alexis Carrel Biographical[EB/OL].[2021-08-01]. https://www.nobelprize.org/prizes/medicine/1912/carrel/biographical/.

[35] ALIVIZATOS P A. Dwight Emary Harken, MD, an all-American surgical giant: Pioneer cardiac surgeon, teacher, mentor[J]. Proc (Bayl Univ Med Cent), 2018,31(4)：554-557.

[36] ALTSCHULE M D.The coronary occlusion story. Prolonged neglect of early clinicopathologic findings and of the experimental animal physiology they stimulated[J].Chest, 1985,87(1)：81-84.

[37] ANDREASEN A T, WATSON F. Experimental cardiovascular surgery[J]. Br J Surg, 1952, 39(158)：548-551.

[38] AZIZI M H, NAYERNOURI T, AZIZI F. A brief history of the discovery of the circulation of blood in the human body[J]. Archives of Iranian medicine, 2008, 11(3)：345-350.

[39] BARNARD C N. The operation. A human cardiac transplant: an interim report of a successful operation performed at Groote Schuur Hospital, Cape Town[J]. S Afr Med J, 1976, 41(48)：1271-1274.

[40] BARNARD C. Curtiss Bill Pepper: One Life[M]. New York: Macmillan, 1969.

[41] BECK C S. Surgical operations for coronary artery disease[J]. Stanford medical bulletin, 1955, 13(3)：342-350.

[42] BECK W C. Alexis Carrel and Carl Beck—a historical footnote[J]. perspectives in biology & medicine, 1986, 30(1)：148-151.

[43] BENDINER E. William Heberden: Father of clinical observation[J]. Hospital Practice, 1991,26(7)：103-106,109,113-116.

[44] BERRY D. The unlocking of the coronary arteries: origins of angioplasty. A short historical review of arterial dilatation from Dotter to the creative Gruentzig[J]. European Heart Journal, 2009, 30(12)：1421.

[45] BHARATI S. In memoriam: Maurice Lev, MD—November 13, 1908—February 4, 1994[J]. American Journal of Cardiology, 1994, 74(3)：301-302.

[46] BIGELOW W G. Cold hearts: the story of hypothermia and the pacemaker in heart surgery[M]. Vancouver: McClelland & Stewart Ltd, 1984：40.

[47] BIGELOW W G. The pacemaker story: A cold heart spin-off[J]. Canadian Medical Association journal, 1984, 131(8)：943-955.

[48] BLACKET R B. Too much to eat: coronary disease, 1769-1969[J]. Postgraduate Medical Journal, 1970, 46(534)：221-228.

[49] BLACKMON S H, CARPENTER A J. Nina Starr Braunwald's career, legacy, and awards: Results of a survey of the thoracic surgery foundation award recipients[J]. Annals of Thoracic Surgery, 2018：S000349751830362X.

[50] BLALOCK A, TAUSSIG H B. Landmark article May 19, 1945: The surgical treatment of malformations of the heart in which there is pulmonary stenosis or pulmonary atresia. By Alfred Blalock and Helen B. Taussig[J]. JAMA, 1984,251(16)：2123-2138.

[51] BLALOCK A, TAUSSIG H B. The surgical treatment of malformations of the heart in which there is pulmonary stenosis or pulmonary atresia[J]. JAMA, 1944,251(16)：2123-2138.

[52] BLOOMFIELD P, BOON N A. A century of cardiac pacing[J]. British Medical Journal, 1989, 298 (6670)：343-344.

[53] BOOTH J. A short history of blood pressure measurement[J]. Proc R Soc Med, 1977, 70(11)：793-799.

[54] BOURASSA M G. The history of cardiac catheterization[J]. Canadian Journal of Cardiology, 2005, 21(12)：1011-1014.

[55] BRAUNWALD E. Nina Starr Braunwald: some reflections on the first woman heart surgeon[J]. Ann Thorac Surg, 2001,71(2 Suppl)：S6-S7.

[56] BRAUNWALD N S, COOPER T, MORROW A G. Complete replacement of the mitral valve. Successful clinical application of a flexible polyurethane prosthesis[J]. J Thorac Cardiovasc Surg, 1960,40：1-11.

[57] BRAUNWALD N S. It will work: The first successful mitral valve replacement[J]. Annals of Thoracic Surgery, 1989, 48(3)：S1-S3.

[58] BRINK J G, COOPER D K C. Heart transplantation: The contributions of Christiaan Barnard and the University of Cape Town/Groote Schuur Hospital[J]. World Journal of Surgery, 2005, 29(8)：953-961.

[59] BRINK J G, HASSOULAS J. The first human heart transplant and further advances in cardiac transplantation at Groote Schuur Hospital and the University of Cape Town[J]. Cardiovascular Journal of Africa, 2009, 20(1)：31-35.

[60] BUMBASIREVIĆ M, LESIĆ A, ZAGORAC S, et al. Martin Kirsner (1879-1942): the founder of modern trauma clinics and emergency medicine] [J]. Srp Arh Celok Lek, 2009,137(7-8)：449-453.

[61] BURNET F M, MEDAWAR P. Peter Medawar - Biographical[EB/OL].[2021-10-01]. https://www.nobelprize.org/prizes/medicine/1960/medawar/biographical/.

[62] CAMERON J S. A history of the treatment of renal failure by dialysis[J].Bulletin of the history of medicine, 2005,79(3)：606-607.

[63] CAMPBELL M. The early operations for mitral stenosis[J]. Br Heart J, 1965, 27(5)：670.

[64] CAPTUR G. Rene' geronimo favaloro pioneer of cardiac surgery[J].Malta Medical Journal, 2005, 17（2）：55-60.

[65] CARPENTIER A. Cardiac valve surgery—the "French correction"[J]. The Journal of thoracic and cardiovascular surgery, 1983, 86(3)：323-337.

[66] CHENG T O. Arteriosclerosis is not a modern disease[J]. Texas Heart Institute Journal, 1996, 23(4)：315.

[67] CHENG T O. First selective coronary arteriogram[J]. Circulation, 2003, 107(5)：42.

[68] CHIU R C. From "spongy" and "cold" hearts to cellular cardiomyoplasty: tales of Canadian contribution to global cardiac surgery[J]. World J Surg, 2007,31(8)：1563-1568.

[69] COBANOGLU A, GRUNKEMEIER G L, ARU G M,et al.Mitral replacement: clinical experience with a ball-valve prosthesis. Twenty-five years later[J].Annals of surgery, 1985,202(3)：376-383.

[70] COHEN M, LILLEHEI C W. A quantitative study of the azygos factor during vena caval occlusion in the dog[J]. Surg Gynecol Obstet, 1954, 98(2)：225-232.

[71] COHN L H. The first successful surgical treatment of mitral stenosis: the 70th anniversary of Elliot Cutler's mitral commissurotomy[J]. Ann Thorac Surg, 1993,56(5)：1187-1190.

[72] COMROE J H. Exploring the heart discoveries in heart disease and high blood pressure [M].New York: W.W. Norton & Company, 1983：88-89.

[73] CONNOLLY J E. The development of coronary artery surgery[J]. Texas Heart Institute Journal, 2002,29（1）：10-14.

[74] COOKSON B A, NEPTUNE W B, BAILEY C P. Hypothermia as a means of performing intracardiac surgery under direct vision[J]. Chest, 1952,22(3)：245-260.

[75] COOLEY D A. 100 000 hearts: A surgeon's memoir[M]. Austin: Dolph Briscoe Center for American History The University of Texas at Austin, 2012：50-57, 137-149,195.

[76] COOLEY D A, LIOTTA D, HALLMAN G L, et al. Orthotopic cardiac prosthesis for two-staged

cardiac replacement[J]. Advances in Biomedical Engineering & Medical Physics, 1971, 24(5)：723-730.

[77] COOLEY D A. A milestone in cardiovascular surgery[J].J Thorac Cardiovasc Surg, 2003,126(5)：1243-1244.

[78] COOLEY D A. A tribute to C. Walton Lillehei, the "Father of open heart surgery"[J]. Tex Heart Inst J, 1999, 26(3)：165-166.

[79] COOLEY D A. Heart substitution: transplantation and total artificial heart. The Texas Heart Institute experience[J]. Artificial Organs, 1985,9(1)：12-16.

[80] COOLEY D A. Tribute to Rene Favaloro, pioneer of coronary bypass[J]. Texas Heart Institute Journal, 2000,27(3)：231-232.

[81] COOPER D K C. Christiaan Barnard and his contributions to heart transplantation[J]. The Journal of Heart and Lung Transplantation, 2001, 20(6)：599-610.

[82] COPELAND J G, SMITH R G, ARABIA F A,et al. Cardiac replacement with a total artificial heart as a bridge to transplantation[J]. New England Journal of Medicine, 2004,351(9)：859-867.

[83] CRAFOORD C. Congenital coarctation of the aorta and its surgical treatment[J]. J. Thorac. Cardiovasc. Surg, 1945, 14：347-361.

[84] CRAFOORD J, OLIN C. Clarence Crafoord—one of the great pioneer surgeons of the century[J]. Lakartidningen, 1999, 96(21)：2627-2632.

[85] CUTLER E C, LEVINE S A. Cardiotomy and valvulotomy for mitral stenosis: experimental observations and clinical notes concerning an operated case with recovery[J]. Boston Med Surg J, 1923,188：1023-10277.

[86] DANG N C, WIDMANN W D, HARDY M A. C. Walton Lillehei, MD, PhD: a father of open-heart surgery[J]. Curr Surg, 2003, 60(3)：292-295.

[87] DAVID T E. Wilfred Gordon Bigelow (1914-2005) [J]. Journal of Thoracic & Cardiovascular Surgery, 2005,130(3)：623-623.

[88] DEBAKEY M E. John Gibbon and the heart-lung machine: a personal encounter and his import for cardiovascular surgery[J]. Annals of Thoracic Surgery, 2003, 76(6)：S2188-S2194.

[89] DENTON A. Colley,100 000 Hearts:A Surgeon's Memoir[M]. Austin: University of Texas Press, 2012：125.

[90] DENTON A. Cooley. John W. Kirklin, MD: 1917-2004[J]. Circulation, 2004,109：2928-2929.

[91] DICK W F. The resuscitation greats. Friedrich Trendelenburg (1844-1924)[J]. Resuscitation, 2000,45(3)：157-159.

[92] DRUML W. The beginning of organ transplantation: Emerich Ullmann (1861—1937)[J]. Wiener klinische Wochenschrift, 2002, 114(4)：128-137.

[93] DUNN P M. Andreas Vesalius（1514-1564）, Padua, and the fetal "shunts"[J]. Archives of Disease in Childhood Fetal & Neonatal Edition, 2003,88(2)：157-159.

[94] EDMUNDS L H. The evolution of cardiopulmonary bypass: lessons to be learned[J]. Perfusion, 2002,17(4)：243-251.

[95] EPPINGER E C, BURWELL C S, GROSS R E. The effects of the patent ductus arteriosus on the circulation[J]. J Clin Invest, 1941,20(2)：127-143.

[96] EPSTEIN M. John P. Merrill: The father of nephrology as a specialty[J]. Clinical Journal of the American Society of Nephrology, 2009, 4(1)：2-8.

[97] ESCOBAR J P, KVITTING, OLIN C L. Clarence crafoord: a giant in cardiothoracic surgery, the first to repair aortic coarctation[J]. The Annals of Thoracic Surgery, 2009, 87(1)：342-346.

[98] EVANS W N. The Blalock-Taussig shunt: the social history of an eponym[J]. Cardiol Young, 2009,19(2)：119-128.

[99] FAVALORO R G. Bilateral internal mammary artery implants: Operative technic—a preliminary report[J]. Cleveland Clinic quarterly, 1967, 34(1)：61-66.

[100] FAVALORO R G. Landmarks in the development of coronary artery bypass surgery[J]. Circulation, 1998, 98(5)：466-478.

[101] FAVALORO R G. Saphenous vein autograft replacement of severe segmental coronary artery occlusion: operative technique[J]. Ann Thorac Surg, 1968, 5：334–339.

[102] FEDAK P W. Open hearts. The origins of direct-vision intracardiac surgery[J].Texas Heart Institute Journal, 1998,25(2)：100-111.

[103] FESTLE M J. Enemies or Allies? The organ transplant medical community, the federal Government, and the public in the United States, 1967-2000[J]. Journal of the History of Medicine and Allied Sciences, 2010, 65(1)：48-80.

[104] FLEMING R P. Recognition of rheumatic heart disease[J]. British Heart Journal, 1977, 39(10)：1045-1050.

[105] FORSSMANN W. Die Sondierung des Rechten Herzens[J]. Klinische Wochenschrift, 1929, 8(45)：2085-2087.

[106] FORSSMANN-FALCK R. Werner Forssmann: A pioneer of cardiology[J]. American Journal of Cardiology, 1997, 79(5)：651-660.

[107] FOU A A, GIBBON J H. The first 20 years of the heart-lung machine[J]. Tex Heart Inst J, 1997, 24(1)：1-8.

[108] FRAZIER O H, AKUTSU T, COOLEY D A. Total artificial heart (TAH) utilization in man[J]. Trans Am Soc Artif Intern Organs, 1982, 28(1)：534-538.

[109] FRIEDLAND G. Discovery of the function of the heart and circulation of blood[J]. Cardiovascular Journal of Africa, 2009, 20(3)：160.

[110] GEORGE D. Snell Biographical[EB/OL].[2021-10-01]. https://www.nobelprize.org/prizes/medicine/1980/snell/biographical/.

[111] GEORGE H. Hitchings Biographical[EB/OL].[2021-10-01]. https://www.nobelprize.org/prizes/medicine/1988/hitchings/biographical/.

[112] GERTRUDE B. Elion Biographical[EB/OL].[2021-10-01]. https://www.nobelprize.org/prizes/medicine/1988/elion/biographical/.

[113] GIBBON J H, HOPKINSON M, CHURCHILL E D. Changes in the circulation produced by gradual occlusion of the pulmonary artery[J]. J Clin Invest, 1932,11：543-553.

[114] GIBBON J H. Application of a mechanical heart and lung apparatus to cardiac surgery[J]. Minnesota Med, 1954, 37(3)：171-185.

[115] GIBBON J H. The development of the heart-lung apparatus[J]. American Journal of Surgery, 1978, 135(5)：608-619.（这篇文章的邮寄时间是1973年1月18日,18天后,即1973年2月5日,吉本在一场网球比赛中因心脏病发作去世）

[116] GIBBON J H. The road ahead for thoracic surgery[J].J Thorac Cardiovasc Surg, 1961,42：141-149.

[117] GOTTSCHALK C W, FELLNER S K. History of the science of dialysis[J]. American Journal of Nephrology, 1997, 17(3-4)：289-298.

[118] GREENE N M. A consideration of factors in the discovery of anesthesia and their effects on its development[J]. Anesthesiology, 1971,35(5)：515-522.

[119] GROSS R E, HUBBARD J H. Surgical ligation of a patent ductus arteriosus: report of first successful case[J]. JAMA, 1939,112：729-731.

[120] GROSS R E, HUFNAGEL C A. Coarctation of the aorta: Experimental studies regarding its surgical correction[J]. New England Journal of Medicine, 1945, 233(10)：287-293.

[121] GROSS R E, POMERANZ A A, WATKINS E, et al. Surgical closure of defects of the interauricular septum by use of an atrial well[J]. New England Journal of Medicine, 1952, 247(13)：455-460.

[122] HALL J L, MILLER L W, PARK S J. Translating clinical research to the bedside: the Minnesota model[J]. J.Cardiovasc Transl Res, 2008, 1(4)：292-294.

[123] HARKEN D E, ELLIS L B, WARE P F, et al. The surgical treatment of mitral stenosis. I. Valvuloplasty[J]. N Engl J Med, 1948,239：801-809.

[124] HARKEN D E. Foreign bodies in, and in relation to, the thoracic blood vessels and heart; techniques for approaching and removing foreign bodies from the chambers of the heart[J]. Surgery Gynecology & Obstetrics, 1946,83：117.

[125] HARKEN D E. The emergence of cardiac surgery. I. Personal recollections of the 1940s and 1950s[J]. J Thorac Cardiovasc Surg, 1989, 98(2)：805-813.

[126] HAWTHORNE P. The transplanted heart: The incredible story of the epic heart transplant operations by professor Christiaan Barnard And his team[M]. Chicago, New York, and San Francisco: Rand McNally & Company, 1968.

[127] HEUSLER K, PLETSCHER A.The controversial early history of cyclosporin[J]. Swiss Med Wkly, 2001, 131(21-22)：299-302.

[128] HIS W. The story of the atrioventricular bundle with remarks concerning embryonic heart activity[J]. J Hist Med Allied Sci, 1949(4)：319-333.

[129] Jean Dausset Biographical[EB/OL].[2021-10-01]. https://www.nobelprize.org/prizes/medicine/1980/dausset/biographical/.

[130] JEFFREY K, PARSONNET V. Cardiac pacing, 1960-1985: a quarter century of medical and industrial innovation[J]. Circulation, 1998, 97(19)：1978-1991.

[131] JOHNSONA M R, MEYERB K H, HAFT J, et al. Heart transplantation in the United States, 1999-2008[J]. American Journal of Transplantation, 2010, 10 (4 Part 2)：1035-1046.

[132] JORNS G. History of blood transfusion in the 19th century[J]. Munchener Medizinische Wochenschrift, 1958, 100(22)：878-882.

[133] JOYCE L D, DEVRIES W C, HASTINGS W L, et al. Response of the human body to the first permanent implant of the Jarvik-7 Total Artificial Heart[J]. Transactions - American Society for Artificial Internal Organs, 1983,29：81-87.

[134] KAHAN B D. Cyclosporine: a revolution in transplantation[J]. Transplant Proc, 1999, 31(2)：14S-15S.

[135] KEITH A, FLACK M W. The auriculo-ventricular bundle of the human heart[J]. Lancet, 1906(2)：359-364.

[136] KEYNES M. The surgery of mitral stenosis 1898-1948: why did it take 50 years to establish mitral valvotomy?[J]. Ann R Coll Surg Engl, 1995, 77(6)：145-151.

[137] KHAN M N. The relief of mitral stenosis. An historic step in cardiac surgery[J]. Texas Heart Institute Journal, 1996, 23(4)：258-265.

[138] KIPLE K F. The Cambridge world history of human disease[M]. Cambridge:Cambridge University Press, 1993：970-977.

[139] KIRKLIN J W, DUSHANE J W, PATRICK R T, et al. Intracardiac surgery with the aid of a mechanical pump-oxygenator system (gibbon type): report of eight cases[J]. Proc Staff Meet Mayo Clin, 1955, 30(10)：201-206.

[140] KIRKLIN J W. Open-heart surgery at the Mayo Clinic. The 25th anniversary[J]. Mayo Clin Proc, 1980, 55(5)：339-341.

[141] LAUDER B. Preliminary note on the possibility of treating mitral stenosis by surgical methods [J]. Lancet, 1902, 159(4093)：352.

[142] LEWIS F J, TAUFIC M, VARCO R L, et al. The surgical anatomy of atrial septal defects: experiences with repair under direct vision[J]. Ann Surg, 1955,142(3)：401-415.

[143] LILLEHEI C W, COHEN M, WARDEN H E, et al. The direct-vision intracardiac correction of congenital anomalies by controlled cross circulation; results in thirty-two patients with ventricular septal defects, tetralogy of Fallot, and atrioventricularis communis defects[J]. Surgery, 1955, 38(1)：11-29.

[144] LILLEHEI C W, COHEN M, WARDEN H E, et al. The results of direct vision closure of ventricular septal defects in eight patients by means of controlled cross circulation[J]. Surg Gynecol Obstet, 1955, 101(4)：446-466.

[145] LILLEHEI C W, VARCO R L, COHEN M, et al, The first open-heart repairs of ventricular septal defect, atrioventricular communis, and tetralogy of Fallot using extracorporeal circulation by cross-circulation: a 30-year follow-up[J]. Ann Thorac Surg, 1986, 41(1)：4-21.

[146] LIOTTA D, CRAWFORD E S , COOLEY D A , et al. Prolonged partial left ventricular bypass by means of an intrathoracic pump implanted in the left chest[J]. ASAIO Journal, 1962, 8(1)：90-109.

[147] LIOTTA D,TALIANI T,GIFFONIELLO A H,et al. Artificial heart in the chest: preliminary report[J]. Transactions - American Society for Artificial Internal Organs, 1961,7：318-322.

[148] LUIS H. Toledo-Pereyra, Heart transplantation [J].Journal of Investigative Surgery, 2010, 23(1)：1-5.

[149] MACHADO C, KOREIN J, FERRER Y, et al. The concept of brain death did not evolve to benefit organ transplants[J]. Journal of Medical Ethics, 2007, 33(4)：197-200.

[150] Maude elizabeth seymour abbott[J]. Canadian Medical Association Journal, 1940, 43(4)：373.

[151] MCCABE K. Like something the lord made[J].

The Washingtonian, 1989：109-111,226-233.

[152] MCCORMICK J S. James Mackenzie and coronary heart disease[J]. Journal of the Royal College of General Practitioners, 1981, 31(222)：26-30.

[153] MECHNIKOV I. Ilya Mechnikov - Biographical [EB/OL].[2021-08-01]. https://www.nobelprize.org/medicine/laureates/1908/mechnikov-bio.html.

[154] MEDELMAN J P. Dr. Paul Christian Swenson (1901-1962)[J]. Am J Roentgenol Radium Ther Nucl Med, 1963：891-892.

[155] MEINE T J, RUSSELL S D. A history of orthotopic heart transplantation[J]. Cardiology in Review, 2005, 13(4)：190-196.

[156] MICHAEL A F. Dr. John H. Gibbon, Jr. and Jefferson's heart-lung machine: commemoration of the world's first successful bypass surgery[EB/OL].[2021-08-01]. https://jdc.jefferson.edu/jeffhistoryposters/1/.

[157] MILLER B J, GIBBON J H, GIBBON M H. Recent advances in the development of a mechanical heart and lung apparatus[J]. Ann Surg, 1951,134(4)：694-708.

[158] MILLER G W. King of hearts: the true story of the maverick who pioneered open heart surgery[M]. New York: Crown Publishers, 2000：58.

[159] MILLER G W. King of hearts: the true story of the maverick who pioneered open heart surgery[M]. 2nd ed. New York: Crown Publishers, 2000：115-164.

[160] MOLLER J H, SHUMWAY S J, GOTT V L. The first open-heart repairs using extracorporeal circulation by cross-circulation: a 53-year follow-up[J]. Ann Thorac Surg, 2009, 88(3)：1044-1046.

[161] MORRIS P. Joseph E. Murray (1919-2012)[J]. Nature, 2013, 493(7431)：164.

[162] MORRIS T. The matter of the heart a history of the heart in eleven operations [M]. London: The Bodley Head, 2017：26-55.

[163] MORRIS T. The matter of the heart: A history of the heart in eleven operations[M].New York:St. Martin's Press, 2017：118-148.

[164] MUELLER R L, ROSENGART T K, ISON O W. The history of surgery for ischemic heart disease[J]. Annals of Thoracic Surgery, 1997, 63(3)：869-878.

[165] MURPHY A M, CAMERON D E. The Blalock-Taussig-Thomas collaboration: a model for medical progress[J]. JAMA, 2008,300(3)：328-330.

[166] MURRAY G. Surgical Treatment of Mitral Stenosis[J]. Canadian Medical Association Journal, 1950, 65(4)：307.

[167] NELSON G D. A brief history of cardiac pacing[J]. Tex Heart Inst J, 1993, 20(1)：12-18.

[168] NICHOLLS M. Pioneers of cardiology: Rune Elmqvist, MD[J]. Circulation, 2007, 115(22)：109-111.

[169] NULAND S B. Doctors:The Biograpy of medicine[M]. NewYork:Vintage Books, A Division of RandomHouse, Inc., 1995.

[170] O'REGAN R. Blood transfusion a century ago[J]. N Z Med J, 1946, 45：107-110.

[171] O'SHAUGHNESSY L.The carey coombs memorial lecture on the pathology and surgical treatment of cardiac ischmia[J].Br Med Chir J, 1937,545：109-126.

[172] OLSZEWSKI T M. James Herrick (1861-1954): Consultant physician and cardiologist[J]. Journal of Medical Biography, 2018：096777201774570.

[173] ORANSKY I. Wilfred Gordon Bigelow[J]. Lancet, 2005,365(9471)：1616.

[174] OSTERMEYER J, HORSTKOTTE D, BENNETT J, et al. The Björk-Shiley 70 degree convexo-concave prosthesis strut fracture problem (present state of information)[J]. Thorac Cardiovasc Surg, 1987, 35(2)：71-77.

[175] PROUDFIT W L. Origin of concept of ischaemic heart disease[J]. British Heart Journal, 1983, 50(3)：209.

[176] RIVERA-RUIZ M, CAJAVILCA C, VARON J. Einthoven's String Galvanometer[J]. Texas Heart Institute Journal, 2008, 35(2)：174-178.

[177] ROTHENBERG F, EFIMOV I R, WATANABE M. Functional imaging of the embryonic pacemaking and cardiac conduction system over the past 150 years: Technologies to overcome the challenges[J]. Anatomical Record Part A Discoveries in Molecular Cellular & Evolutionary Biology, 2004, 280.

[178] SAMWAYS D W. Cardiac peristalsis: its nature and effects[J]. Lancet, 1898, 151（3892）: 927.

[179] SATORU N. Reflections on my lifetime teacher: Dr. Willem J. Kolff[J]. Artificial organs, 2018,42(2): 115-126.

[180] SCHOTT A. An early account of blood pressure measurement by Joseph Struthius (1510—1568) [J]. Med Hist, 1977,21(3): 305-309.

[181] SCHWEITZER P. Jan Evangelista Purkinje [J]. Clin Cardiol, 1991(14): 85-86.

[182] SHIREY E K, SONES F M, GREENSTREET R L. Selective coronary arteriography: a clinical comparison of two contrast agents[J]. Catheterization and cardiovascular diagnosis, 2005,9(4): 345-352.

[183] SHUMACKER H B. A dream of the heart the life of John H.Gibbon,Jr.father of the heart-lung machine [M].Santa Barbara: Fithian Press, 1999: 50-182.

[184] SHUMACKER H B. John Heysham Gibbon, Jr.: September 29, 1903-February 5, 1973[J]. Biogr Mem Natl Acad Sci, 1982,53: 213-247.

[185] SHUMACKER H B. The evolution of cardiac surgery [M].Bloomington: Indiana University Press, 1992.

[186] SHUMWAY N E F. John Lewis, MD: 1916-1993[J]. Annals of Thoracic Surgery, 1996, 61(1): 250-251.

[187] SIGWART U, PUEL J, MIRKOVITCH V J, et al. Intravascular stents to prevent occlusion and restenosis after transluminal angioplasty[J]. N Engl J Med, 1987,316(12): 701-706.

[188] SIGWART U. The stent story: how it all started...[J]. Eur Heart J, 2017,38(28): 2171-2172.

[189] SILVERMAN M E, UPSHAW C B. Walter Gaskell and the understanding of atrioventricular block[J]. J Am Coll Cardiol, 2002(39): 1574-1580.

[190] SILVERMAN M E. Why does the heart beat?: the discovery of the electrical system of the heart[J]. Circulation, 2006, 113(23): 2775-2781.

[191] SILVERMAN M E. Wilhelm Einthoven: the father of electrocardiography[J]. Clin Cardiol, 1992(15): 785-787.

[192] SMITH J.Da Vinci's Drawings Help a Heart Surgeon[EB/OL]. (2005-10-01)[2021-08-01]. https://3quarksdaily.com/3quarksdaily/2005/10/da_vincis_drawi.html.

[193] SNIDER G L. Historical perspective on mechanical ventilation:from simple life support system to ethical dilemma[J]. Am Rev Respir Dis, 1989, 140: S2-S7.

[194] SONES F M, SHIREY E K. Cine coronary arteriography[J]. Mod Concepts Cardiovasc Dis, 1962,31: 735-738.

[195] SOUTTAR H S.The surgical treatment of mitral stenosis[J]. Br Med J, 1925, 3: 603-606.

[196] SPENCER F C.Presidential address, intellectual creativity in thoracic surgeons[J].The Journal of thoracic and cardiovascular surgery, 1983,86(2): 163-179.

[197] STÄHELIN H F. The history of cyclosporin A (Sandimmune) revisited: another point of view[J]. Experientia, 1996, 52(1): 5-13.

[198] STANLEY T H. A Tribute to Dr Willem J. Kolff: innovative inventor, physician, scientist, bioengineer, mentor, and significant contributor to modern cardiovascular surgical and anesthetic practice[J]. Journal of Cardiothoracic and Vascular Anesthesia, 2013,27(3): 600-613.

[199] STARR A, EDWARDS M. Mitral replacement: clinical experience with a ball-valve prosthesis[J]. Ann Surg, 1961,154: 726-740.

[200] STARR D. Blood: an epic history of medicine and commerce[M]. New York: Harper Perennial, 2002: 31-50.

[201] STEPHENSON L W. Historical perspective of The American Association for Thoracic Surgery: John W. Kirklin, MD (1917-2004)[J]. J Thorac Cardiovasc Surg, 2007, 134(1): 225-228.

[202] STONE M J, JOHN M T. Finney: distinguished surgeon and Oslerphile[J]. Proceedings, 2016,29(1): 91-93.

[203] STONEY W S. Evolution of cardiopulmonary bypass[J]. Circulation, 2009,119(21): 2844-2853.

[204] STONEY W S. Pioneers of cardiac surgery [M]. Nashville: Vanderbilt University Press, 2008.

[205] STURGIS C C. The history of blood transfusion[J]. Bull Med Libr Assoc, 1942,30(2): 105-112.

[206] SUMA S. Sunao Tawara: a father of modern cardiology[J]. PACE, 2001(24) : 88-96.

[207] SWAN H, ZEAVIN I. Cessation of circulation in general hypothermia. Ⅲ. technics of intracardiac surgery under direct vision[J]. Annals of Surgery, 1954,139(4) : 385-396.

[208] TAN S Y, UYEHARA P. William Stewart Halsted (1852-1922): father of American surgery[J]. Singapore Med J, 2010,51(7) : 530-531.

[209] TAN S Y, YEOW M E. René Laennec (1781-1826): inventor of the stethoscope[J]. Singapore Med J, 2005, 46(3) : 106-107.

[210] TAUSSIG H B. Neuhauser lecture tetralogy of fallot: early history and late results[J]. American Journal of Roentgenology, 1979,133(3) : 422-431.

[211] THERUVATH T P, IKONOMIDIS J S. Historical perspectives of The American Association for Thoracic Surgery: John H. Gibbon, Jr (1903-1973)[J]. Journal of Thoracic & Cardiovascular Surgery, 2014, 147(3) : 833-836.

[212] THOMAS V. Partners of the heart Vivien Thomas and his work with Alfred Blalock[M]. Philadelphia: University of Pennsyvania Press, 1998 : 80-104.

[213] TOFIELD A. Earl E Bakken and medtronic [J]. Eur Heart J, 2018, 39(22) : 2029-2030.

[214] TORJESEN I. René Géronimo Favaloro: a man who dedicated his life and his death to his work[J]. European Heart Journal, 2009, 30(13) : 1539-1540.

[215] TRIBE H T. The discovery and development of cyclosporin[J]. Mycologist, 1998, 12(1) : 20-22.

[216] TRUSS M C, STIEF C G, JONAS U. Werner Forssmann: surgeon, urologist, and Nobel Prize winner[J]. World Journal of Urology, 1999, 17(3) : 184-186.

[217] VAN WINGERDEN J J. Sternotomy and intrathoracic omentum: Two procedures, two innovators, and the river that runs through It — a brief history[J]. The Annals of Thoracic Surgery, 2015,99(2) : 738-743.

[218] VAN WINGERDEN J J. Sternotomy and intrathoracic omentum: Two procedures, two innovators, and the River that runs through It: A Brief History [J].The Annals of Thoracic Surgery, 2015, 99(2) : 738-743.

[219] WALDHAUSEN J A. In memoriam: Nina S. Braunwald, 1928-1992[J]. Ann Thorac Surg. 1993,55(5) : 1055-1056.

[220] WALDHAUSEN J. John H. Gibbon, Jr., Lecture: leadership in medicine[J]. Bull Am Coll Surg, 2001,86(3) : 13-19.

[221] Werner Forssmann biographical[EB/OL].[2021-08-01]. https://www.nobelprize.org/prizes/medicine/1956/forssmann/biographical/.

[222] WERNER O J, SOHNS C, POPOV A F, et al. Ludwig Rehn (1849-1930): the German surgeon who performed the worldwide first successful cardiac operation[J]. Journal of Medical Biography, 2012,20(1) : 32-34.

[223] WESTABY S. Fragile lives: A heart surgeon's stories of life and death on the operating table[M]. New York: Harper Collins, 2017 : 187-210.

[224] WESTABY S. Landmarks in cardiac surgery[M]. Oxford: Oxford University Press, 1998.

[225] Willem Einthoven biographical[EB/OL].[2021-08-01]. https://www.nobelprize.org/prizes/medicine/1924/einthoven/biographical/.

[226] WILLIAM S S. Pioneers of cardiac surgery [M]. Nashville: Vanderbilt University Press, 2008 : 357-368.

[227] WILLIAM S, STONEY M D. Pioneers of cardiac surgery[M]. Nashville: Vanderbilt University Press, 2008 : 83-99.

[228] WOOD C S . A short history of blood transfusion[J]. Transfusion, 2010, 7(4) : 299-303.

[229] WOOLF V.The burning genius of andreas gruentzig[J].Cardiology, 2007 : 21.

[230] YACOUB A A. Rheumatism and the history of mitral valvotomy[J]. Annals of the Royal College of Surgeons of England, 1974, 54(6) : 309.

[231] YUKIHIKO N. Dr. Willem J. Kolff: the godfather of artificial organ technologies (February 14, 1911-February 11, 2009)[J]. Artificial Organs, 2009,33(5) : 389-402.

[232] ZAREBA K M. John H. Gibbon Jr., M D. a poet with an idea (1903-1973)[J]. Cardiol J, 2009, 16(1) : 98-100.

编后记

如果算上繁体版和定制版，这次的典藏版应该是《心外传奇》的第四个版本。

第一版是 2012 年 6 月出版，全书 16 万字，成品尺寸 150 毫米 × 230 毫米，268 页，单色印刷，平装胶钉，封面设计于芳。第一版的封面很有特点，一封做旧的书页表示年代的久远，手绘的心脏和血管的影像图中，红绿色分别代表了动脉和静脉，书名是用炭笔手写体，突出这本书的故事性和传奇性。书中还配有 25 幅手绘线条插画，插画师于艳辉。特邀编辑是果壳的贾明月和小庄。当时，这本书是我们和果壳合作出版的第一个中长篇科普书，曾经获奖无数。

几乎与此同时，2012 年 8 月，香港中和出版有限公司出版了此书的第二个版本：繁体版，书名改为《心脏的故事：比小说还精彩的心脏外科发展简史》，平装，成品尺寸 150 毫米 × 228 毫米，全书 272 页。繁体版选取了书中的一幅插画作为封面图案。

2014 年 6 月，《心外传奇》问世了第三个版本：定制版，这个版本是我们和罗辑思维合作的定制产品，总共只印装了 8000 册，内容和第一版完全一样，但成品尺寸改为 170 毫米 × 245 毫米，全书 232 页，锁线软精装，黑色封面搭配精致的白色护封，护封中间是一枚仿邮票的拉斐尔名画：《圣礼之争》局部，衬托了书之内容的宏伟和庄重。据报道，这 8000 册的定制书连同罗辑思维推荐的其他五本书一起推出时，仅 90 分钟就被踊跃的购买者抢购一空。那一刻，手握《心外传奇》的"罗辑思维"几乎成了人们心目中带有传奇色彩的品牌。

为什么这本书会不断赢得一拨又一拨读者的喜爱，成为他们心目中最好的科普书之一？为什么相隔十年，我们又要出版它的典藏版呢？

经常有读者告诉我说，这本书的故事特别精彩，感觉它就像小说一样。换句话说，这本书让人印象最深刻的是那些故事，作者正是通过这些故事来传递知识和精神。因为长期接触各种科普作品和科普作家，我深知讲述科普知识其实并不难，但若要讲得生动有趣，还要把人吸引住，成为一本真正的科普好书，那就是另一回事了。在这方面，想象力和创作方面的用心特别重要。李清晨绝对是一位非常富有想象力的作者；他非常用心地运用自己的想象力，通过故事还原一个个场景，让读者仿佛身临其境，而他那犀利而又诙谐的点评文字穿插其间，从而潜移默化地传递了科学知识和科学精神。

作为一名儿童医院心胸外科医生，李清晨既有丰富的专业知识和经验，又对医学史有特殊的偏好。他收集了大量的资料、史实和数据，这不仅仅是为了他的内容创作，更重要的是有助于他的深入思考。于是，他的文字才能够穿透纸面，甚至可以穿透历史。我们常说，为了看清未来，就要回望历史。你能看多远的未来取决于你能回望多深的历史。心脏外科的出现不过短短的一两个世纪，但和它相关的医学发现，特别是外科手术的艰难探索却持续了上千年，那可是一段十分漫长的岁月。我经常想，对一个普通医生而言，李清晨没有在金钱财富上多动脑筋，却不断让自己孤独地穿越那条千年的历史长河，这需要多么大的决心和毅力！

《心外传奇》出版后，我知道李清晨并没有停止他的收集、整理和思考，他不断地告诉我他对内容和文字有了什么样的补充和完善，其中不乏颠覆性的工作。他的修改甚至超过原书的一半。他通常的做法是，每次有了新的发现和思考，就先写出来，再在公众号和朋友圈中发一圈，看看大家的反应和评论，然后再加入到书的正式修改中。这么多年，他就是用这种方式对已经出版的内容不断进行迭代，从而产生了今天更丰富、更优秀、更翔实、更具可读性的典藏版。在此期间，我也总是给予他尽可能的支持，这么多年来，我们之间围绕着内容修改、史料考证、图片收集和使用，以及观点的碰撞所经历的那些往事构成了我们之间一段段美好的回忆。

前年，一部央视播放的纪录片《手术两百年》也让很多观众重新翻开了《心外传奇》。而李清晨正是这部纪录片的文学主笔。其中"打开心脏"的那一集更是影视片段化的《心外传奇》。我猜想，从文学底本到剧本改编或许得益于《心外传奇》那些精致的描述，反过来，影片的热播对理解和再现《心外传奇》书中的故事场景同样大有帮助。这部影片后来曾荣获了"2019 年度中国最具影响力十大纪录片"，可以说，李清晨亦功不可没。事实证明，影片和书一样，改变了很多人对手术及外科的错误印象，两者都有很强烈、很现实的社会效益。

一本书的实物价值总是有限的。即使我们用尽极致的营销手段，书的销量超过了几万册、几十万册，对出版社而言，不过是一串数字的货币价值而已。但是，一部好书对社会大众的启迪和引导作用的价值却是无法用金钱衡量的。《心外传奇》原本可能只是为心脏外科史中的人和事树碑立传，但它后来传递的那份信仰和精神已经超越了作者自己的预想。我相信，在未来很多很多年，这本书无心或有意播撒的"种子"，一定会在心脏外科之外的领域绽放出各种娇艳的"花朵"！

责任编辑　宋成斌

2021 年 12 月 11 日